乳房美容整形手术
常见与罕见并发症管理

Managing Common and Uncommon Complications of
Aesthetic Breast Surgery

主　编　［美］John Y. S. Kim

主　译　李永平

副主译　孙　星　陈嘉健　欧江华　房　林

译　者　（按姓氏笔画排序）

王学慧　刘诗洋　刘钭琬儿　李　培

吴芷菀　张　琪　张礼翼　　张硕怡

陈　铭　林　鑫　周旭婕　　郑雯方

郑舒月　钟　明　袁　浩　　钱丰源

桑雨廷　韩　夫　熊　敏

中国出版集团有限公司

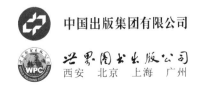
世界图书出版公司
西安　北京　上海　广州

图书在版编目 (CIP) 数据

乳房美容整形手术常见与罕见并发症管理 / (美) 约翰·Y. S. 金 (John Y.S. Kim) 主编；李永平主译 . —— 西安：世界图书出版西安有限公司，2024.1
书名原文：Managing Common and Uncommon Complications of Aesthetic Breast Surgery
ISBN 978-7-5232-0295-1

I. ①乳… II. ①约… ②李… III. ①乳房—整形外科学—并发症—处理 IV. ① R655.8

中国国家版本馆 CIP 数据核字 (2023) 第 245801 号

书　　名	乳房美容整形手术常见与罕见并发症管理
	RUFANG MEIRONG ZHENGXING SHOUSHU CHANGJIAN YU HANJIAN BINGFAZHENG GUANLI
主　　编	〔美〕John Y.S. Kim
主　　译	李永平
责任编辑	杨　莉
装帧设计	西安非凡至臻广告文化传播有限公司
出版发行	世界图书出版西安有限公司
地　　址	西安市雁塔区曲江新区汇新路 355 号
邮　　编	710065
电　　话	029-87214941　029-87233647（市场营销部）
	029-87234767（总编室）
网　　址	http://www.wpcxa.com
邮　　箱	xast@wpcxa.com
经　　销	新华书店
印　　刷	陕西金和印务有限公司
开　　本	889mm×1194mm　1/16
印　　张	15.5
字　　数	400 千字
版次印次	2024 年 1 月第 1 版　2024 年 1 月第 1 次印刷
版权登记	25-2023-108
国际书号	ISBN 978-7-5232-0295-1
定　　价	198.00 元

医学投稿　xastyx@163.com ‖ 029-87279745　029-87284035
（如有印装错误，请寄回本公司更换）

谨将本书献给全世界的父母（JJ 和 CY），他们无私的爱与奉献成就了他人的未来（Ae^3）。

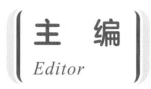
主 编
Editor

John Y. S. Kim
Feinberg School of Medicine
Northwestern University
Chicago, IL
USA

Yoav Barnea, MD   Plastic and Reconstructive Breast Surgery Unit, Plastic Surgery Department, Tel-Aviv Sourasky Medical Center, Sackler Faculty of Medicine, Tel-Aviv, Israel

Hilton Becker, MD, FACS   Boca Raton Regional Hospital, Hilton Becker MD, Clinic of Plastic Surgery, Boca Raton, FL, USA

M. Bradley Calobrace, MD, FACS   Clinical Faculty, Division of Plastic Surgery, University of Louisville, Louisville, KY, USA

Clinical Faculty, Division of Plastic Surgery, University of Kentucky, Louisville, KY, USA

Wen-Kuan Chiu, MD   Department of Surgery, Taipei Municipal Wanfang Hospital, Taipei City, Taiwan, China

Karan Chopra, MD   Department of Plastic and Reconstructive Surgery, Johns Hopkins University, Baltimore, MD, USA

Ian Chow, MD   Department of Plastic Surgery, University of Pittsburgh Medical Center, Pittsburgh, PA, USA

Mark W. Clemens, MD, FACS   Department of Plastic Surgery, MD Anderson Cancer Center, Houston, TX, USA

Robert Cohen, MD, FACS   Scottsdale Center for Plastic Surgery, Paradise Valley, AZ, USA

Ahmed Taha Darwish, MD   Department of Plastic Surgery, University of Cairo, Cairo, Egypt

Carolyn DeLaCruz, MD   Department of Plastic Surgery, University of Pittsburgh Medical Center, Pittsburgh, PA, USA

Jeena M. Easow, MD, MPH   University of Miami/Jackson Memorial Hospital, Division of Plastic, Aesthetic and Reconstructive Surgery, Miami, FL, USA

DeWitt Daughtry Family Department of Surgery, University of Miami, Leonard M. Miller School of Medicine, Miami, FL, USA

Alexander R. Facque, MD   The Center for Gender Confrmation Surgery, Louis A. Weiss Memorial Hospital, Chicago, IL, USA

Neil A. Fine, MD, FACS   Northwestern Specialists in Plastic Surgery, Chicago, IL, USA

Megan Fracol, MD   Department of Surgery, Northwestern University, Feinberg School of Medicine, Chicago, IL, USA

Jordan D. Frey, MD   Hansjörg Wyss Department of Plastic Surgery, NYU Langone Medical Center, New York, NY, USA

Or Friedman, MD   Department of Plastic Surgery, Tel-Aviv Sourasky Medical Center, Tel-Aviv, Israel

Allen Gabriel, MD, FACS   Department of Plastic Surgery, Loma Linda University Medical Center, Loma Linda, CA, USA

Robert D. Galiano, MD, FACS   Department of Surgery, Plastic and Reconstructive Surgery Division, Northwestern University, Chicago, IL, USA

Caroline A. Glicksman, MD, MSJ   Department of Surgery, Hackensack Meridian, School of Medicine at Seton Hall, Sea Girt, NJ, USA

David W. Grant   Division of Plastic and Reconstructive Surgery, Department of Surgery, Washington University School of Medicine, St. Louis, MO, USA

Joseph M. Gryskiewicz, MD, FACS Cleft Palate and Craniofacial Clinics, University of Minnesota School of Dentistry, Burnsville, MN, USA

Austin Y. Ha, MD Division of Plastic and Reconstructive Surgery, Department of Surgery, Washington University School of Medicine, St. Louis, MO, USA

Kent K. Higdon, MD, FACS Department of Plastic Surgery, Vanderbilt University Medical Center, Nashville, TN, USA

Ji-Cheng Hsieh, BA Department of Surgery, Plastic and Reconstructive Surgery, Northwestern University, Chicago, IL, USA

Dennis J. Hurwitz, MD Department of Plastic Surgery, UPMC Magee Woman's Hospital, Pittsburgh, PA, USA

Chitang J. Joshi, MBBS, MD Division of Plastic and Reconstructive Surgery, Northwestern University, Chicago, IL, USA

Nolan S. Karp, MD Hansjörg Wyss Department of Plastic Surgery, NYU Langone Medical Center, New York, NY, USA

Daniel J. Kedar, MD Plastic and Reconstructive Surgery Department, Tel-Aviv Sourasky Medical Center, Sackler Faculty of Medicine, Tel Aviv, Israel

John Y. S. Kim, MD Feinberg School of Medicine, Northwestern University, Chicago, IL, USA

G. Patrick Maxwell, MD Department of Plastic Surgery, Loma Linda University Medical Center, Loma Linda, CA, USA

Chet Mays, MD Clinical Faculty, Division of Plastic Surgery. University of Louisville, Louisville, KY, USA

Patricia McGuire, MD Washington University, and Parkcrest Plastic Surgery, St. Louis, MO, USA

Rafael Mendoza, MD Department of Surgery, Plastic and Reconstructive Surgery Division, Northwestern University, Chicago, IL, USA

Lauren M. Mioton, MD Department of Plastic and Reconstructive Surgery, Northwestern Memorial Hospital, Chicago, IL, USA

Terence M. Myckatyn, MD, FACS, FRCSC Division of Plastic and Reconstructive Surgery, Department of Surgery, Washington University School of Medicine, St. Louis, MO, USA

Ali A. Qureshi, MD Marina Plastic Surgery, Marina del Rey, CA, USA

Charles Randquist Department of Plastic and Reconstructive Surgery, Victoriakliniken, Saltsjobaden, Sweden

Timothy M. Rankin, MD, MS Department of Plastic Surgery, Vanderbilt University Medical Center, Nashville, TN, USA

Ara A. Salibian, MD Hansjörg Wyss Department of Plastic Surgery, NYU Langone Medical Center, New York, NY, USA

Loren S. Schechter, MD, FACS The Center for Gender Confrmation Surgery, Louis A. Weiss Memorial Hospital, Chicago, IL, USA

Michael Schefan, MD Department of Surgery, Assuta Medical Center, Tel Aviv, Israel

Clark F. Schierle, MD, PhD Northwestern Specialists in Plastic Surgery, Chicago, IL, USA

Kenneth C. Shestak, MD Department of Plastic Surgery, University of Pittsburgh Medical Center, Pittsburgh, PA, USA

W. Grant Stevens, MD University of Southern California, Marina Plastic Surgery, Marina del Rey, CA, USA

Eric Swanson, MD Private Practice, Leawood, KS, USA

Marissa M. Tenenbaum, MD Division of Plastic and Reconstructive Surgery, Department of Surgery, Washington University School of Medicine, St. Louis, MO, USA

Blair A. Wormer, MD Department of Plastic Surgery, Vanderbilt University Medical Center, Nashville, TN, USA

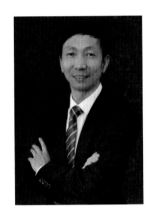

李永平

　　复旦大学附属浦东医院主任医师，复旦大学硕士研究生导师，复旦大学附属浦东医院乳腺外科主任，临床研究管理办公室主任。

　　■主要社会任职：国际肿瘤整形内分泌外科医师协会（ISOPES）委员。中国抗癌协会肿瘤整形专业委员会委员。中国研究型医院学会甲状腺疾病专业委员会腔镜组常委。中国优生优育协会乳腺健康和母乳喂养专业委员会委员。海峡两岸医疗交流促进会台海甲状腺专业委员会常委。上海市抗癌协会乳腺癌专业委员会委员。上海市抗癌协会肿瘤预防与筛查委员会委员。上海市中西医结合协会甲乳外科专业委员会常委。上海市浦东新区医学会乳腺专业学组组长。

　　■研究方向与成果：长期从事乳腺癌的诊断和综合治疗，擅长乳腺癌的微创手术和乳房重建手术以及乳腺炎的创新治疗。2019—2020年在"哈佛大学全球学者临床研究训练项目"接受培训。主持了1项多中心临床研究，主持在研上海市、局级课题5项。获得国家专利6项。出版多部医学专著，在国内、外专业医学期刊发表论文30余篇（含SCI论文9篇）。担任《机器人外科学杂志（中英文）》编委，《腺体外科》杂志编委。

译者名单
Translators

主　译　李永平（复旦大学附属浦东医院乳甲外科）

副主译　孙　星（上海交通大学附属第一人民医院甲乳外科）

陈嘉健（复旦大学附属肿瘤医院）

欧江华（新疆医科大学附属肿瘤医院）

房　林（同济大学附属第十人民医院甲乳外科）

译　者　（按姓氏笔画排序）

王学慧（同济大学附属第十人民医院甲乳外科）

刘诗洋（复旦大学附属肿瘤医院乳腺外科）

刘钭琬儿（复旦大学附属肿瘤医院乳腺外科）

李　培（复旦大学附属肿瘤医院乳腺外科）

吴芷菀（复旦大学附属肿瘤医院乳腺外科）

张　琪（复旦大学附属肿瘤医院乳腺外科）

张礼翼（复旦大学附属肿瘤医院乳腺外科）

张硕怡（复旦大学附属浦东医院乳甲外科）

陈　铭（复旦大学附属肿瘤医院乳腺外科）

林　鑫（复旦大学附属浦东医院乳甲外科）

周旭婕（复旦大学附属肿瘤医院乳腺外科）

郑雯方（同济大学附属第十人民医院甲乳外科）

郑舒月（复旦大学附属肿瘤医院乳腺外科）

钟　明（复旦大学附属浦东医院乳甲外科）

袁　浩（复旦大学附属浦东医院乳甲外科）

钱丰源（同济大学附属第十人民医院甲乳外科）

桑雨廷（复旦大学附属肿瘤医院乳腺外科）

韩　夫（空军军医大学西京医院烧伤与皮肤外科）

熊　敏（复旦大学附属肿瘤医院乳腺外科）

近年来，乳腺癌患者术后生活质量得到了医患双方越来越多的关注，乳房重建手术的比例逐渐增高。在根治肿瘤的同时，充分利用所掌握的外科技术改善患者术后乳房外观，提高生活质量，减少因肿瘤治疗而导致的心理与社会功能层面的影响，已成为当前乳腺外科医生的责任。

在乳房重建领域中，植入物重建的应用更为广泛，但需要一定的学习曲线。在临床操作中也难免会发生植入物术后一些常见并发症，例如感染、乳房皮瓣坏死、包膜挛缩、假体移位或不对称等。自体组织乳房重建的开展需要更长时间的学习曲线，同样会出现一些术后并发症，甚至有重建失败的风险。随着患者对乳腺癌手术治疗后双侧乳房对称性等美学层面要求的不断提高，乳腺外科医生也有义务在掌握肿瘤根治性手术技术的基础上，进一步学习并掌握肿瘤整形技术和乳房美容手术技巧。

为了更系统地介绍乳房重建手术的并发症与处理策略，提高手术的成功率与满意度，预防乳房重建美容手术的并发症，我们特组织专家组对 *Managing Common and Uncommon Complications of Aesthetic Breast Surgery* 一书进行翻译与推广。这部作品通过实际病例，讲述了乳房重建和美容手术技巧，以及常见与罕见并发症及其处理方法，内容丰富，实用性强。该书由国内多家医院的乳腺外科专家和学者翻译，非常及时地补充了这方面的知识缺口，势必会成为从事乳腺外科、乳房整形美容外科年轻医生的"良师益友"，同时可使患者获益。

中国抗癌协会乳腺癌专业委员会主任委员

据统计，乳腺癌的发病率高居女性所有恶性肿瘤的首位。在我国，随着人们的乳腺癌筛查意识的提高，乳腺癌早期发现和规范化治疗的推广，以及医保政策的实施和普及等，早期乳腺癌患者的生存率有所提高，5年生存率达到了90%以上。虽然我国乳腺癌患者的发病年龄较欧美国家年轻10岁，平均好发年龄为45~54岁，但是40岁以前发病并不少见。近年来，虽然保乳手术比例有所提高，但是仍然有一大部分患者不符合保乳手术条件或者因不愿意放疗等原因失去乳房，因此，乳腺癌患者的乳房重建手术得到了迅速发展和推广，占所有乳房重建手术的70%以上，尤其是植入物（假体）乳房重建，原因是其操作简单，专科医生学习曲线短，创伤相对小，术后美容效果好。然而，植入物乳房重建手术也有其缺点，最大的两个制约乳房重建手术发展的因素就是因手术并发症迫使植入物取出导致手术失败和术后双侧乳房不对称。

如何减少或者避免植入物乳房重建手术的并发症，改善手术的成功率及效果，是乳腺外科医生必须面对的问题。随着乳腺外科与整形外科的深度融合，乳房整形手术的方法及理念也成为乳腺外科医生的"必修课"。对侧乳房的增大或缩小，皮瓣的合理应用，并发症的处理，以及不良外形的矫正等技术，乳腺外科医生都需要掌握。本书是目前市场上为数不多的有关乳房整形和重建并发症处理的专著，由美国西北大学范伯格医学院John Y.S. Kim博士及其团队编著。全书分为两部分，第一部分是植入物乳房整形手术相关并发症，从乳房的解剖和胚胎学开始阐述，以典型案例为主汇集了各种并发症的表现及处理原则；第二部分主要是结合皮瓣手术，通过改变乳房大小来增强美学效果。全文语言精练，图文并茂，并附带视频，使读者容易学习并应用，是乳腺外科医生学习乳房整形手术技术的必备工具书。

我们常说"失败是成功之母"。本书正是通过"失败"的案例和真实的手术图片，分析原因并提出解决方案。这些"失败"的案例正是宝贵的经验，来之不易。我从事乳房重建手术10余年，阅读这本书后感触颇深，遂即组织国内著名的乳腺外科专家对本书进行了翻译。希望这本译著能给开展乳腺外科手术和乳房整形手术的临床医生以启发和帮助，最终惠及患者。

在此，感谢本书的主编John Y.S. Kim博士，以及参与翻译的专家和学者们的辛勤付出。鉴于我本人及翻译团队的能力有限，翻译过程中难免存在不妥之处，恳请读者批评指正。

我们希望能和各位同仁一起学习本书内容，做好乳房重建手术，为人民的健康事业做出贡献。

李永平

2023年11月15日于上海

经验只是我们给自己的错误取的名字。

——Oscar Wilde

乳房整形手术是现代整形外科的重要手术之一，仅在美国就进行了近50万例，90%的经委员会认证的整形外科医生掌握了这项技术[1,2]。目前乳房整形手术已经得到了广泛应用，其并发症发生率低，患者满意度高，这就意味着，如破裂、包膜挛缩、植入物畸形和不对称等不良事件相对少见。因此，这本书从外科医生的角度观察和思考，探讨了乳房整形手术中常见和罕见并发症的管理。

众所周知，外科手术的基础是解剖学，我认为这是一个重要的推论，即外科问题的基础也是解剖学。因此，这本书从乳腺的胚胎学和解剖学相关要点开始阐述，然后转向乳房整形手术中常见的问题，按植入物相关手术以及乳房提升和缩小术进行分类。用不恰当的方法处理不同的软组织必定会导致偶发的问题，进而表现为不同的症状，如破裂、包膜挛缩、植入物位置不正确、植入物移位、双囊、双泡畸形，甚至是罕见的植入物表面纹理相关淋巴瘤。作者们深入研究了这些并发症发生过程的病理生理学，并提出了精心推敲的建议，以及实用的、经过实践检验的解决方案。

除了植入物手术，乳房整形手术和乳房缩小术也会因为破坏血液供应和自然愈合过程而产生并发症，对此作者们提供了关于瘢痕、伤口愈合、感染和蒂的选择以及针对伴随癌症相关话题的不同观点。

乳房缩小术或乳房外固定术与植入物手术相结合有助于改善乳房的外形和提高容积方面的美感，作者们阐明了这些复杂程序的决策过程，并提出了应该避免的问题以及问题解决方案。

在过去的十年中，人们对新技术和科技领域的兴趣越来越浓厚，这些新技术不仅用于传统的乳房手术，还用于更现代化的手术方式，如跨性别和男性乳房手术。射频设备、3D成像和可吸收补片等新技术的出现，使外科医生能够改善治疗结果、控制并发症和消除技术不当的影响。作者们还对不太常见的乳房整形手术，如经腋下隆乳手术和胸肌下囊袋转化手术，提供了明确的适应证和技术要点。

Oscar Wilde的经典言论"经验等同于错误"曾在外科手术领域引起了强烈反响。那些令人满意的结果教给我们的东西，不如那些偶尔落空的期望或坦率的失败所带来的经验多——我们应该努力从每一个并发症中学习，这就是本书的精髓所在——它提供了一种从别人的经验和错误中学习的方法。我们愿意通过这本书与你——我们的读者和同事——分享这份"经验的礼物"。

在此，我谨代表我的同行们发表上述观点。

John Y. S. Kim, MD, MA

[1] American Society of Plastic Surgery. 2018 Procedure Statistics. https://www.surgery.org/sites/default/fles/ASAPS-Stats2018_0.pdf. Accessed May 11, 2020.

[2] American Society for Aesthetic Plastic Surgery. Cosmetic (Aesthetic) Surgery National Databank 2018. https://www.surgery.org/sites/default/fles/ASAPS-Stats2018_0.pdf Accessed May 15, 2020.

郑重声明

  本书提供了相关主题准确及权威的信息。由于医学是不断更新并拓展的学科，因此相关实践操作、治疗方法、材料及药物都有可能会改变，建议读者审查相关主题的最新信息，包括产品的制造商、建议剂量、方法、不良反应及相关措施。作者、编辑、出版者或经销商不对书中的错误或疏漏以及应用其中信息产生的任何后果负责，关于出版物的内容不作任何明确或暗示的保证。作者、编辑、出版者和经销商不承担由本出版物所造成的任何人身或财产损害责任。

目 录
Contents

获取视频说明

　　请使用微信扫描下方二维码，根据提示注册后领取资源。该码为一书一码，只可绑定一位用户。完成注册的用户也可单独扫描章节页二维码观看本章节视频。

扫码注册后，该书不能退回！

I

植入物隆乳手术

第 1 章

乳房胚胎学与解剖学

John Y. S. Kim, Megan Fracol

手术视频

■ 引　言

　　解剖学是开展手术最关键的基础。乳房手术要兼顾其外形和功能，良好的手术效果也得益于对解剖学的深入了解。例如，在乳房固定术或乳房缩小术中，乳头位置和皮肤包膜的美学重塑必须考虑到血管支配区域和有效灌注的限制。因此，在本章中，我们回顾了乳房的解剖，特别是乳头乳晕复合体（nipple-areolar complex，NAC）的血管供应，满足 NAC 灌注的蒂，乳头的神经支配，乳房手术的胸肌解剖学，以及乳房下皱襞（inframammary fold，IMF）的结构特征。

■ 乳房胚胎学及其发展

　　乳房发育开始于产前，在妊娠 4~6 周[1,2]。在此期间，外胚层来源的乳腺前体细胞形成乳腺嵴，这是一条从腋窝到腹股沟两侧缓慢弯曲的成对线（图 1.1）[1]。大部分乳腺嵴萎缩，在第 4 肋间隙留下成对的原始乳芽[3]。这些外胚层细胞随后内陷到底层的中胚层，并开始形成网状结构，最终形成乳腺腺泡和导管，或

者腺体[4]。间充质细胞最终会形成脂肪细胞、成纤维细胞和平滑肌细胞，成为乳腺周围的基质[4]。

　　最初乳芽的次级分支部分继续内陷到底层的间质中，形成一个更复杂的乳腺导管网[5]。这种情况会持续到第 3 个月，直到分娩。出生时，乳腺有 15~20 个小叶，每个小叶都有自己的输乳管排乳系统，并聚集在乳头上[1]。

　　出生后和一生中的头 2 年，男性和女性婴儿都会有短暂的乳房肿大，有些婴儿发育不全的乳腺会分泌乳汁[6,7]。所有这些变化都源于新生儿波动的激素水平，多数可能是由雌二醇介导的。到 2 岁时，乳腺开始进入静止状态，直到青春期[8,9]。

　　乳房发育是女性青春期的第一个标志，它不仅依赖于雌激素，还依赖于生长激素和胰岛素样生长因子 –1[10]。成熟的乳房平均在 8~13 岁形成，如果 14 岁之前乳房还未发育，就可能被认为是病理性的。通常使用 Tanner 阶段来描述青春期乳房发育的阶段：Tanner 1 期，乳头隆起；Tanner 2 期，形成一小堆乳房组织，伴有乳晕增大和乳头隆起；Tanner 3 期，乳房和乳晕进一步增大；Tanner 4 期，随着乳头和乳晕增大，继发性乳丘形成；Tanner 5 期，乳晕衰退成乳丘并最终形成乳房轮廓（图 1.2）[11]。

　　乳房畸形可发生在胚胎发育过程中，导致临床后遗症，如结节性乳房畸形或波伦综合征

J. Y. S. Kim (✉)
Feinberg School of Medicine, Northwestern University, Chicago, IL, USA
e-mail: john. kim@nm. org

M. Fracol
Department of Surgery, Northwestern University, Feinberg School of Medicine, Chicago, IL, USA

© Springer Nature Switzerland AG 2021
J. Y. S. Kim (ed.), *Managing Common and Uncommon Complications of Aesthetic Breast Surgery*,
https: //doi. org/10. 1007/978-3-030-57121-4_1

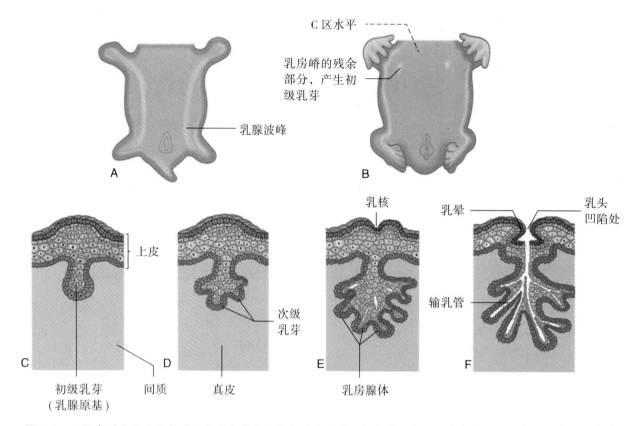

图 1.1　从腋窝到腹股沟的成对的乳房嵴线是乳腺胚胎发育的必经之路。除了那些在第四肋间成为乳腺的乳房芽，配对的乳房芽萎缩。A. 产前乳房发育（妊娠 4~6 周），显示沿乳房嵴的外胚层起源的乳腺祖细胞（白色曲线）。B. 乳房嵴萎缩导致成对的初级乳房芽。C. 初生乳芽的组织学横切面（早孕期末）。D. 次级分枝形成次级乳芽（妊娠中期）。E. 乳房小凹发育的持续分支模式（妊娠晚期）。F. 乳管、乳晕和乳头结构的发育（出生时）

（Poland Syndrom，胸肌缺失伴乳房体积不足）。这种畸形可能在出生时就存在（如波伦综合征的某些病例与其他畸形相关联），而其他一些可能直到青春期才表现出来（如结节性乳房畸形在青春期变得更加明显）。

　　泌乳是乳房的基本功能。根据 Cruz 等的研究，成功实施乳房缩小术的女性，与乳房过大（又称巨乳症）未行手术的女性相比，在母乳喂养方面没有差异[12]。两组中都有大约 60% 的女性能够成功进行母乳喂养。此外，乳房缩小术中蒂的选择对母乳喂养的成功率也没有影响。

■ 乳头乳晕复合体的血液供应

　　了解和管理乳头乳晕复合体（NAC）的血液供应是开展乳房手术的一个核心要求，其关键点是，乳头和乳腺的血流是不同的临床过程，因此，在血供良好的乳房中可能同时存在孤立的乳头乳晕复合体缺血性损伤[13]。虽然有文献已描述了乳头乳晕复合体血供的显著变化，但是大多数作者认为其主要的血供来自内乳动脉和胸外侧动脉，少数来自胸肩峰和肋间血管[13-16]。一般情况下，内乳动脉和胸外侧动脉以节段形式向内侧和外侧相互靠拢，在乳头周围相遇并吻合。偶尔，这两种血供来源中会缺少一种[13,17]。有时，从第 4 肋间到第 6 肋间动脉的下级分支将垂直于这个血管网，沿着头侧方向直到它们与乳腺内血管吻合（图 1.3）[13]。其他在文献中提及但描述不明确的血管包括胸浅动脉和胸最上动脉[17]。因此，如前所述，各主要血管的相对贡献和概率可能有所不同。

　　在 20 世纪 30 年代和 40 年代，Marcus 和 Maliniac 描述了从尸体解剖中发现的乳房供血的三种主要模式：来自内乳动脉和胸外动脉者占 50%；来自内乳动脉和肋间动脉者占 30%；来自内乳、胸外动脉和肋间动脉者占 18%。在他们的解剖中，对乳头乳晕复合体的血液供应

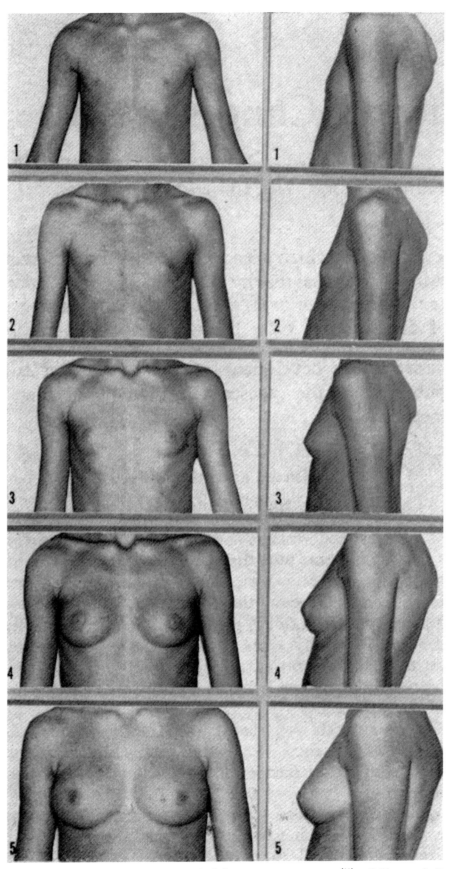

图 1.2 Tanner 的发展阶段。经允许引自 Marshall and Tanner[11]，获得 BMJ 出版集团有限公司许可

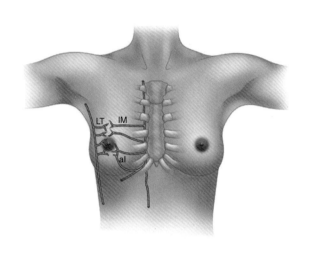

图 1.3 乳头乳晕复合体的血液供应主要来自 3 个动脉网：内乳动脉 (IM) 和侧胸动脉 (LT) 提供水平方向的穿支，而前肋间动脉 (al) 也提供垂直方向的穿支

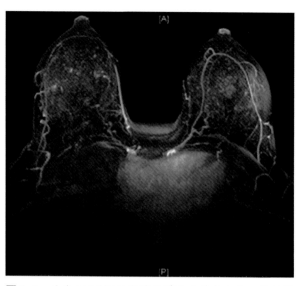

图 1.4 功能 MRI 显示乳腺的灌注主要来自内、外侧穿支。经允许引自 Seitz 等，2015[22]。获得 Elsevier 许可

模仿了这种模式，74% 的环状吻合来自内乳动脉，20% 的环状吻合来自胸外侧动脉，6% 的放射状灌流无优势血供[18,19]。最近的尸体研究同样发现，胸外侧动脉和内乳动脉是乳头乳晕复合体的主要供血动脉，但是二者中哪个是更常见的唯一的供血动脉，各研究存在差异[13,16,17]。

其他重要的发现包括围绕乳房下皱襞水平的支配乳头乳晕复合体的血管网，以及通过乳腺的水平隔纤维分开的头尾乳头乳晕复合体支配网，分别来自胸外侧、胸肩峰以及内乳动脉、肋间血管[20,21]。值得注意的是，动脉供血在皮肤下 1~2cm 处的皮下组织内[16]。

最近已经开展了在体内实时评估乳头乳晕复合体血供功能的研究。Seitz 等进行的一项 MRI 研究基本证实了 80 年前 Marcus 和 Maliniac 在尸体解剖中的发现[22]。他利用对照法，将优势血管灌注 70s 后来确定乳头乳晕复合体的优势血供，96% 的乳头乳晕复合体由内侧血管供血，表明这是超过一半的乳头乳晕复合体的主要供血方式。42% 的乳头乳晕复合体由多区域供血，最常见的是内侧和外侧血管联合，第二常见的是内侧和中央区血管联合（图1.4）。乳头乳晕复合体只有单一侧位或中央位供血的情况很少见（二者的出现率均少于 2%）。乳腺外科医生术中使用吲哚菁绿（ICG）和比较新的医疗设备如红外摄像机来研究乳腺切除术

中乳头乳晕复合体的血流灌注情况[23]。研究发现乳头乳晕复合体的血流灌注有 3 种模式：来自乳腺皮下（V1 型），来自周围皮肤（V2 型），以及来自两者（V3 型）。虽然 V1 型是最不常见的供血来源（见于 18% 的乳头乳晕复合体），却是最终更有可能出现局部缺血的一种模式（71% 的乳头乳晕复合体局部缺血与此有关）。

虽然乳头乳晕复合体的动脉供血是尸体研究的重点，但了解其静脉回流模式也很重要，而且这是乳房缩小术中乳头乳晕复合体损害的主要原因。乳房同时存在浅静脉引流系统和深静脉引流系统，深静脉引流系统伴随着通往乳房的大动脉，浅静脉引流系统主要负责乳头乳晕复合体的引流[20,24]。乳头乳晕复合体的静脉引流开始于其下方的真皮下血管丛，然后向各个方向辐射，主要的引流方向为内上象限和乳房下皱襞（图1.5）[25,26]。这两种主要的引流模式倾向于在第 2 肋间至第 5 肋间上汇合。虽然侧位引流模式确实存在，但它们往往在引流乳头乳晕复合体后不久进入乳腺实质并进入更深的路径[26]。

■ 乳头乳晕复合体的蒂

实质上，乳头乳晕复合体是从乳房不同方向维持的蒂。目前根据我们的了解，某些蒂比其他蒂有更可靠的灌注。有两点需要强调：首先，最强健的蒂来自内侧和外侧，因为这是优

势蒂（内乳动脉和胸外侧动脉）的来源；第二，任何蒂都可以通过合并乳房一个以上的象限而变得更坚固（即上内侧蒂比仅内侧蒂更坚固）。

综上所述，乳头乳晕复合体的蒂的供血方式如下：肋间前穿支（第 4~6 支）；内侧经内乳动脉和肋间前穿支（第 3~5 支）；胸侧穿支；上部是内乳动脉、肋间前穿支（第 2 支）和胸肩峰穿支（图 1.6）[17]。同样，这些蒂的组合将更加坚固：上内侧蒂将由第 2、第 3 和第 5 肋间前穿支供血。

■ 乳房和乳头乳晕复合体的神经支配

在乳房手术中保持乳头的神经支配有助于保持感官功能和母乳喂养潜力 [27,28]。在隆乳手

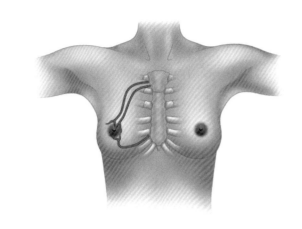

图 1.5　乳头乳晕复合体的静脉回流主要发生在真皮网络的上方和下方

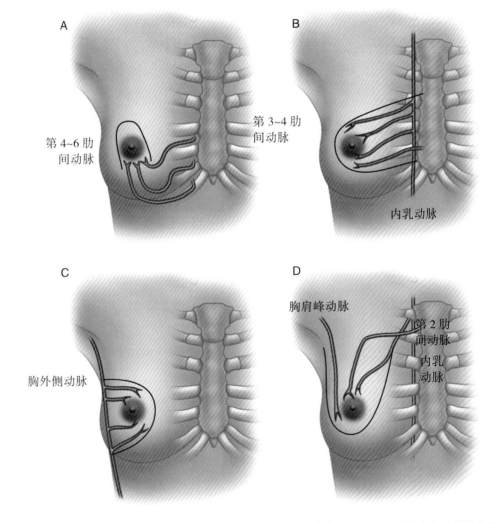

图 1.6　主要的乳房蒂包括内乳内穿支，内肋间穿支和下肋间穿支，以及外侧胸穿支和外侧胸肩峰穿支。下蒂（A）基于第 4~6 肋间前动脉（al）的穿支。内侧蒂（B）基于第 3~4 肋间前动脉（al）的穿支。外侧蒂（C）基于胸外侧动脉（LT）的穿支。上蒂（D）是基于胸肩峰动脉（TA）的穿支、第 2 前肋间动脉（al）和直接来自内乳动脉（IM）的穿支

术中直接的神经损伤非常常见，meta 分析显示的风险为 10%~15%[29]。最常见的神经损伤是供应乳房皮肤的肋间皮神经，其次是供应乳头乳晕复合体的肋间皮神经，少见的是肋间臂神经和胸长神经受损。meta 分析报告了隆乳术后的感觉缺陷，疼痛占 7.51%，感觉过敏占 4.71%，感觉减退占 8.72%，麻木占 2.28%[29]。三项前瞻性研究对隆乳术后乳房感觉的变化进行了客观的检查。一项研究发现手术前后感觉功能没有变化，另外两项研究发现术后乳房感觉功能显著下降[30-32]，且这两项研究都发现，感觉变化最可能出现在乳头乳晕复合体周围和乳房下部[31,32]。有研究发现，老年患者的感觉恢复较慢[31]，而另一项研究发现，使用较大的假体和乳房较小的患者更容易出现感觉减退[32]。因此，整形外科医生更好地了解乳房和乳头乳晕复合体的神经支配有助于避免乳房手术后患者出现感觉缺陷。

乳房的皮肤由两侧和内侧的第 2~6 肋间神经支配[33,34]。乳房侧面的肋间神经分为前、后分支，后分支从侧面支配乳房。乳房中间的肋间神经前皮支支配乳房（图 1.7）。这些神经分支都位于浅表皮下，它们以树枝状进入覆盖的真皮层，除了第 4 肋间神经，其不仅有浅表的前分支，还有一个深分支。第 4 肋间神经的深支在变为浅支之前，从乳房后经下外侧延伸向乳头乳晕复合体（图 1.8）。乳房上的皮肤也接受一些锁骨上神经的支配。

乳头乳晕复合体受第 2~5 肋间神经支配，主要是外侧第 4 肋间神经，其中外侧第 4 肋间神经的深支是最大的分支[33]，这个分支在进行腺体下隆乳时尤其重要。因为有时会在经过乳腺后间隙时先遇到神经的深支，之后才到达浅支，应该将其保留以保持完整的乳头感觉。即使该分支被切断了，乳头仍然可以通过丰富的神经网络丛保持感觉，这些神经丛来自乳房的内侧和外侧。这种重叠的神经支配使得在不同方向切除腺体产生不同位置的蒂时，可以使患者保留明显的乳头感觉[35,36]。

胸肌的解剖

在乳房手术中经常遇到胸大肌和胸小肌，在隆乳和乳房重建手术中经常将其解剖为乳房囊袋的一部分。因此，了解胸肌的血液供应、

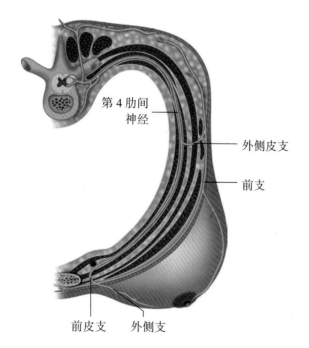

图 1.7 上覆乳房皮肤的感觉来自前肋间神经和外侧肋间神经。前肋间神经有一个外侧分支继续支配乳房皮肤，而外侧肋间神经有一个前分支继续支配乳房皮肤

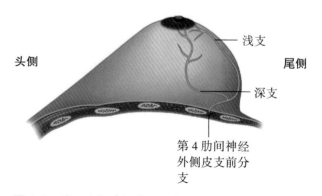

图 1.8 第 4 肋间外侧神经深支从纵深平面供应乳头乳晕复合体，在向乳腺下外侧浅层方向走行之前，向腺体下走行

神经支配方式和功能解剖学非常重要。

胸大肌的血供来自胸肩峰动脉的胸肌分支，这支血管在胸大肌下表面、胸小肌上面，其他血液供应来自乳房内部的穿支。因此，胸大肌有双重血液供应，其分类为 Mathes-Nahai V 型皮瓣（一个主要蒂和次级分支蒂）[37]。胸大肌的优势蒂（离胸肩峰干）在锁骨中点外侧，在锁骨下约 8.8cm 处进入肌肉，通常在第 3 肋或第 3 肋间隙 [38]。

胸肌的神经支配稍复杂一些，而我们对神经支配模式的理解也逐渐发生了变化。对胸肌的神经支配混淆的部分原因是胸内侧和胸外侧神经的命名来源于臂丛，但它们的路径是交叉的，所以胸外侧神经实际上位于胸内侧神经的内侧 [39,40]。最初我们认为胸大肌是由两个主要的神经分支支配，一个来自胸内侧神经，另一个来自胸外侧神经 [41]。最近的研究确定了胸肌的 3 个主要神经分支 [42-44]。在 David 等进行的一项尸体研究中，我们发现了胸大肌的 3 个一致的神经分支：支配锁骨头的上分支，支配胸骨肋头上部的中间分支，支配胸骨肋头下部的下分支（图 1.9）[45]。

这种三联神经支配与 1985 年 Tobin 的一项研究产生了共鸣，该研究描述了胸肌的 3 个功能亚单位 [46]，这 3 个功能亚单位有独立的血液供应、独立的神经支配和独立的肌腱组成。他描述的锁骨部分由胸肩峰动脉上支供血，受胸外侧神经支配，作为 U 形肌腱的腹侧部分附着。胸肋段是第二个功能亚单位，构成了大部分肌肉体积，该亚单位由胸肩峰血管的下分支供血，受胸内侧和外侧神经支配，作为 U 形肌腱的下位附着点。外肌段是指肌肉的最外侧部分，有时由胸肋纤维组成，有时由起源于上腹壁的纤维组成，该亚单位有时由胸肩峰血管的侧支供血，有时由胸侧穿支供血，有时两者同时供血，它仅受胸内侧神经分支支配，作为 U 形肌腱的背侧部分附着。

了解胸肌的这些功能亚单位至关重要，因为这种功能解剖可能会导致隆乳和乳房重建手术中的动性畸形。我们已经注意到，在动性畸形中植入物移位的平均矢量是在上外侧方向 62°，大致与胸下肌纤维的运动平行和 Tobin 描述的胸肌 "外段" 的一部分一致（图 1.10）[47]。虽然许多作者建议整形外科医生应加强对神经

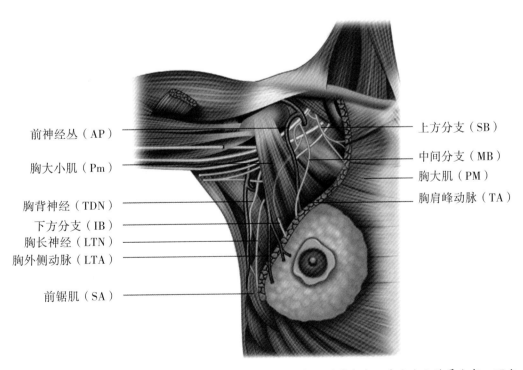

前神经丛（AP）

胸大小肌（Pm）

胸背神经（TDN）

下方分支（IB）

胸长神经（LTN）

胸外侧动脉（LTA）

前锯肌（SA）

上方分支（SB）

中间分支（MB）

胸大肌（PM）

胸肩峰动脉（TA）

图 1.9 胸大肌的神经支配可分为三个主要分支：上支支配锁骨部分，中支支配胸骨上部，下支支配胸骨最下部

血管解剖学的理解，以避免在乳房手术中对胸肌造成损伤，也有作者也注意到，对胸内侧神经（David 等称之为胸下神经）的选择性损伤实际上有助于削弱这一肌肉最下方的部分，以改善乳房的突出和减少动性[41,48]。

■ 什么是乳房下皱襞?

乳房下皱襞是否起源于韧带结构一直存在争议[48,49]。虽然韧带的定义是两部分组织之间的连接，但乳房下皱襞的组织学检查显示，胸部肌肉浅筋膜和深筋膜之间连接的是深层真皮增厚，而不是真正的韧带（图 1.11）[50]。与身体其他部位的真皮下胶原纤维不同，乳房下皱襞下面的胶原纤维是平行于其轴线排列方向的[51]。值得注意的是，乳房下皱襞是一个由两部分组成的结构，既包括浅筋膜和深筋膜之间的连接，也包括浅筋膜上方的真皮聚集（图 1.12）。很明显，如果在筋膜层之间剥离得足够低，乳房下皱襞位置可以改变，但折痕由于真皮增厚而保留[51]。

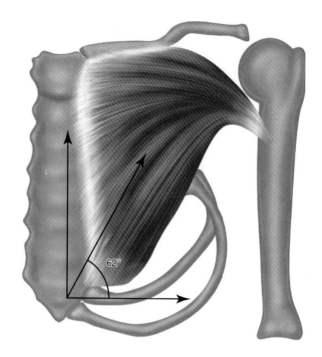

图 1.10　活动畸形通过胸肌收缩将假体向外上方推。乳头位移矢量在上外侧方向平均为 62°，与胸下肌纤维的作用近似平行

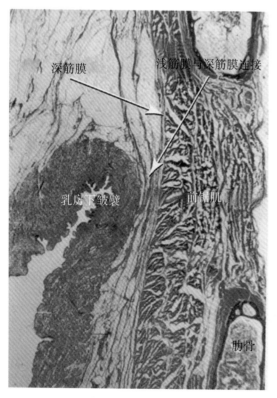

图 1.11　组织学显示乳房下皱襞真皮增厚及浅筋膜与深筋膜之间的连接。经允许引自 Muntan 等[49]

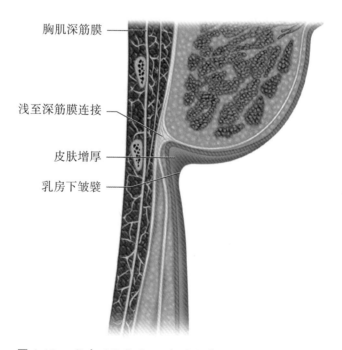

图 1.12　乳房下皱襞（IMF）是由真皮增厚和浅筋膜与深筋膜之间的连接组成的两部分结构

操作上的失误可能导致乳房下皱襞位置不对称或破坏乳房下皱襞。在这种情况下，可以通过在期望的水平上促使对面组织层产生瘢痕来再造皱褶，例如，可以通过外科手术来完成，如包膜缝合术，也可以在术后立即采用非手术方法完成，如早期的错位被发现时采用乳房吊带法。Mills 等描述了鞋带式乳房铸型（Shoelace breast cast）的使用，这是一种非手术技术，是用鞋带缠绕在颈部和乳房下极作为支撑，促进乳房下皱襞要求的水平瘢痕形成[52]。

■ 总 结

除了乳房之外，人体的其他部位都已经形成了各自的外科专业，对于整形外科医生来说，乳房将是唯一可以掌控的领域。因此，对乳房解剖的全面了解对于任何整形外科医生来说都非常重要。本章重点讨论了乳房的血流灌注和回流模式，重点关注乳头乳晕复合体，以避免乳房手术后的灾难性后果。进一步了解乳头的神经支配模式和难以捉摸的乳房下皱襞结构，将有助于增强整形外科医生提高改善乳房自然美的能力。

（李永平 译）

参考文献

[1] Javed A, Lteif A. Development of the human breast. Semin Plast Surg, 2013, 27(1): 5–12.

[2] Medina D. The mammary gland: a unique organ for the study of development and tumorigenesis. J Mammary Gland Biol Neoplasia, 1996, 1(1): 5–19.

[3] Seltzer V. The breast: embryology, development, and anatomy. Clin Obstet Gynecol, 1994, 37(4): 879–880.

[4] Robinson GW, Karpf AC, Kratochwil K. Regulation of mammary gland development by tissue interaction. J Mammary Gland Biol Neoplasia, 1999, 4(1): 9–19.

[5] Jolicoeur F. Intrauterine breast development and the mammary myoepithelial lineage. J Mammary Gland Biol Neoplasia, 2005, 10(3): 199–210.

[6] McKiernan JF, Hull D. Breast development in the newborn. Arch Dis Child, 1981, 56(7): 525–529.

[7] Anbazhagan R, Bartek J, Monaghan P, et al. Growth and development of the human infant breast. Am J Anat, 1991, 192(4): 407–417.

[8] Naccarato AG, Viacava P, Vignati S, et al. Bio-morphological events in the development of the human female mammary gland from fetal age to puberty. Virchows Arch, 2000, 436(5): 431–438.

[9] McNally S, Martin F. Molecular regulators of pubertal mammary gland development. Ann Med, 2011, 43(3): 212–234.

[10] Kleinberg DL, Ruan W. IGF-I, et al. J Mammary Gland Biol Neoplasia, 2008, 13(4): 353–360.

[11] Marshall WA, Tanner JM. Variations in pattern of pubertal changes in girls. Arch Dis Child, 1969, 44(235): 291–303.

[12] Cruz NI, Korchin L. Lactational performance after breast reduction with different pedicles. Plast Reconstr Surg, 2007, 120(1): 35–40.

[13] van Deventer PV. The blood supply to the nipple-areola complex of the human mammary gland. Aesthet Plast Surg, 2004, 28(6): 393–398.

[14] Cunningham L. The anatomy of the arteries and veins of the breast. J Surg Oncol, 1977, 9(1): 71–85.

[15] Manchot C. Die hautaforen des mensilichen komparses. Leipzig: Vozel, F. C. W, 1889.

[16] Nakajima H, Imanishi N, Aiso S. Arterial anatomy of the nippleareola complex. Plast Reconstr Surg, 1995, 96(4): 843–845.

[17] O'Dey D, Prescher A, Pallua N. Vascular reliability of nippleareola complex-bearing pedicles: an anatomical microdissection study. Plast Reconstr Surg, 2007, 119(4): 1167–1177.

[18] Maliniac JW. Arterial blood supply of the breast. Arch Surg, 1943, 47: 329–343.

[19] Marcus GH. Untersuchungen uber die arterielle Blutversorgung der Mamilla. Arch Klin Chir, 1934, 179: 361–369.

[20] Palmer JH, Taylor GI. The vascular territories of the anterior chest wall. Br J Plast Surg, 1986, 39(3): 287–299.

[21] Wuringer E, Mader N, Posch E, et al. Nerve and vessel supplying ligamentous suspension of the mammary gland. Plast Reconstr Surg, 1998, 101(6): 1486–1493.

[22] Seitz IA, Nixon AT, Friedewald SM, et al. "NACsomes": a new classifcation system of the blood supply to the nipple areola complex (NAC) based on diagnostic breast MRI exams. J Plast Reconstr Aesthet Surg, 2015, 68(6): 792–799.

[23] Wapnir I, Dua M, Kieryn A, et al. Intraoperative imaging of nipple perfusion patterns and ischemic complications in nipple-sparing mastectomies. Ann Surg Oncol, 2014, 21(1): 100–106.

[24] Taylor GI, Caddy CM, Watterson PA, et al. The venous territories (venosomes) of the human body: experimental study and clinical implications. Plast Reconstr Surg, 1990, 86(2): 185–213.

[25] Corduff N, Rozen WM, Taylor GI. The superfcial venous drainage of the breast: a clinical study and implications for breast reduction surgery. J Plast Reconstr Aesthet Surg, 2010, 63(5): 809–813.

[26] le Roux CM, Pan WR, Matousek SA, et al. Preventing venous congestion of the nipple-areola complex: an anatomical guide to preserving essential venous drainage networks. Plast Reconstr Surg, 2011, 127(3): 1073–1079.

[27] Birkenfeld A, Kase NG. Functional anatomy and physiology of the female breast. Obstet Gynecol Clin N Am, 1994, 21(3): 433, 444.

[28] Harris L, Morris SF, Freiberg A. Is breast feeding possible after reduction mammaplasty? Plast Reconstr Surg, 1992, 89(5): 836–839.

[29] Ducic I, Zakaria HM, Felder JM 3rd, et al. Nerve injuries in aesthetic breast surgery: systematic review and treatment options. Aesthet Surg J, 2014, 34(6): 841–856.

[30] Banbury JYR, Lucas A, Papay F, et al. Prospective analysis of the outcome of subpectoral breast augmentation: sensory changes, muscle function, and body image. Plast Reconstr Surg, 2004, 113(2): 701707.

[31] Okwueze MI, Spear ME, Zwyghuizen AM, et al. Effect of augmentation mammaplasty on breast sensation. Plast Reconstr Surg. 2006, 117(1): 73–83, discussion 84 –75.

[32] Pitanguy I, Vaena M, Radwanski HN, et al. Relative implant volume and sensibility alterations after breast augmentation. Aesthet Plast Surg, 2007, 31(3): 238–243.

[33] Sarhadi NS, Shaw Dunn J, Lee FD, et al. An anatomical study of the nerve supply of the breast, including the nipple and areola: Br J Plast Surg, 1996, 49(3): 156 –164.

[34] Sarhadi NS, Dunn JS, Soutar DS. The cutaneous innervation of the female breast and nipple-areola complex: implications for surgery. Br J Plast Surg, 1997, 50(8): 668–670.

[35] Skoog T. A technique of breast reduction, transposition of the nipple on a cutaneous vascular pedicle. Acta Chir Scand, 1963, 126: 453–465.

[36] Orlando JC, Guthrie RH Jr. The superomedial dermal pedicle for nipple transposition. Br J Plast Surg. 1975, 28(1): 42– 45.

[37] Mathes SJ, Nahai F. Classifcation of the vascular anatomy of muscles: experimental and clinical correlation. Plast Reconstr Surg, 1981, 67(2): 177–187.

[38] Corten EM, Schellekens PP, Bleys RL, et al. The segmental pectoralis major free fap: anatomical features of its vascular pedicle. Ann Plast Surg, 2006, 56(1): 82–86.

[39] Porzionato A, Macchi V, Stecco C, et al. Surgical anatomy of the pectoral nerves and the pectoral musculature. Clin Anat, 2012, 25(5): 559–575.

[40] Moosman DA. Anatomy of the pectoral nerves and their preservation in modifed mastectomy. Am J Surg, 1980, 139(6): 883–886.

[41] Hoffman GW, Elliott LF. The anatomy of the pectoral nerves and its signifcance to the general and plastic surgeon. Ann Surg, 1987, 205(5): 504–507.

[42] David S, Balaguer T, Baque P, et al. Transfer of pectoral nerves to suprascapular and axillary nerves: an anatomic feasibility study. J Hand Surg Am, 2010, 35(1): 92–96.

[43] Lee KS. Anatomic variation of the spinal origins of lateral and medial pectoral nerves. Clin Anat, 2007, 20(8): 915–918.

[44] Aszmann OC, Rab M, Kamolz L, et al. The anatomy of the pectoral nerves and their signifcance in brachial plexus reconstruction. J Hand Surg Am, 2000, 25(5): 942–947.

[45] David S, Balaguer T, Baque P, et al. The anatomy of the pectoral nerves and its signifcance in breast augmentation, axillary dissection and pectoral muscle faps. J Plast Reconstr Aesthet Surg, 2012, 65(9): 1193–1198.

[46] Tobin GR. Pectoralis major segmental anatomy and segmentally split pectoralis major faps. Plast Reconstr Surg, 1985, 75(6): 814–824.

[47] Kim JY, Qiu CS, Chiu WK, et al. A quantitative analysis of animation deformity in prosthetic breast reconstruction. Plast Reconstr Surg, 2019, 144(2): 291–301.

[48] Bayati S, Seckel BR. Inframammary crease ligament. Plast Reconstr Surg, 1995, 95(3): 501–508.

[49] Muntan CD, Sundine MJ, Rink RD, et al. Inframammary fold: a histologic reappraisal. Plast Reconstr Surg, 2000, 105(2): 549–556, discussion 557. https: //journals. lww. com/plasreconsurg/pages/default. aspx

[50] Riggio EQ, P. Nava M. Anatomical study of the breast superfcial fascial system: the inframammary fold unit. Eur J Plast Surg, 2000, 23: 310 –315.

[51] Boutros S, Kattash M, Wienfeld A, et al. The intradermal anatomy of the inframammary fold. Plast Reconstr Surg, 1998, 102(4): 1030–1033.

[52] Mills DC 2nd, Ereso AQ, Engle C, et al. Shoelace breast cast. Aesthet Surg J, 2014, 34(5): 776 –781.

第 2 章

双泡畸形的解剖学分析与处理原则

手术视频

Megan Fracol, John Y. S. Kim

■ 引 言

双泡畸形（Double-bubbledeformity）是隆乳手术中的一种不常见的并发症，指两个不对称的、分离的乳丘（气泡）外观。上乳丘，指横过乳房下极的横向折痕向下的边界，代表天然的乳房组织；下乳丘，代表假体向下下降，低于原来的乳房下皱襞水平（图 2.1）。

这种现象大部分是由于乳房下皱襞（IMF）被破坏导致的，因此充分了解 IMF 的解剖至关重要，不仅可以避免其损伤，而且可以在发生损伤时及时修复。本章回顾了乳房下皱襞的解剖，双泡畸形的病因、发病率、危险因素，以及其预防和修复技术。

■ 乳房下皱襞

关于乳房下皱襞是否起源于韧带结构一直存在争议。1845 年 Astley Cooper 首先提出了乳腺的韧带和筋膜系统。其他解剖学报告最初将其描述为一个韧带结构，认为乳房下皱襞是由

M. Fracol
Department of Surgery, Northwestern University, Feinberg School of Medicine, Chicago, IL, USA

J. Y. S. Kim (✉)
Feinberg School of Medicine, Northwestern University, Chicago, IL, USA
e-mail: john.kim@nm.org

J. Y. S. Kim (ed.), *Managing Common and Uncommon Complications of Aesthetic Breast Surgery,*
https://doi.org/10.1007/978-3-030-57121-4_2

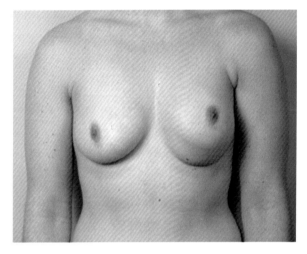

图 2.1 左侧乳房双泡畸形病例。乳房下部的横向折痕是最初的乳房下皱襞。该折痕下面的隆起是假体下降造成的，折痕上方的肿块是原来的乳腺组织

第 5 肋骨膜内侧和第 5~6 肋间的空隙外侧所形成 [1-3]。

最近的尸体和组织学研究未能识别所说的韧带结构，于是将乳房下皱襞描述为一个复杂的筋膜系统。Lockwood 首先详细描述了整个人体浅筋膜系统，包括乳房 [4]，描述了乳房下皱襞层面的一个黏附筋膜区。之后其他学者对乳房下皱襞的组织学检查证实了乳房深筋膜和胸肌浅筋膜之间的联系 [5]。除了这些深筋膜连接外，乳房下皱襞也由皮内胶原系统的变化产生。乳房下皱襞的胶原纤维显示皮内聚集。与体内其他部位的真皮下胶原纤维不同（图 2.2）[6]，

这些纤维的排列和方向与乳房下皱襞轴平行。

很多学者将乳房下皱襞描述为两部分结构（图2.3）。Muntan进行了12例尸体解剖，描述了乳房下皱襞的2个水平膜性结构，尸体之间有不同程度的吻合[7]。较浅的水平膜在乳腺腺体前方继续作为筋膜层，而后方的水平膜继续向乳腺后方延伸。Salgarello和Visconti描述了从4例尸体解剖和200多例术中隆乳剥离时的发现，乳房下皱襞为一个由两部分组成的筋膜结构，即胸浅筋膜在下皱襞水平呈扇形形成两个翅膀，一个插入下皱襞皮下组织的上翼，另一个继续向尾部融入腹直肌筋膜的下翼[8]。Matousek进一步发现，在乳房下皱襞水平有一个三角形的筋膜收缩，纤维分布为2个方向，上纤维插入下极腺体组织，下纤维插入IMF水平的真皮层[9]。

乳房下皱襞的两部分结构与临床操作关系密切，当进行头尾向解剖时，如果剥离足够深，

下皱襞的位置可能会发生改变，但更浅表的结构组织的皱襞将被保留[6]。

从乳房下皱襞的解剖角度观察双泡畸形的病理生理学

正如前文解剖部分所述，乳房下皱襞被认为是一个由两部分组成的结构：一个插入真皮的浅层结构和一个将筋膜聚合固定在胸壁的深层结构，以此我们就可以理解双泡畸形是如何发生的，以及它为什么更容易发生在肌下延长平面。当在胸肌下分离时，可能会破坏将乳腺锚定在胸壁的较深筋膜结构，但不会破坏更浅表的乳房下皱襞附着，这导致当植入物向下滑动时产生双泡。图2.4A、B显示了解剖平面、植入体下降和乳房下皱襞折痕位置之间的解剖关系。

除了本章重点阐述的双泡畸形外，乳房手术也存在其他与乳房下皱襞相关的畸形，最常

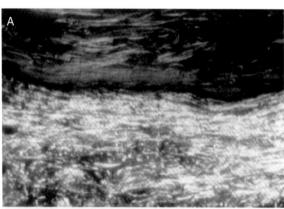

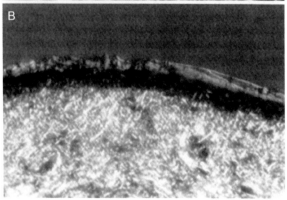

图2.2 真皮下胶原染色的显微照片。乳房下皱褶（上图）显示与乳房下皱襞平行的、密集的、有组织的胶原纤维。对照切片（下图）显示胶原纤维无序、垂直地伸入真皮层。经允许引自Boutros等[6]

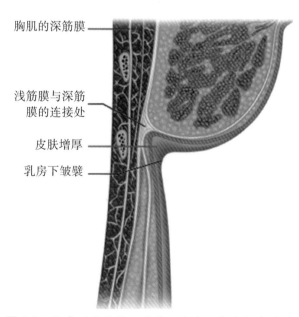

胸肌的深筋膜

浅筋膜与深筋膜的连接处

皮肤增厚

乳房下皱襞

图2.3 乳房下皱襞被认为是一个由两部分组成的结构，包括真皮和浅筋膜纤维的表面融合，以及将浅筋膜纤维和深筋膜纤维融合在一起的更深层次的结构

见的是被称为"触底畸形"的手术并发症。

触底畸形是下囊袋过度剥离的结果，同时也破坏了乳房下皱襞。虽然底部畸形和双泡畸形都是乳房下皱襞受侵犯的结果，但具体表现出的畸形取决于筋膜剥离的深度[8]。浅筋膜结构的破坏松解下乳房皱褶，破坏乳房下皱襞后使假体向下滑动（底部出）。图 2.4B、C 显示了这两种畸形是如何随着不同筋膜层面的侵犯而发展的。腺下假体植入可能会导致触底畸形，但由于下方的过度剥离会松解该浅筋膜网，很少导致双泡畸形。此外，囊袋转换是一种矫正胸隆术后双泡畸形的技术。

双泡畸形的病因、发病率和危险因素

随着对乳房下皱襞的解剖及其与双泡畸形关系的深入了解，学者们开始探究双泡畸形的病因、发病率和危险因素。Salgarello 和 Visconti 的一项研究回顾了 207 例隆乳术，在平均 28 个月的随访中发现 6 例（3%）双泡畸形[8]。4 例发生于下极缩窄或结节性乳房，2 例发生于乳房下皱襞高的乳房。Chardon 及其同事对 200 例初次隆乳患者进行研究，发现 7% 的病例具有"双乳轮廓"[12]，但都是 I 型，也被称为"瀑布畸形"，许多整形外科医生——包括作者本人——将其归因于一种非常独特的病理生理学现象。他们对患者平均随访 36 个月，无 II 型双乳房下皱襞畸形发生。结节性乳房被排除在此分析之外，因为结节性乳房更容易发生双泡畸形。需要注意的是，尽管瀑布畸形有时会被合并到下垂的乳房中，但它与具有不同解剖问题的双泡畸形（高凸的植入物位于下垂的乳房组织）是截然不同的[10,11]。图 2.4D 中重点显示了二者的区别。关于瀑布畸形将在第 23 章和第 24 章进一步讨论。

双泡畸形的危险因素包括使乳房下极腺体难以与假体本身相吻合的解剖变异，以及过多而紧致的乳房下皱襞。因此，结节性乳房、下极缩窄的乳房、隆起性下皱襞、基底宽度窄、致密 / 高凸度外形的乳房、一般紧致的下皱襞隆乳术后均容易出现双泡畸形。

双泡畸形形成的外科原因包括沿下极缘筋膜深层剥离过多，导致植入物沿下方阻力最小的路径移位，通常伴有持续的浅筋膜附着，形成双泡的沟槽状外观。除了这一主要病因外，双泡畸形还可因使用基底宽度过大的植入物或因植入物表面光滑而产生的微小移动和沿着薄弱的乳房下皱襞对软组织约束的持续减弱而加剧。Baxter 描述了在其他解剖正常的情况下，双泡畸形伴活动畸形发生的病例[13]。胸肌的活动加重了双泡畸形，外横折线穿过乳房对应于胸肌纤维在假体前囊的末端。因此，肌下强化术通过防止更多浅筋膜纤维的松解，以及通过手术在肌肉和囊膜之间形成融合线，在胸肌纤维松解后，融合线自然位于乳房下皱襞的颅侧，从而增加了双泡畸形的风险。胸肌也可导致双泡畸形，通过变形力将假体向下、深、乳房下皱襞下方移位。最终，这些力量促使形成了两个独立的乳丘，即假体的乳丘向下移位，自体乳房的乳丘向上移位。图 2.5 展示了同时存在活动畸形和严重双泡畸形的患者。

预 防

有效预防双泡畸形的方法有两种，一是避免破坏乳房下皱襞的边界，二是为了外形美观和体积增大，必须降低乳房下皱襞并确保充分松解浅筋膜乳房下皱襞附着体，并通过包膜缝合和（或）补片为新的、下降的褶襞创造持久的支撑。

由于结节性乳房的解剖变异也容易导致双泡畸形，因此许多针对结节性乳房隆乳的技术可能有助于预防双泡畸形。径向评分允许扩张下极乳腺组织，并可增宽原本狭窄的乳房基底直径[14]。除了增加乳房宽度外，径向评分还可以使原本致密的腺体组织更自然地与假体底部融合。在乳房下皱襞轴线处和垂直于乳房下皱襞轴线处的径向评分可以在创建较低折叠时帮助消除旧的乳房下皱襞。与径向评分相似，Puckett 描述了在窄基乳房中可用于双泡畸形一级预防的技术[15]。该技术采用乳晕周围切口，在皮下平面分离胸肌筋膜；之后在腺体下平面进行解剖，直到乳房中点（大约在乳头水平）；

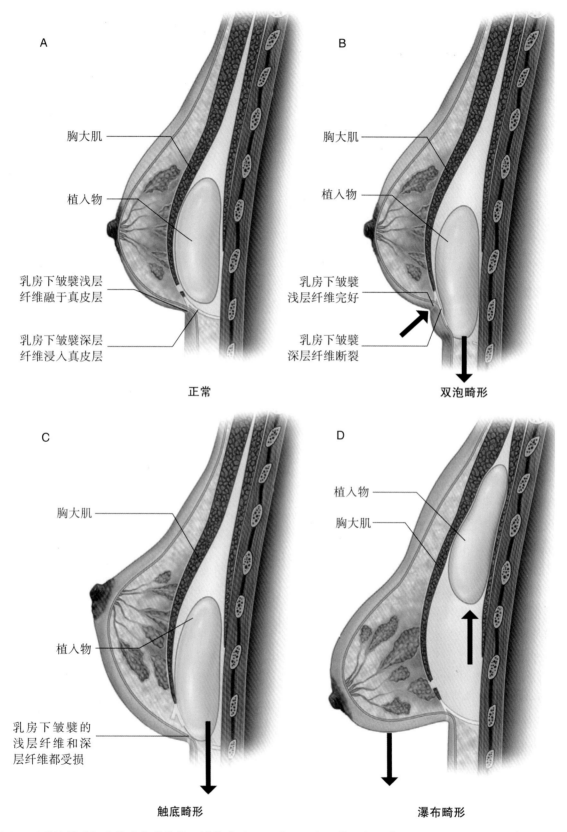

A

胸大肌

植入物

乳房下皱襞浅层
纤维融于真皮层

乳房下皱襞深层
纤维浸入真皮层

正常

B

胸大肌

植入物

乳房下皱襞
浅层纤维完好

乳房下皱襞
深层纤维断裂

双泡畸形

C

胸大肌

植入物

乳房下皱襞的
浅层纤维和深
层纤维都受损

触底畸形

D

植入物

胸大肌

瀑布畸形

图2.4 不同的筋膜切除导致各种植物入错位畸形。A.展示肌肉下植入物正常、正确的位置。双泡畸形和底部膨出都可能发生于下囊袋过度剥离时。B.如果囊袋剥离较深，且只破坏了深层筋膜纤维，保留了乳房下皱襞浅筋膜纤维的完整性，则会发生双泡畸形。C.如果囊袋剥离深度较浅，且这些浅筋膜纤维被释放，则会发生触底畸形。D.瀑布畸形是一种独特的现象，尽管有时会与双泡畸形相混淆，但它是植入物位于高处而非低处造成的

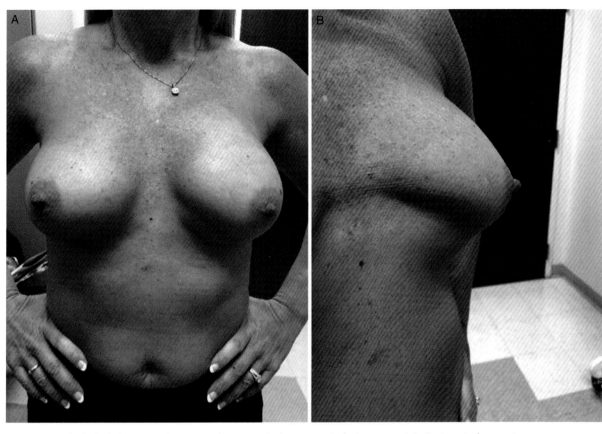

图 2.5　A. 患者在休息时同时出现活动畸形和双泡畸形。B. 随着胸肌的活动患者的双泡畸形加重

将腺体从后向前切开，腺体组织的下极皮瓣向下展开以改进紧缩的下极（图 2.6）；最后将展开的皮瓣缝合到乳房囊袋的下方。

传统上是将下极切口置于略低于下极的位置，以便在置入植入物后对下极皮肤的完整性进行预期，以将瘢痕隐藏在新的乳房和躯干边缘。切口必须斜向头侧，以确保剥离平面不会无意中侵犯 IMF。Swanson 描述了使用乳房上、下皱襞切口来完全避免乳房下皱襞，从而避免双泡畸形[16]。

术后早期，如果发现患者有发生双泡畸形的风险，或出现早期畸形，则可以使用"乳房投射"的概念。Mills 描述了一种技术，是通过将鞋带系在颈部、胸部周围和期望的乳房下皱襞水平，以促进正确位置的黏附[17]（图 2.7）。这项技术的另一种方式由 Handel 提出，是在乳房上极使用弹性压缩装置将假体向下推，帮助扩张下极乳房组织的同时用胶带或钢圈胸罩托住下极。

◻ 矫正技术

如果发生双泡畸形，矫正方法的选择取决于病因、解剖、畸形程度以及患者的期望等。由于双泡畸形表现为假体位于有问题的囊袋内，因此更换为新的囊袋并重置为新的、更安全的乳房下皱襞是翻修手术的主要理念。如前所述，腺体下乳房增大术很少发生双泡畸形，这是因为腺体下剥离会自然地释放更多的浅筋膜附着，因此如果剥离位置太靠下，则会使固有的乳房下皱襞消失，这通常会导致触底畸形而非双泡畸形。

◼ 囊袋转化技术

对于肌下隆乳术后的双泡畸形，将囊袋转换为腺下平面可以减轻畸形[14]。然而，并不是所有的患者都适合进行腺体下隆乳，特别是在植入物已经拉伸并使覆盖的腺体组织变薄之后。对于这些患者，可采用两种替代方案，一是转换为双平面或劈开肌袋，二是转换为新的胸肌下囊袋[18]。

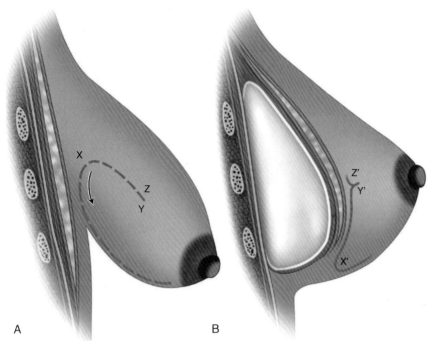

图 2.6　Puckett 提供的一个防止下极狭窄引起乳房双泡畸形的手术示例。A. 该技术是在腺体下从尾部到头部剥离，一直到达腺体的中点（大约位于乳头水平）。B. 之后把乳房组织从后向前分离并向下方展开，从而扩大乳房的下极

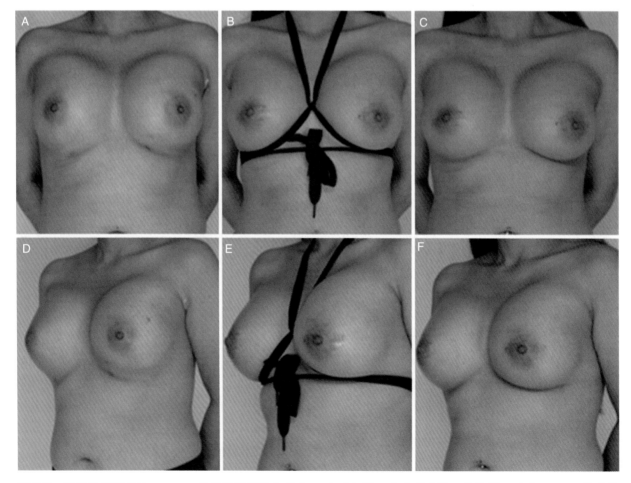

图 2.7　鞋带胸部固定法。A、D. 患者经腋窝隆乳术后 4d 出现轻微双泡畸形及植入物位置不正确。B、E. 将鞋带系在患者胸部使固定到位。C、F. 双泡畸形得到矫正，在鞋带乳房固定 19d 后，乳房下皱襞得到了良好的矫正。经允许引自 Mills[17]

Khan 和 Baxter 描述了分离肌肉的增大术，上方同样将假体置于胸肌下平面，下方置于腺体下平面，这样操作的目的是通过在期望水平上分裂肌纤维来消除下胸肌纤维对假体前囊的束缚作用[13,19]。而在双平面技术中这些下胸肌纤维会被释放并位于植入物的前方，而在肌肉分离技术中这些下胸肌纤维位于植入物的后方。因此，在活动畸形导致横向皱褶的情况下，肌肉分离技术是有帮助的，因为它将这些被释放的肌纤维放置在假体的后方，而只有保留胸骨附着的上肌纤维（无法在乳房上发挥作用）位于假体的前方。图2.8展示了分离肌肉双平面技术。

对于仍需要肌下覆盖的患者，Maxwell 及其同事描述了新的胸肌下囊袋[20,21]。这种分离是通过将植入体前囊与上方覆盖的胸肌分离来实现的，成为新的植入体囊袋（图 2.9）。然后通过缝合前囊和后囊来消除前囊袋空间。

■ 缝线或补片辅助的下方支撑囊缝合术

在囊袋转换后，大多数植入物将需要一些较低位置的支撑，以防止二次底部畸形或在新创建的乳房下折痕上的衰减。对下极的支撑主要有两种方式，即缝合线囊袋缝合和网片支撑囊袋缝合。常用的补片包括生物制剂（如尸体脱细胞真皮基质）或可吸收补片（如聚 -4- 羟基丁酸或聚二恶烷酮）。

1988 年，Spear 及其同事首次描述了缝合囊袋法[22]。下方囊可通过在新乳房下皱襞所需位置从真皮到胸壁缝合来加强。我们更喜欢在连续的缝合囊间做双层间断缝合。

多种技术已经描述了使用生物或可吸收合成网格的下极支撑，利用各种囊袋（腺体下、胸肌前或肌肉劈开双平面）[23-26]。我们更倾向于使用可吸收的合成网（butterfly-shaped mesh），因为我们发现这会带来更好的长期效果，且不需要进行修复（结果尚未发表）。我们使用一个蝴蝶形状的网，蝴蝶的一只翅膀固定在胸壁上，另一只翅膀靠在乳房前组织的下方。用 2.0 PDS 线沿胸壁和由类似的蝴蝶形或代表胸部的网状格嵌入"袖套"的槽

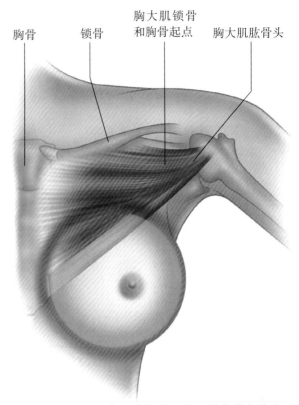

图 2.8　双平面肌肉分离技术示例。该技术允许胸肌覆盖植入物的上极，同时将植入物的下极置于腺体下囊袋中。不同于双平面隆乳技术，即所有的胸肌纤维位于乳房植入物的前方，该技术将胸肌纤维平行于其方向切开，并将植入物置于最下方的胸肌纤维表面

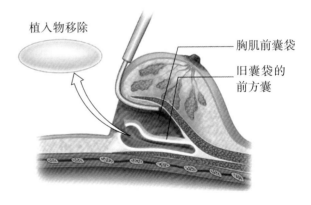

图 2.9　新胸肌囊袋示例，由前方囊和胸肌之间的空间形成

固定这个蝴蝶形网，然后将网片的前翼适当地拉伸到乳房前方，以确保植入体安全放置，而不会造成下极的拴系或肥大。如果要使用补片，则仍然使用前面提到的缝线包膜缝合术，其效果略低于乳房下皱襞前补片，这样植入体的重量就会落在补片上，而不会直接

落在更脆弱的缝合线上。图 2.10 显示了我们使用网状物的实例。

可以改善乳房下皱襞矫正效果的辅助手术包括脂肪移植，该手术包括开放或经皮松解因皮肤持续紧缩的乳房下皱襞。在少数患者中，Bresnick 首次报道了对使用脂肪移植矫正双泡畸形的少量病例的系列研究，共报告了 28 例患者通过脂肪移植矫正双泡畸形，无须行额外的矫正手术[27]。

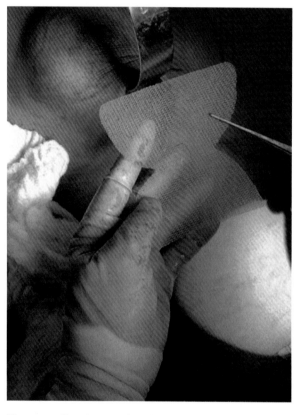

图 2.10　将网格状补片切成蝴蝶的形状。将一只翅膀固定在胸壁上。将蝴蝶的胸部放置在要求的乳房下皱襞水平，并确保到位。将另一只翅膀放置在植入物的前方，并紧靠前腺体瓣，从而在其新的腺下位置为植入物创建一个吊袋，以防止触底畸形

◪ 双泡畸性的治疗原则

当患者出现双泡畸形时，外科医生应该首先考虑能否应用保守方法治疗。对于术后较早（甚至术后 4~6 个月的隆乳手术患者），单纯的乳房植入物畸形可以通过重新定位植入物和"外部"进行瘢痕处理使植入物符合既定的位置（图 2.11 中的绿色标记）。如果保守治疗无

法解决问题，或者距离上次手术时间很长或有更严重畸形的患者，则考虑手术矫正。

最重要的考虑因素是植入物是否从胸丘下移到理想位置（图 2.11 中的紫色标记），此时可进行包囊切除术，将乳房下皱襞复位至所需位置。通常情况下，改变囊袋比单纯囊袋缝合术可以提供更大的稳定性。如果存在足够的软组织，建议使用腺下囊袋来促进导致双泡畸形的表浅纤维附着体释放。如果软组织不充足，就需要做一个新的胸肌下囊袋。

有些患者的假体实际上位于胸壁合适的位置，但由于易感因素，如原始隆乳未适当消除异常高的固有乳房下皱襞，导致双泡畸形（图 2.11 中的蓝色标记），这时确定活动畸形是否存在就很重要。如果存在活动畸形（可能导致乳房隆起的横向折痕），那么无论植入物是否处于正确的位置，都有必要改变囊袋。我们主张在所有活动畸形病例中使用腺下囊袋，如果需要，可以进行脂肪移植和下极使用网状物来支撑软组织包膜。

当植入物在胸壁上达到预期水平且没有活动畸形的迹象时，可以采取稍微保守一些的手术方法，即在不打开植入物囊袋的情况下，简单地消除乳丘上的横向折痕。其操作和脂肪移植一样简单，目的是掩盖折痕或手术松解这些浅筋膜带。有时，这种操作还不能完全矫正畸形，必须通过重置乳房下皱襞重新打开囊袋（通常是囊袋转换）。

▣ 病例分析

一位 27 岁的女性患者，隆乳后出现双侧乳房双泡畸形（图 2.12）。她在 4 年前曾接受乳房下皱襞切口的肌肉下隆乳手术。检查发现双乳下极有一横折痕，右侧比左侧更严重，为双乳双泡畸形。使静态问题更加复杂的是活动的动态问题，这与双泡畸形的表现一致。患者同时存在乳房下皱襞切口瘢痕疙瘩和中度乳房下垂。

手术计划通过之前的乳房下皱襞切口进行腺下囊袋置换，切除瘢痕疙瘩，采用可吸收网片放置下极支撑，并行乳晕周围乳房固定术。

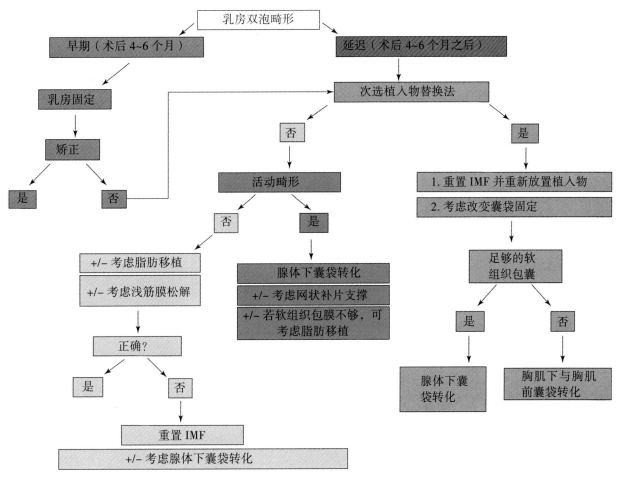

图 2.11　乳房双泡畸形的处理法则。IMF：乳房下皱襞

对患者全麻后，通过先前的乳房下皱襞切口进入乳房。剥离后进入囊内，注意到右侧乳房假体破裂。移除两个植入物，并进行多轮冲洗。在双泡畸形水平，可以看到胸肌纤维插入到较浅的腺体组织和乳房下皱襞原始区域。将胸肌从乳房组织上剥离，缝合至胸壁上。这样就形成了用于乳房植入的新的腺下囊袋。在横贯乳房的外横折痕的同一水平处还发现了代表原始乳房下皱襞的其他浅筋膜纤维（图 2.13，视频 2.1）。这些纤维以放射状折痕从该区域延伸至乳腺实质。需要对乳腺实质进行明确的径向评分，以充分释放横跨乳房隆起下极的横向皮肤折痕。在适当的位置重新创建乳房下皱襞，然后使用 2.0 PDS 线在两层间缝合。在缝合头侧，采用前文提到的 butterfly 技术嵌入可吸收补片（图 2.10），之后放置新的硅胶假体，将另一半网状物自然地固定在乳房前颊。术前和术后照片见图 2.12。

■ 总　结

乳房双泡畸形的发生存在以下两种情况：①过度剥离乳房下皱襞深层纤维，导致植入体下方移位；②乳房下皱襞浅表筋膜成分持续存在，形成横带横跨植入体下极。避免这种少见并发症的前提是了解乳房下皱襞的解剖结构并将其保留（在必须对其进行修改的情况下，确保对复位后的乳房下皱襞建立适当的支持）。轻度畸形的治疗根据严重程度分层，初步采用保守治疗方法。更严重的双泡畸形通常需要通过手术治疗，包括松解浅表的束带后置入适当大小的植入物，加强缝合，行网状物包囊缝合术，以及改变囊袋。

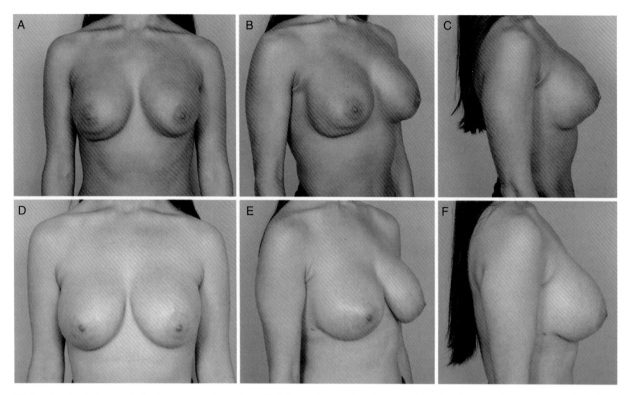

图 2.12　术前（A~C）和术后（D~F）双泡畸形患者的照片，通过松解表面筋膜纤维进行修复，转化为腺下囊袋和网状物包囊缝合术

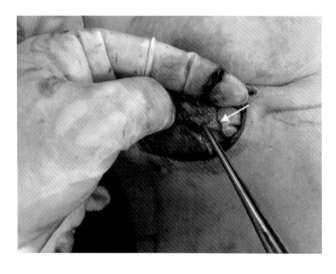

图 2.13　图中显示了图 2.12 中患者矫正手术时乳房下皱襞（IMF）原有的浅筋膜纤维。这是通过修复 IMF 方法得到的图片，显示下乳腺实质外翻。旧的植入体囊已被径向划痕切割分离。在包膜的表面，浅层囊袋支撑着横跨腺体组织的表面纤维，是白色箭头指向的这个点。这些横向纤维代表原始 IMF，与乳丘的横向皮肤皱褶处于同一水平

（李永平　译）

参考文献

[1]　Bayati S, Seckel BR. Inframammary crease ligament. Plast Reconstr Surg, 1995, 95(3): 501–508.

[2]　van Straalen WR, Hage JJ, Bloemena E. The inframammary ligament: myth or reality? Ann Plast Surg, 1995, 35(3): 237–241.

[3]　Maillard GF, Garey LJ. An improved technique for immediate retropectoral reconstruction after subcutaneous mastectomy. Plast Reconstr Surg, 1987, 80(3): 396– 408.

[4]　Lockwood TE. Superficial fascial system (SFS) of the trunk and extremities: a new concept. Plast Reconstr Surg, 1991, 87(6): 1009–1018.

[5]　Riggio E, Quatronne P, Nava M. Anatomical study of

the breast superficial fascial system: the inframammary fold unit. Eur J Plast Surg, 2000, 23(6): 310–315.

[6] Boutros S, Kattash M, Wienfeld A, et al. Theintradermal anatomy of the inframammary fold. Plast Reconstr Surg, 1998, 102(4): 1030–1033.

[7] Muntan CD, Sundine MJ, Rink RD, et al. Inframammary fold: a histologic reappraisal. Plast Reconstr Surg, 2000, 105(2): 549–556, discussion 557.

[8] Salgarello M, Visconti G. Staying out of double-bubble and bottoming-out deformities in dual-plane breast augmentation: anatomical and clinical study. Aesthet Plast Surg, 2017, 41(5): 999–1006.

[9] Matousek SA, Corlett RJ, Ashton MW. Understanding the fascial supporting network of the breast: key ligamentous structures in breast augmentation and a proposed system of nomenclature. Plast Reconstr Surg, 2014, 133(2): 273–281.

[10] Massiha H. Augmentation in ptotic and densely glandular breasts: prevention, treatment, and classification of double-bubble deformity. Ann Plast Surg, 2000, 44(2): 143–146.

[11] Borovikova A, Tamarov A, Borovikov A. Snoopy breast and double bubble have much in common. Plast Reconstr Surg Glob Open, 2016, 4(3): e664.

[12] Medard de Chardon V, Balaguer T, Chignon-Sicard B, et al. Double breast contour in primary aesthetic breast augmentation: incidence, prevention and treatment. Ann Plast Surg, 2010, 64(4): 390–396.

[13] Baxter RA. Update on the split-muscle technique for breast augmentation: prevention and correction of animation distortion and double-bubble deformity. Aesthet Plast Surg, 2011, 35(3): 426–429.

[14] Handel N. The double-bubble deformity: cause, prevention, and treatment. Plast Reconstr Surg, 2013, 132(6): 1434–1443.

[15] Puckett CL, Concannon MJ. Augmenting the narrow-based breast: the unfurling technique to prevent the double-bubble deformity. Aesthet Plast Surg, 1990, 14(1): 15–19.

[16] Swanson E. The supra-inframammary fold approach to breast augmentation: avoiding a double bubble. Plast Reconstr Surg Glob Open, 2017, 5(7): e1411.

[17] Mills DC 2nd, Ereso AQ, Engle C, et al. Shoelace breast cast. Aesthet Surg J, 2014, 34(5): 776–781.

[18] Tebbetts JB. Dual plane breast augmentation: optimizing implant-soft-tissue relationships in a wide range of breast types. Plast Reconstr Surg, 2006, 118(7 Suppl): 81S–98S, discussion 99S–102S.

[19] Khan UD. Muscle-splitting breast augmentation: a new pocket in a different plane. Aesthet Plast Surg, 2007, 31(5): 553–558.

[20] Maxwell GP, Gabriel A. The neopectoral pocket in revisionary breast surgery. Aesthet Surg J, 2008, 28(4): 463–467.

[21] Maxwell GP, Birchenough SA, Gabriel A. Efficacy of neopectoral pocket in revisionary breast surgery. Aesthet Surg J, 2009, 29(5): 379–385.

[22] Spear SL, Little JWR. Breast capsulorrhaphy. Plast Reconstr Surg, 1988, 812: 274–279.

[23] Maxwell GP, Gabriel A. Use of the acellular dermal matrix in revisionary aesthetic breast surgery. Aesthet Surg J, 2009, 296: 485–493.

[24] Maxwell GP, Gabriel A. Non-cross-linked porcine acellular dermal matrix in revision breast surgery: long-term outcomes and safety with neopectoral pockets. Aesthet Surg J, 2014, 344: 551–559.

[25] Spear SL, Seruya M, Clemens MW, et al. Acellular dermal matrix for the treatment and prevention of implant-associated breast deformities. Plast Reconstr Surg, 2011, 1273: 1047–1058.

[26] Khan UD. Combining muscle-splitting biplane with multilayer capsulorrhaphy for the correction of bottoming down following subglandular augmentation. Eur J Plast Surg, 2010, 33: 259–269.

[27] Bresnick SD. Management of a common breast augmentation complication: treatment of the double-bubble deformity with fat grafting. Ann Plast Surg, 2016, 76(1): 18–22.

先天性胸壁和乳房畸形手术的指导原则：避免并发症

Caroline A. Glicksman, Patricia McGuire

■ 引 言

先天性胸壁和乳房畸形最初是由 Poland 和 Froriep 在 19 世纪提出的，长期以来一直困扰着儿科和整形外科医生。在过去的 50 年中，先天性胸壁和乳房畸形的治疗发生了戏剧性的变化，这类女性能够在现代技术的帮助下获得美容效果。虽然这类畸形不常见，但由于心肺受压，出生时观察到的胸壁畸形可能需要早期干预。当需要手术干预时，微创手术（minimally invasive procedures，MIRPE），如 1997 年首次引入美国儿科协会（American Pediatric Association，APA）的 Nuss 手术[1]或漏斗胸手术方式，已经取代了由 Ravitch 提出的更具侵入性的手术方式[2]。胸壁畸形以前被分为 5 类[3]，包括漏斗胸、鸡胸、波伦综合征（Poland syndrome）、胸骨融合缺损和骨壁缺损。整形外科中更常见的是孤立性胸壁和乳房畸形，如结节状和根部狭窄的乳房畸形，以及罕见的先天性乳房缺失（图 3.1）。

C. A. Glicksman (✉)
Department of Surgery, Hackensack Meridian, School of Medicine at Seton Hall, Sea Girt, NJ, USA

P. McGuire
Washington University, and Parkcrest Plastic Surgery, St. Louis, MO, USA

© Springer Nature Switzerland AG 2021
J. Y. S. Kim (ed.), *Managing Common and Uncommon Complications of Aesthetic Breast Surgery*,
https://doi.org/10.1007/978-3-030-57121-4_3

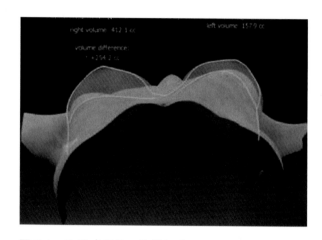

图 3.1 胸壁畸形的三维模拟图

■ 基础科学：胸壁胚胎学和乳房发育

虽然相关资料已经对先天性胸部缺陷的胚胎学基础进行了很好的描述，但个别描述并不清楚。尽管大多数这些缺陷在青春期女性见到整形外科医生之前的儿童早期就已经得到了治疗，但缺陷可能很严重[4]。从胸部肌肉骨骼系统发育的第 4 周开始，是一个多步骤的过程，通常在妊娠第 8 周完成。第一步是将近轴中胚层分为两个不同的细胞群，即背外侧亚群和腹内侧亚群（也称为皮肌节和硬骨节）。随着成肌细胞分化为骨骼肌组织，生骨节转变为脊椎和肋骨，每个区域都会在几周内单独繁殖。胚胎发育到第 6~7 周，肋骨和胸骨开始在中线融合，如果不能融合，则会导致各种胸骨裂隙。

融合发生在第10周前完成的头尾方向。以前已有人详细地描述过胸骨畸形[5]，最常见的裂隙位于胸骨的头端，造成不影响乳房外形与发育的部分胸骨裂隙。在胸骨尾部很少存在没有其他先天性畸形的孤立性裂缝。胸骨柄是从两个锁骨中间由胚胎组织单独发育而来[6]。儿童早期胸骨裂的手术治疗是基于呼吸窘迫的体征，包括间歇性发绀、呼吸困难和呼吸急促[7]。在这些外科手术过程中，获得性乳芽损伤虽然罕见，但肯定会发生，并且已经有研究者观察到了。在妊娠第6周，乳房沿着乳线由外胚层发育而来。乳线从腋窝延伸到腹股沟，缓慢萎缩，只剩下中脊或胸脊发育成乳房组织。乳房的大小差异可能是由于原始乳房细胞分布不均或青春期对激素的不同反应造成的。先天性乳房畸形经常与潜在的先天性胸部畸形相关，因此，必须考虑遗传和后天因素的详细病史。关于胸壁和胸骨畸形的确切原因和分类仍然存在争议，包括肋软骨过度生长、胸骨扭曲和肋软骨相对变弱[8]。胸壁和乳房畸形可以定义为单基因、中断序列、孤立性胸壁畸形或与儿科手术和创伤相关的胸壁和乳房畸形。表3.1回顾了最常见的先天性和后天性胸壁畸形以及由此导致的终末性器官衰竭的病因。

胸壁畸形的外科矫正

自16世纪以来，就有文献对胸部畸形进行描述[9]。虽然胸壁的第一次现代修复是1911年由Meyer进行的[10]，但Ravitch以其外科矫正闻名于世，他的外科矫正包括后路截骨和胸骨内固定[11]。早期重建手术的主要目的是改善心血管和肺功能。当时确定切除年轻患者的肋骨会导致畸形加重，于是手术矫正的时机从儿童早期延长至青少年期。儿童的胸部具有可延展性，微创手术能够减少瘢痕和缺损，1986年又开发了改良Nuss手术[12]。

手术的进一步创新是使用包括阔肌皮瓣在内的局部肌瓣矫正胸壁肌肉组织缺失或不足。早期胸壁畸形的主要矫正方法之一是使用半固态的软硅胶植入物，这些植入物是由定制的印模制成的。从20世纪70年代初到2010年，大多数进口乳房植入物和美国的主要制造商都有"定制"部门，他们根据患者胸部的硅胶模型制造软硅胶胸壁或乳房植入物。目前，几家国际植入物制造商仍在制造定制植入物，但在美国还没有相关的制造产业[13]。多年来，外科医生一直倡导使用可充气生理盐水植入物矫正潜在的胸壁和乳房不对称，但结果并不理想，因为要通过覆盖在胸部不对称区域的薄层软组织，而设备的能见度不足且触觉不佳。通常在手术室决定植入物的大小、形状和填充量，由此造成的植入物过大或错位会导致不同类型的畸形（图3.2）。

罕见的后天畸形

获得性胸壁或乳房畸形并不常见，但在整形外科手术中可能会遇到。这些患者可能在出生时就有潜在的胸壁畸形，因在儿童早期进行了多项胸部手术而加剧。获得性胸壁畸形的可能病因包括：①胸腔内病理过程（心脏增大，

表3.1　先天性和获得性胸壁和乳房畸形

病因	解剖结构	疾病
单基因综合征	腹侧体壁、肋骨、胸骨、乳房、脊柱	马方综合征（Marfan syndrome）努南综合征（Noonan syndrome）
中断序列	胸肌腹侧体壁、肋骨、乳房、脊柱	波伦综合征（Poland syndrome），默比乌斯综合征（Moebius syndrome）
遗传相关（染色体畸形）	腹侧体壁、肋骨、胸骨	PHACE（后颅脑畸形），坎特雷尔（Cantrell）五联征，窒息性胸廓营养不良（Jeune syndrome），胸骨裂
孤立性胸壁畸形	乳房、腹侧体壁、肋骨、胸骨、脊柱	漏斗胸，鸡胸，胸廓发育不良，多乳，先天性缺乳，乳房结节和基底狭窄，男性乳房发育
获得性胸壁畸形	腹侧体壁、胸肌、乳房	法洛四联征，叶状瘤，手术创伤，烧伤

既往纵隔肿瘤）；②胸壁疾病，如肋骨骨髓炎；③医源性畸形，如肋骨摘除、肌肉或乳芽组织损伤；④创伤后畸形，如肿瘤切除或烧伤[14]。在胸部手术中，肋骨和肋软骨交界处的医源性损伤会影响胸部的生长和活动能力。肿瘤在青少年人群中很少见，但可能导致严重的乳房不对称（图3.3）。

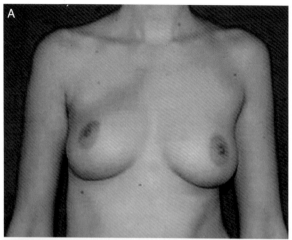

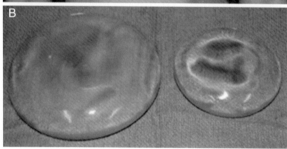

图3.2　A. 马方综合征不对称性生理盐水矫正术。B. 生理盐水植入物

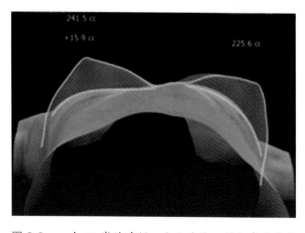

图3.3　一个22岁的病例，小儿法洛四联征术后继发胸壁畸形

心理和社会影响

有证据表明心理压力与胸壁和乳房畸形相关。众所周知，存在胸壁和乳房畸形的青春期女性在心理社会功能方面的表现有所改善，原因包括社会自我意识降低，胸壁重建后形象更佳[15]。患有胸壁畸形的女孩在4~6岁时就会开始意识到自己的形象不如其他孩子。患有明显遗传性或获得性胸壁畸形的女孩是否有其他治疗方法，这是他们的父母和家庭医生最关心的问题。这些患者经常向他们的父母隐瞒身体外形问题。在青春期后期和青壮年期，独立性经常驱使他们向整形外科医生寻求帮助，目的是矫正乳房和胸壁畸形。研究表明，与青春期巨乳症相比，存在乳房不对称的患者在情绪功能、心理健康、自尊、饮食行为和态度方面都表现出相似的下滑[16]。一些文献描述了青春期女孩外出时选择佩戴假体，且因此自尊心得到提高[5, 17]。虽然带垫胸罩和体外假体能够帮助这类青少年增强自信心，但是一旦她们开始独立并拥有性关系，这些"伪装"就不能提供任何帮助了（图3.4，图3.5）。

胸壁和乳房不对称患者的评估和治疗方案设计

在罕见的难治性先天性胸壁畸形和具有轻度乳房不对称的患者之间存在广泛的连续体。为了确定复杂的先天性胸壁畸形的解剖学和病理学，胸外科医生可以依靠横断面成像识别胸骨凹陷或突出，以及其他与脊柱或肋骨发育异常相关的异常情况。低剂量胸部CT可以协助重建患者的胸壁[18]。作为整形外科医生，我们可能会面临类似的复杂胸壁和乳房不对称，但在既往的手术计划中很少使用工具。对于复杂的先天性胸壁畸形患者来说，CT扫描可能会很昂贵，但是大多数患者没有包括隆乳在内的美容手术的医疗保险，办公室三维（3D）捕获技术等工具可以帮助患者学习、评估和选择乳房植入物。目前市场上有各种各样的三维模拟系统，经证实，它们对患者的教育起着至关重要的作用。如果患者想足够了解他们的手术治疗

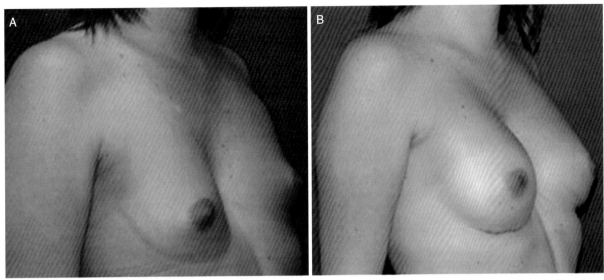

图3.4 A.术前伴肋骨畸形和乳房不对称的单侧胸廓发育不良。B.解剖型粘连性植入物手术后1年的患者照片

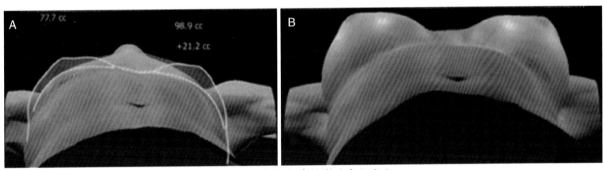

图3.5 A.胸壁不对称分析。B.术后模拟显示了左侧乳房投影的实际变化

方案，就需要知道哪些畸形是可矫正的，而哪些是不可矫正的。三维规划和模拟有助于分析胸壁轮廓、乳房体积和投影的差异，以及乳房下皱褶和下肋骨的不对称。模拟还有助于简化植入物的选择过程，这样就不需要为手术订购多个植入物或定位器（图3.6）。

患者咨询时通常有父母或其他重要的人在场。评估患者的情绪和心理状态以及是否有足够的能力参与手术计划的决策非常重要。病史采集应包括患者的骨骼是否成熟，是否在过去1年内改变了胸罩尺寸，是否在儿童早期有胸壁或乳房的创伤或外伤史，以及患者活动或参与竞技运动的相关信息。患者及其家属应该了解矫正的目标是什么，明白植入物不能持续使用一生，以及植入结果会受到体重增减、生育、哺乳，以及更年期和衰老的影响。

对先天性或获得性复杂胸壁畸形患者的体格检查通常具有挑战性：中线可能凹陷，肌肉可能缺失，标志物可能扭曲。对患者的检查项目应包括前胸和后胸、乳房、胸骨、脊柱、骨盆以及四肢，以寻找有助于诊断和制订隆乳计划的其他相关因素（图3.7）[19]。对于创造具有自然外观的乳房和改善对称性来说，以组织为基础的精确规划至关重要。仔细评估乳房下皱褶和软组织有助于决定植入物的选择。在选择植入物时，应该考虑是否需要增减皱褶，可能的相关皮肤操作，或者需要添加的脂肪量。

可塑型植入物与圆形凝胶植入物矫正的对比

可塑型植入物和圆形凝胶植入物均可用于矫正胸壁和乳房不对称。两位作者都接受过使用可塑型解剖质地植入物的培训，并倾向于在胸壁和乳房不对称的情况下使用这类植入物，因为它们在体积和维度方面的特性能够帮助矫正宽度、高度和投影的不对称。在撰写本文时，

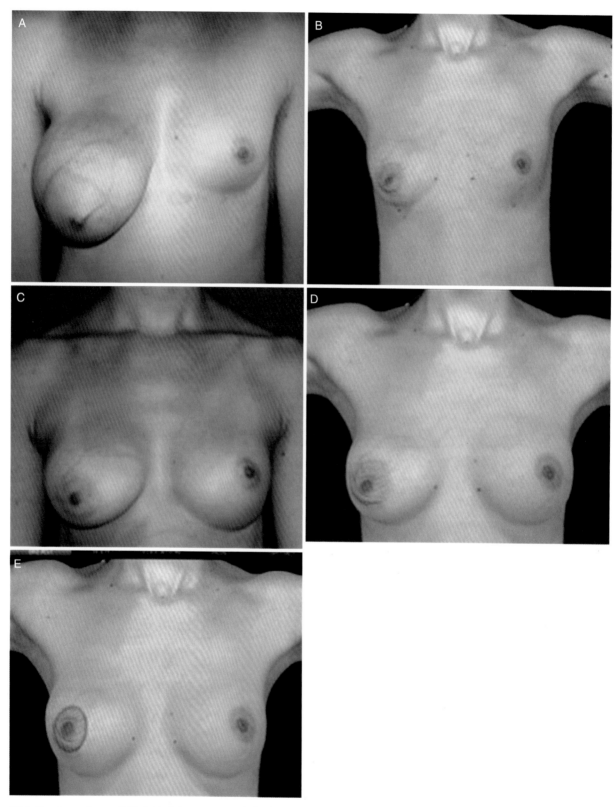

图 3.6　A. 一个 16 岁的女性病例，因叶状肿瘤导致乳房获得性不对称要求行左侧乳房隆乳手术。B. 叶状肿瘤切除术后 6 个月。C. 模拟隆乳手术可能出现的不对称。D. 术后 3 年，患者考虑行乳房固定术。E. 3D 模拟演示分期乳房固定术的可能结果

整形外科医生对于不同制造商的纹理表面在乳房植入物相关间变性大细胞淋巴瘤（BIA-ALCL）中所起的作用存在相当大的争议。在选择植入物时关于其风险与潜在益处的考虑必须包括因错位、持续不对称和可能的囊膜挛缩而再次手术的风险。目前已经有新表面和植入物进入美国市场，研究者将对每种表面和植入物对这类患者的益处进行评估。

以组织为基础的计划是矫正乳房和胸壁不对称的关键。植入物的选择应从选择合适的底部宽度开始，强调软组织覆盖，特别是当使用黏着力较低的植入物时，这些植入物在较薄的皮肤下可能会起可见的波纹。如果植入物过大，即使是黏聚性最强的植入物，在皮肤上也可能看得见。选择植入物时的另一个重要因素是乳房的组织类型，即实质填充物（图 3.8）。

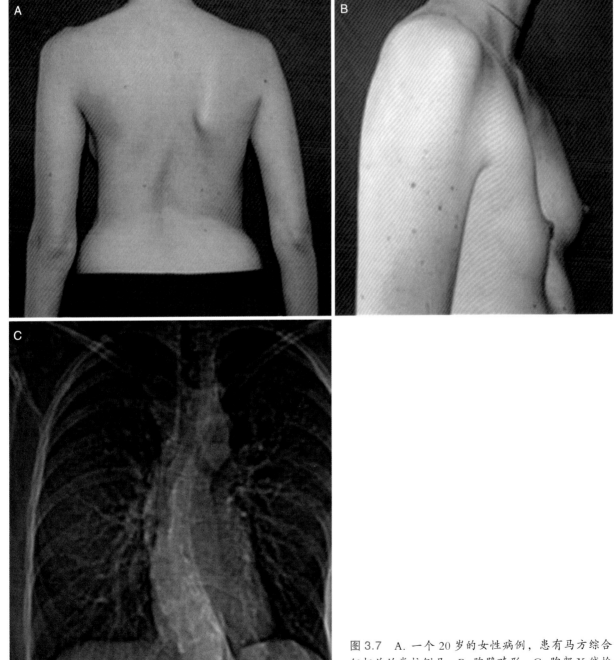

图 3.7　A. 一个 20 岁的女性病例，患有马方综合征相关的脊柱侧凸。B. 胸壁畸形。C. 胸部 X 线检查显示脊柱侧凸

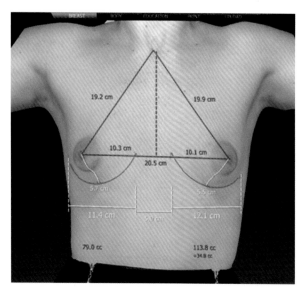

图 3.8　3D 评估有助于制订术前计划和管理患者的预期

如果乳房内有致密、坚固的实质，通常与发育不良或乳房基底狭窄相关，可能需要使用更具黏聚性的植入物，其通常能够在乳房下极产生所需要的形状。确定乳房下皱褶的准确位置，并能保持这个位置多年，是"做好它（getting it right）"的最大挑战之一。使用表面光滑的植入物时，最好的情况是可能会发生沉降，最坏的情况是会发生"触底"。随着时间的推移，植入物的重量和尺寸会对组织产生重要的影响。只要条件允许，应将植入物放置在可见度最低的平面上，通常是双平面。如果肌肉缺失，腺体下放置的可见性可能会被自体脂肪抵消（如果有自体脂肪）。

■ 脂肪的作用越来越大

对于胸壁和乳房畸形患者来说，手术同时

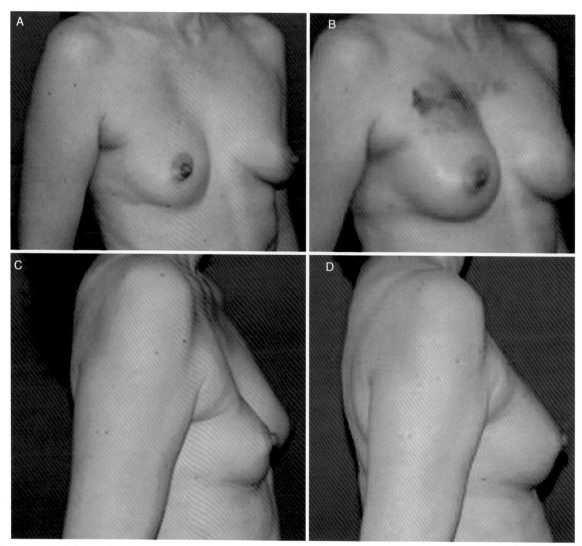

图 3.9　A. 术前单侧胸廓发育不良。B. 将脂肪转移到右侧乳房上极。C. 术前胸部侧位照片。D. 隆乳和脂肪移植术后 2 年

将脂肪安全和可预测地转移到胸部比单一的外科手术更能改善患者的预后。当植入物手术和软组织手术联合矫正乳房不对称时，获得的效果可能自然且持久。脂肪对乳房重建中的软组织轮廓的作用已经得到了很好的证实[20,21]。术前医生应与患者讨论手术并发症，包括蜂窝织炎，可触及的浅表肿块，脂肪重吸收和坏死，以及囊性病变。这些并发症通常很轻微，并且通过先进的抽吸、脂肪准备和注射技术一般较少发生。关于是否联合使用脂肪移植与较小的植入物，或将脂肪移植完全取代植入物，取决于畸形的严重程度。对于某些患者来说，脂肪移植最终可能会取代更复杂、风险更高的植入物手术（图 3.9）。

■ 总　结

　　一个多世纪以来，先天性和获得性胸壁和乳房畸形的矫正一直困扰着整形外科医生。尽管整形外科医生看到的大多数问题都是审美上的不对称，但仍有一些罕见的畸形需要在儿童早期进行外科手术干预，因为胸壁和乳房畸形会严重影响青少年的自尊，且会因青壮年期开始的亲密关系而加剧。对这些患者的初步评估应包括对胸壁、肋骨、胸骨和脊柱的精确分析，以及询问详细的既往手术史。以组织为基础的规划和 3D 模拟将有助于选择矫正发育不良的最优植入物。术前应与患者及其家属沟通，使其清楚地了解哪些畸形是可以矫正的，哪些是不可以矫正的，这对于减少手术后因乳房大小改变和因其他不可避免的并发症进行的翻修手术至关重要。当条件允许时，可使用脂肪软化边缘，可使不正常的骨骼轮廓变得平滑，也可实现更精确的对称性。最后，患者应该了解的是，随着他们年龄的增长和植入物的老化，在接下来的人生中，他们都有面临翻修手术的可能。

（林鑫　译，李永平　审校）

参考文献

[1] Nuss D, Croitoro DP, Kelly RE. Congenital chest wall deformities//Ascraft KW, Holcomb III GW, Murphy JP. Pediatric surgery. 4th. Philadelphia: Elsevier Saunders, 2005: 245–263.

[2] Ravitch MM. The operative treatment of pectus excavatum. Ann Surg, 1949, 129(4): 429–444.

[3] Choudhury SR. Chest wall deformity//Pediatric surgery. Singapore: Springer, 2018.

[4] Sadler TW. Embryology of the sternum. Chest Surg Clin N Am,2000, 10(2): 237–244.

[5] De Groot JWC, Huizinga JC. Fissura sterni congenita (in Dutch). Maandschr Kindergeneesk, 1954, 22: 203.

[6] Engum S. Chest wall deformities embryology, sternal clefts,ectopia cordis, and Cantrell's pentalogy. Semin Pediatr Surg, 2008, 17(3): 154–160.

[7] Eijgelaar A, Bijtel JH. Congenital cleft sternum. Thorax,1970, 25: 490.

[8] Mathes S, Seyfer A, Miranda E. Congenital anomalies of the chest wall//Hentz VR. Plastic surgery. 2nd. Philadelphia: W. B. Saunders, 2005(6): 1–80.

[9] Bauhinus J. Observationum Medicariam. Liber II, Observ. Francfurti 1600, 264: 507.

[10] Meyer I. Zur chirurgischen Behandlung der angebornem Tricherbrust. (For the surgical treatment of the congenital breast). Verh Berliner Med, 1911, 42: 364 –373.

[11] Ravitch MM. Operative technique of pectus Excavatum. Ann Surg,1949, 129: 29– 44.

[12] Nuss D, Kelly RE Jr, et al. Repair of pectus excavatum. Ped Endosurg Innov Tech, 1998, 2: 205–221.

[13] Custom implants by Polytech Health and Aesthetics GmbH,Dieburg, Germany.

[14] Forkin AA, Robicsek F. Acquired deformities of the anterior chest wall. Thorac Cardiovasc Surg, 2006, 54(1): 57–61.

[15] Kelly RE Jr, Cash TF, Shamberger RC, et al. Surgical repair of pectus excavatum markedly improves body image and perceived ability for physical activity: multicenter study. Pediatrics,2008, 122(6): 1218–1222.

[16] Nuzzi LC, Cerrato FE, Webb ML, et al. Psychological impact of breast asymmetry on adolescents: a prospective cohort study. Plast Reconstr Surg, 2014, 134(6): 1116–1123.

[17] Pike CM, Firriolo JM, Ontiveros NC, et al. A non-surgical approach to adolescent breast asymmetry using external prosthesis. J Adolsc Health, 2017, 61(2): 240–245.

[18] Mac SM, Bhaludin BN, Naaseri S, et al. Imaging of congenital chest wall deformities. Br J Radiol, 2016, 89(1061): 20150595.

[19] Spear SL, Goldstein JA, Pelletiere CV. Chapter 120: Augmentation mammaplasty in women with thoracic hypoplasia//Spear SL. Surgery of the breast principles and art. 3rd. Philadelphia: Lippencott Williams & Wilkins, 2011: 1410–1415.

[20] Kim HY, Bok KJ, et al. Autologous fat graft in the reconstructed breast: fat absorption rate and safety based on sonographic identification. Arch Plast Surg, 2014, 41(6): 740–747.

[21] Spear SL, Wilson HB, Lockwood MD. Fat injection to correct contour deformities in the reconstructed breast. Plast Reconstr Surg,2005, 116(5): 1300–1305.

第4章

植入物移位的处理

Allen Gabriel, G. Patrick Maxwell

引 言

植入物移位是隆乳手术后常见的并发症。Natrelle 圆硅胶植入物研究和 Natrelle 410 解剖形态稳定的硅胶植入物研究（Allergan, Inc., Irvine, CA）表明，在初次隆乳术后 10 年植入物移位率为 4.7%~6.8%[1,2]，修复手术后植入物移位率为 6.0%~9.1%。此外，在这些研究中，植入物移位是继包膜挛缩后进行修复手术的第二大常见原因。隆乳术后修复患者的再次修复率为 10.2%~12.2%，初次隆乳患者的修复率为 11.1%~14.5%，原因都是植入物移位。植入物定位不当不仅影响美观，还可能对患者的心理健康和生活质量产生不利影响。

植入物移位的类型和原因

植入物移位可表现为植入物从乳房上的预期位置向下方、外侧、内侧或上方发生的移位(图 4.1)。

下方移位

下方移位的特征是植入物下降到乳房下皱襞（IMF）以下，导致乳头到 IMF 的距离增加，下极皮肤拉伸，是最常见的植入物移位类型。

下方移位也可能出现"底部突出"或"双泡畸形"表现。在底部突出时，植入物下降到

乳房中部以下，导致乳头下方凸起，因此乳头移位到乳房上部，乳房下皱襞瘢痕移位到乳房下部表面。

双泡畸形有一个特征性外观，即两个平行的曲线折痕穿过乳房的下部。上方是原来的乳房下皱襞，而下方是手术时重新建立的、新的乳房下皱襞。双泡畸形有两种类型，一种是原来的乳房下皱襞异常抬高，另一种是乳房下皱襞在正确的位置，但胸大肌囊袋的下边界被降低[3]。

内侧移位

内侧移位是指一个或两个植入物向中线或胸骨移位。随着双侧植入物移位，双侧乳房组织向内侧汇聚。内侧移位时乳头之间的空间被植入物取代，反而导致乳头从中央向外移动。内侧移位常与并乳混淆，但两者并不相同。

并乳可归因于胸骨旁筋膜被破坏，而发生内侧移位时，胸骨旁筋膜是完整的[4]。并乳分为两种形式，即单包膜和双包膜并乳。在单包膜并乳中，假体周包膜融合，并开放交通；在双包膜并乳中，假体周包膜是单独的，有一些肌肉碎片和（或）软组织连接胸中部皮肤至对侧。

外侧移位

外侧移位或远距离倾斜是指一个或两个植入物向远离胸骨的外侧移位。当植入物向双侧上部移位时，可见到乳房之间异常宽的分离，因为外侧乳房较大，乳头往往指向内侧。严重

A. Gabriel (✉) · G. P. Maxwell
Department of Plastic Surgery, Loma Linda University
Medical Center, Loma Linda, CA, USA

© Springer Nature Switzerland AG 2021
J. Y. S. Kim (ed.), *Managing Common and Uncommon Complications of Aesthetic Breast Surgery*,
https://doi.org/10.1007/978-3-030-57121-4_4

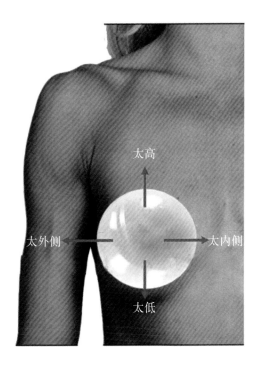

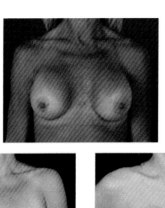
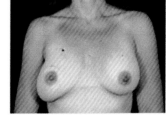
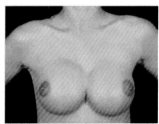
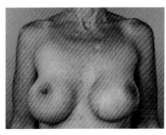

图 4.1　植入物移位类型

情况下，当发生外侧移位时植入物还会干扰手臂的运动。

上方移位

上方移位，也被称为"高骑乘植入（high-riding implant）"，是植入物向上方移位，导致大部分植入物的体积在乳头上方。由于乳头下方植入物空虚，乳头指向下。较高的上部植入物会产生一个不自然的上部凸起，并有一个突兀的上部边缘，严重时还会出现层架状的外观。

植入物移位的原因

植入物移位的原因包括手术技术、植入物和（或）患者相关因素。

手术技术相关因素

手术技术相关因素可能是植入物移位的主要原因，主要是由于腔隙游离不当和胸大肌解离不当引起。过度解剖时出现的超大腔隙可导致植入物在囊袋内移动，可以向下、向内或向外移位，移位的方向取决于过度解剖的位置。

而游离不足时过紧的囊袋可能导致上部不适，通常是在发生包膜挛缩之后。如果腔隙解剖太深，使原始乳房下皱襞高于新的乳房下皱襞，可能会导致双泡畸形。

在进行胸肌后植入手术时，胸大肌解离不当是植入物移位的重要原因。胸肌后腔隙是通过解离胸大肌的下方与肋骨的附着形成的。如果胸大肌下部解离不当会导致植入物移位。胸大肌下部过度解剖时会导致下侧移位，胸大肌内侧广泛解剖时会导致内侧移位。

手术技术导致植入物移位的因素还包括切口的位置和长度，以及植入物放置的平面。沿乳晕切口或腋下切口较乳房下方切口，胸肌后植入较腺体后植入[5]，切口长较切口短[6]，前者都高于后者。在过度解剖获得的囊袋中，采用胸肌后植入方式更有可能出现双泡畸形，而腺体下植入方式更有可能发生底部突出移位[3,7]。

植入物相关因素

植入物的表面和大小是导致植入物移位的两个主要因素。一般情况下，光滑表面[5]的植入物更容易发生移位，而毛面植入物表面的微孔允许组织黏附，由此产生的黏附效果使植入物固定于包膜内。当使用偏重的植入物，并伴随下部薄弱的软组织支撑时，植入物就会因重力作用逐渐下降，导致向下移位或双泡畸形。大于乳房基底宽度的植入物可能会导致内侧或外侧移位或并乳畸形。

患者相关因素

患者原有的乳房和胸壁不对称或畸形更容易导致植入物移位且经常被忽视，例如，较高的乳房下皱襞（IMF）可使乳头到 IMF 的距离过小（<4cm），挛缩的 IMF 或结节性乳房可能导致双泡畸形[3,7]。而且随着年龄的增长，由于衰老、体重变化或妊娠，乳房软组织萎缩或松弛，这对植入物向下移位具有重要影响。有胸壁畸形的患者，如漏斗胸和鸡胸，可能影响植入物相对于胸壁的位置，前者导致植入物内移，后者导致外移。

术后包膜组织变薄和挛缩是导致植入物移位的最重要因素。包膜组织的变薄无法预测，这种情况在光滑的植入物中更常见，也许是植入物可以自由地在囊袋中移动导致[8]。由于薄弱的包膜不能充分支撑植入物，因此随着重力的作用或肌肉活动的影响，可能导致植入物移位。与包膜组织变薄类似，包膜挛缩也是不可预测的，目前已知有几个因素会增加其发生风险，包膜挛缩会导致植入物变硬、变形和移位。

植入物移位的处理

■ 评 估

在对植入物移位治疗前首先要对患者进行全面的评估，以确定潜在的病因，并了解解剖学的局限性和预期的结果。通常，植入物移位可能有多个病因，或者不止一种类型的植入物移位，而且多数是下移位，也可能向外侧或内侧移位。尽管患者的临床表现复杂，但仍会有一些基本的和潜在的原因，如手术、软组织、包膜、植入物和胸壁方面的问题。因此，必须由外至内（或由内至外）、仔细和系统地分析所有因素并进行评估，甚至可能需要对其中一个或多个因素进行手术干预，才能实现持久修复。

■ 修复方法和技术

植入物移位的矫正方法通常有两种，一是修复现有的植入物包膜，二是在不同的平面上重建一个新的植入物包膜。无论采用哪种方法，都需要结合各种技术来重新定位植入物在乳房上的预期位置。

修复现有的植入物包膜

包膜缝合是修复现有囊袋所使用的主要技术，特别是在肌肉下平面（总平面或双平面）。这种技术有助于减少包膜的大小和释放紧密包膜的张力。通常会同时进行包膜切除术与镜像囊膜切开术，以缓解包膜切除术缝合线的张力。也可以使用无细胞真皮基质缩小包膜缝合线的植入和对软组织进行强化以缓解缝合线的张力。

包膜热闭合是一种以较新颖的包膜修复技术，也被称为"爆米花（popcorn）"技术，其原理是利用热灼和倒刺线缝合消除多余的包膜[9]。包膜缝合加强了包膜壁的贴合程度，同时热灼可使包膜收缩和强化，从而减少无效腔，改善缝合效果。在乳房或包膜组织变薄或者修复并乳畸形时，可以另外使用去细胞真皮基质以加强修复效果。

也可以通过包膜瓣来加强包膜修复效果，但需要厚的包膜瓣，主要用于构建一个血管化的组织吊篮，用以缓解植入物[10]的重量对包膜缝合线的压力。目前已成功使用包膜瓣矫正下侧移位和并乳畸形[11-13]。然而，由于包膜组织的强度和寿命不同，且患者的脂肪可能会随着时间的推移而变得松弛，从而导致移位复发。

包膜缝合操作简单，其优点就是简单易行[9,14]。目前已有使用该技术成功修复植入物移位的报道，但是如果导致移位的因素没有得到完全解决，则修复的长期效果并不理想[7,10]，因为变应力的持久存在可能会拉伸瓣膜，进而导致其发生断裂，导致移植位复发。

构建一个新的植入物包膜（囊袋）

构建一个新的囊袋是重建软组织和植入物的动态平衡，并重新设计初次隆乳的解剖标志，从而提供一个重新开始的机会。相比用包膜修复（热闭合／缝合）或包膜瓣修改一个已经扭曲的囊袋，构建的新囊袋会更精确，创伤也更小。构建新囊袋的平面取决于移位引起的症状、软组织的可用性和解剖学方面的考量。

如前文所述，胸大肌解离不当是胸肌下植入物移位的重要原因。将植入物从胸肌后平面移动到乳腺后平面，会释放出施加在植入物上的与肌肉相关的变应力。该操作包括去除后囊，保留前囊，并将胸肌重新固定回其起点。随着肌肉重新附着，完成了固有的肌肉解剖结构重建，平面的变化也解决了肌肉收缩引起的畸形，如活动畸形。然而，将植入物移动到乳腺后平面的可行性取决于植入物是否有足够的软组织覆盖范围。软组织覆盖范围和支撑不足可能导致不良的后果，如波纹感、植入物可见性和可触及性，也有向下移位和包膜挛缩的风险。

当软组织覆盖范围不足时，植入物可能从胸肌后移动到新胸肌后[15]。在包膜塌陷后新胸肌后包膜在现有包膜的前面形成，塌陷的包膜被整合到新囊袋，用于加强新胸肌后囊袋。然而，当包膜组织很薄时，构建一个新胸肌后囊袋可能很困难。此外，单独构建一个新胸肌后囊袋可能不能解决与肌肉相关的身体不适，可能需要同时调整胸肌后肌肉。

对于有足够软组织覆盖范围的患者，也可以选择从胸肌后平面切换到全筋膜下（筋膜下）平面[16,17]。全筋膜下平面位于胸大肌、胸筋膜、前锯肌和腹直肌的深胸筋膜下方，其具备乳腺下平面和胸肌下平面的优点，同时避免了它们的缺点。

对于乳腺下植入患者，将植入物切换到胸肌下平面，可以解决许多与软组织支持不足相关的植入物移位。然而，适当的肌肉解剖和游离至关重要，以避免下、外侧、内侧或上移位以及活动畸形。另外一种可以选择的植入位置是双平面，将植入物的上 2/3 放在胸下，下 1/3 放在腺下。在该方法中由于胸大肌的内侧起点没有被离断，与全胸下方法相比，保乳和活动畸形的风险有所降低。双平面植入也适用于将植入物从胸下平面切换时，以矫正由于活动畸形引起的植入物移位。

虽然构建一个新的囊袋是一种独立的技术，但通常需要联合其他技术或者增加额外的步骤以解决可能出现的问题，以及避免或减少因改变囊袋导致的意外后果。有时可能需要采用包膜切开术来切除或评估现有的包膜。对于组织薄、以前有瘢痕或胸廓畸形的患者，强烈建议用非细胞真皮基质加强平面，以支持矫正后的植入物位置[18,19]。将基质缝合在适当的位置以达到良好的支持效果，从而更好地控制囊袋和位置。如果采用自体脂肪移植可能需要提供额外的软组织覆盖，特别是腺下囊袋移位时，这样可以减轻波纹感以及植入物的可触及性和可见性。

▣ 病例分析

▣ 植入物外侧移位的矫正

一位在 2011 年接受过双侧隆乳手术的 23 岁女性出现了双侧下凸畸形（图 4.2）。她通

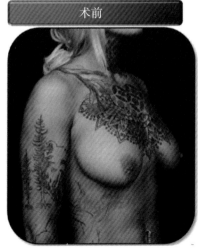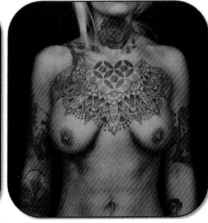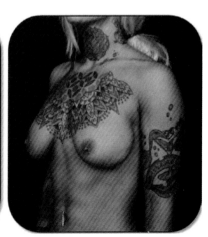

术前

图 4.2 双侧乳房下侧移位患者的术前照片

过腋窝切口放置了光滑、圆形的盐水植入物（325cc）。通过多个步骤矫正植入物移位，包括通过新的腋下切口改变植入平面，从胸肌下平面改变为筋膜下平面，从圆形植入物改变为解剖型植入物（Natrelle® 410 Style MF 420 cc；Allergan, Irvine, CA；图 4.3），并使用生物可吸收网状补片（GalaFLEX®, Galatea Surgical, Lexington, MA）支持和修复软组织，并尽量减少乳房下垂。改变植入平面时，对每侧乳房进行前囊切开术，然后从胸大肌筋膜前游离乳房组织。在放置解剖型植入物时要小心，确保进行精确的解剖。将肌肉拉到尾侧，用 0 号 PDO 缝线（STRATAFIX™, Ethicon US LLC, Cincinnati, OH) 将其固定到起点。创建新的囊袋后，放入植入物，并将生物可吸收网状补片放置在乳房下极。将补片用 0 号 Vicryl 缝线固定到乳房下皱襞，并有 3~5cm 的后重叠，以成

功创建乳房下皱襞。在 12 个月的随访中，患者未出现下外侧移位复发（图 4.4）。

☐ 植入物内侧移位的矫正

一位 35 岁的女性患者在用硅胶植入物进行双平面隆乳 2 年后出现了双侧内侧移位（图 4.5）。该患者的矫正手术包括内侧和下方爆米花式囊壁缝合，辅以网状补片支撑。有时根据畸形的严重程度和胸壁不对称程度，可能需要改变植入平面。对该患者完成了带网状补片支撑的爆米花式囊壁缝合，之后放置圆形、光滑、全轮廓硅胶植入物（天然）。在 12 个月的随访中，患者的内侧移位获得稳定矫正（图 4.5）。

☐ 植入物下方移位的矫正

一位 41 岁的女性患者在接受生理盐水植入物植入术后出现了严重的双侧乳房双泡畸形，随后进行了两次修复手术（图 4.6）。该

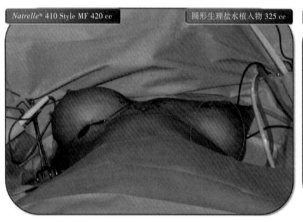
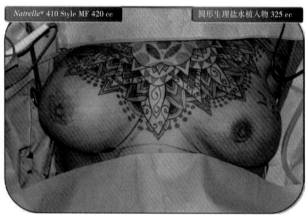

图 4.3 图 4.2 中患者的乳房下外侧移位的矫正，包括改变植入平面，进行植入物更换和在下极使用补片支撑，将圆形生理盐水植入物更换为解剖型植入物

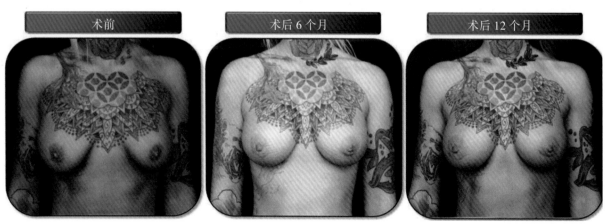

图 4.4 图 4.2 中患者的双侧乳房下侧移位矫正后的照片

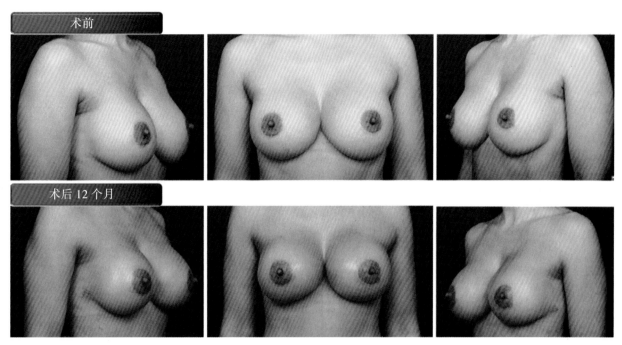

图 4.5 双侧乳房内侧移位患者的手术前后对比。矫正手术包括在下极使用网状补片支撑，然后在内侧和下侧进行爆米花式包膜修复，并放置了圆形、光滑、全凸的硅胶植入物

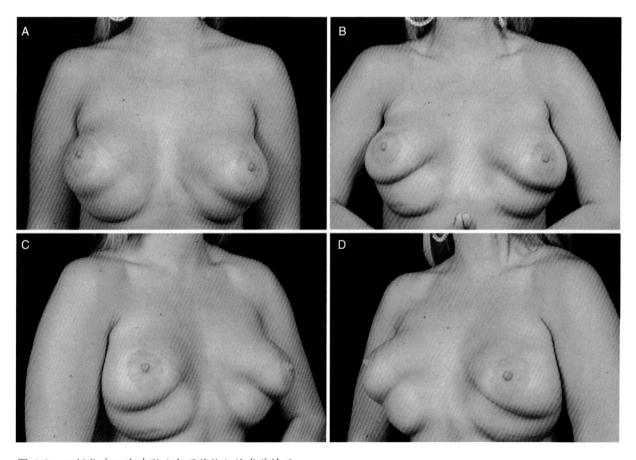

图 4.6 双侧乳房双泡畸形（向下移位）的术前情况

患者出现双泡畸形的原因是乳房下极解剖过度，在最初的手术中未能稳定乳房下皱襞组织。对双泡畸形的矫正手术通常需要将一个部位更改为新腹肌或筋膜下腺下口袋。对该患者，根据其意愿构建了一个新的囊袋。在前包膜到后包膜的位置改变和塌陷后，使用试模确定植入物的适当位置。包膜用非细胞真皮基质（Strattice™，LifeCell Corporation，Branchburg，NJ）加固，然后放置圆形、光滑的硅胶植入物（Natrelle；图 4.7）。在 25 个月的随访中，患者未出现下方移位复发（图 4.8）。

■ 植入物移位的预防

预防植入物移位，首先需要术前对患者的解剖特征进行充分的评估，并制订一个避免植入物移位的手术计划。术前应识别和记录患者

的胸壁不对称和畸形情况。胸部不对称在接受隆乳的女性中很常见，大约有 90% 的患者有一定程度的胸部不对称[20]。由于不对称在隆乳后通常被放大，因此要提前告知患者，这样他们就会有心理预期，其中脊柱侧弯、漏斗胸和鸡胸是最重要的胸壁畸形，会影响植入物相对于胸壁的位置（图 4.9）。

植入物移位导致的明显的乳房不对称可以表现在乳房体积、乳房下垂、基底径线收缩、乳头 – 乳晕的大小和位置方面。可以通过调整植入物填充量来矫正体积的不对称；通过正确定位和调整囊袋可以改善乳房下垂；可以通过释放或改变乳房下皱襞来解决基底径线收缩；可以通过乳房固定术来改善乳头 – 乳晕的复杂移位。

术前评估还应包括对乳房尺寸和腺体密度的充分评估，这对植入物的选择非常重要。与

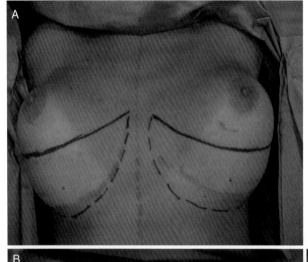

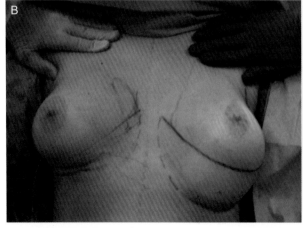

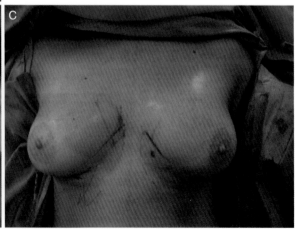

图 4.7 图 4.6 中患者的乳房双泡畸形矫正，更改为新囊袋，然后使用无细胞真皮基质进行软组织支持，并放置圆形的硅胶植入物

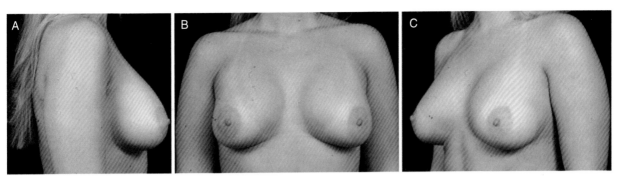

图 4.8　图 4.6 中患者的双侧乳房双泡畸形矫正后照片

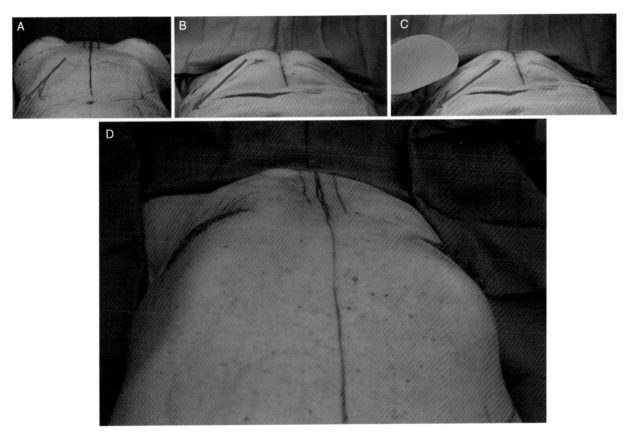

图 4.9　鸡胸患者的图片。胸壁轮廓畸形会影响植入物相对于胸壁的位置，对于这种情况最好是增加软组织支持

植入物选择相关的乳房评估项目包括体积、形状和基底宽度。如果术前选择的植入物不合适可能导致术后的植入物移位。植入物尺寸不应大于乳房基底宽度，以避免植入物水平运动，也不应太重，会过度拉伸乳房组织。考虑到包膜挛缩和急性巨细胞淋巴瘤（acute large cell lymphoma，ALCL）的风险，选择光滑的植入物时要慎重，即使在进行修复手术时。乳房的体积和密度也会影响植入物放置平面的选择——腺体下、肌肉下或双平面。一般来说，如果患者有足够的致密乳房组织，可以考虑腺体下放置，如果缺乏足够的乳房体积和密度，可以考虑肌肉下放置。为了更好地膨胀下极或最大限度地扩大软组织覆盖，可以考虑双平面植入物的放置。

在手术操作中，应注意与可能导致植入物移位的囊袋创建相关的技术问题。必须为选定的植入物创建一个合适的囊袋，以防止植入物移动，对于肌肉下囊袋，解剖和分离胸大肌时应谨慎，这是植入物移位的主要原因。在直视下，轻柔、钝性分离间隙有助于保护胸中筋膜，防止植入物内侧移位[4]和并乳。如果患者有乳房下极发育不全，可能存在双泡畸形的风险，可以通过将乳腺组织从胸大肌筋膜的腺体下解离来防止下方移位。如果选用光滑表面的植入物，覆盖的乳腺组织又比较松弛，或者乳房下皱襞低于原始位置时，应考虑使用非细胞真皮基质对乳房下极提供支撑。

术后应建议患者不要按摩乳房，可能引起炎性反应，进而导致包膜挛缩。术后应佩戴胸罩 2~3 个月，以防止植入物移动。使用纹理表面植入物可以促进组织黏附和组织生长。为了进一步防止植入物移动，患者在术后 6 周内应避免运动。6 周后可以恢复活动，但是应避免大量上半身运动或剧烈运动，3 个月以后才可以逐步恢复这些运动。

■ 总　结

植入物移位是隆乳术后的常见并发症，可能是由患者因素、手术技术和（或）植入物相关因素引起。全面的术前计划、细致的手术技术及精心的术后护理可以预防植入物移位的发生。当发生植入物移位时，了解移位的发生原因对于制订完善的手术解决方案至关重要。

（孙星　译）

参考文献

[1] Spear SL, Murphy DK, Allergan Silicone Breast Implant U. S. Core Clinical Study Group. Natrelle round silicone breast implants: Core Study results at 10 years. Plast Reconstr Surg, 2014, 133(6): 1354–1361.

[2] Maxwell GP, Van Natta BW, Bengtson BP, et al. Ten-year results from the Natrelle 410 anatomical form-stable silicone breast implant core study. Aesthet Surg J, 2015, 35(2): 145–155.

[3] Handel N. The double-bubble deformity: cause, prevention, and treatment. Plast Reconstr Surg, 2013, 132(6): 1434–1443.

[4] Parsa FD, Koehler SD, Parsa AA, et al. Symmastia after breast augmentation. Plast Reconstr Surg, 2011, 127(3): 63e–65e.

[5] Namnoum JD, Largent J, Kaplan HM, et al. Primary breast augmentation clinical trial outcomes stratified by surgical incision, anatomical placement and implant device type. J Plast Reconstr Aesthet Surg, 2013, 66(9): 1165–1172.

[6] McGuire P, Reisman NR, Murphy DK. Risk factor analysis for capsular contracture, malposition, and late seroma in subjects receiving Natrelle 410 form-stable silicone breast implants. Plast Reconstr Surg, 2017, 139(1): 1–9.

[7] Kaufman D. Pocket reinforcement using acellular dermal matrices in revisionary breast augmentation. Clin Plast Surg. 2012, 39(2): 137–148.

[8] Arquero PS, Zanata FC, Ferreira LM, et al. Capsular weakness around breast implant: a non-recognized complication. World J Plast Surg, 2015, 4(2): 168–174.

[9] Harris R, Raphael P, Harris SW. Thermal capsulorrhaphy: a modified technique for breast pocket revision. Aesthet Surg J, 2014, 34(7): 1041–1049.

[10] Voice SD, Carlsen LN. Using a capsular flap to correct breast implant malposition. Aesthet Surg J, 2001, 21(5): 441–444.

[11] Yoo G, Lee PK. Capsular flaps for the management of malpositioned implants after augmentation mammoplasty. Aesthet Plast Surg, 2010, 34(1): 111–115.

[12] Wessels L, Murphy S, Merten S. The capsular hammock flap for correction of breast implant ptosis. Aesthet Plast Surg, 2014, 38(2): 354–357.

[13] Parsa FD, Parsa AA, Koehler SM, et al. Surgical correction of symmastia. Plast Reconstr Surg, 2010, 125(5): 1577–1579.

[14] Haiavy J, Frenzel CA. Correction of implant malposition with capsulorrhaphy: a retrospective review and implementation of patient survey. Am J Cosmetic Surg, 2011, 28(2): 75–83.

[15] Maxwell GP, Gabriel A. The neopectoral pocket in revisionary breast surgery. Aesthet Surg J, 2008, 28(4): 463–467.

[16] Ventura OD, Marcello GA. Anatomic and physiologic advantages of totally subfascial breast implants. Aesthet Plast Surg, 2005, 29(5): 379–383.

[17] Siclovan HR, Jomah JA. Advantages and outcomes in subfascial breast augmentation: a two-year review of experience. Aesthet Plast Surg, 2008, 32(3): 426–431.

[18] Maxwell GP, Gabriel A. Acellular dermal matrix in aesthetic revisionary breast surgery. Aesthet Surg J, 2011, 31(7 Suppl): 65S–76S.

[19] Maxwell GP, Gabriel A. Acellular dermal matrix for reoperative breast augmentation. Plast Reconstr Surg, 2014, 134(5): 932–938.

[20] Rohrich RJ, Hartley W, Brown S. Incidence of breast and chest wall asymmetry in breast augmentation: a retrospective analysis of 100 patients. Plast Reconstr Surg, 2003, 111(4):1513–1519.

第5章

植入物破裂的病理生理学、诊断及处理措施

Austin Y. Ha, David W. Grant, Marissa M. T enenbaum, Terence M. Myckatyn

手术视频

■ 引 言

仅在 2017 年，美国的整形外科医生就进行了超过 30 万例隆乳手术和 10 万例乳房重建手术[1]。植入物的填充材料、外壳和形状已经进行了许多改进，以最大限度地提高患者的安全性和满意度以及减少并发症。尽管如此，植入物破裂仍然是这类手术的一种严重并发症，也是再次手术和植入物取出的主要原因之一[2-4]。本章我们将讨论生理盐水填充植入物和硅胶填充植入物破裂的病理生理学、诊断及处理措施。

■ 病理生理学

经美国食品和药品监督管理局（FDA）批准的所有乳房植入物的长期随访数据已经通过 Core Post-Approval 研究的形式公布。目前，美国 FDA 共批准了 6 种硅胶填充植入物，可以用于年龄 ≥ 22 岁的女性的隆乳手术，也可用于任何年龄的女性进行乳房重建，这 6 种植入物分别是：Allergan's Natrelle，Natrelle 410，Mentor's MemoryGel，MemoryShape，Sientra's round，shaped silicone gel implants[2]。还有三种分别由 Allergan、Mentor 和 Ideal 生产的生理盐水

乳房植入物，获得美国 FDA 批准可用于年龄 ≥ 18 岁女性的隆乳手术，以及任何年龄女性的乳房重建。Core Post-Approval 研究提供了有关这些植入物的性能和安全方面的详细信息，包括植入物破裂的相关信息。表 5.1 按植入物类型和制造商分别列出了植入物破裂率的相关数据。

■ 植入物破裂的发生率

Spear 等报道了 Allergan 圆形硅胶乳房植入物 10 年的随访数据[5]。在研究组的共 715 例患者中，有 264 例患者（大约 1/3）从随访的第 1 年到第 9 年每 2 年做一次乳腺 MRI。结果显示：初次接受隆乳手术患者的卡普兰 - 梅尔破裂发生率（Kaplan-Meier rupture rate）为 9.3%，接受隆乳术后修复手术患者的破裂发生率为 5.3%，接受初次乳房重建手术患者的破裂发生率为 35.4%，受试者总的破裂发生率为 13.0%（以植入物例数统计为 7.7%）。重要的是，这一概率包括已经确认的植入物破裂（经过植入物取出确认，占 71.4%）和未经确认的植入物破裂（占 28.6%）。可以确定的是，破裂的风险随着时间的累积而增加，植入后最初 3 年近乎为 0，然后逐渐增加，每 2 年增加 3%~4% 的破裂风险。但无论是 10 年报道还是 6 年中期报道[6]，都没有具体说明植入物破裂的病因。Maxwell 等报道了一个类似的关于 Allergan's Natrelle 410 解剖形态稳定的硅胶乳房植入物的研究结果，

A. Y. Ha · D. W. Grant · M. M. Tenenbaum · T. M. Myckatyn (✉)
Division of Plastic and Reconstructive Surgery, Department of Surgery, Washington University School of Medicine, St. Louis, MO, USA
e-mail: myckatyn@wustl.edu

© Springer Nature Switzerland AG 2021
J. Y. S. Kim （ed.）, *Managing Common and Uncommon Complications of Aesthetic Breast Surgery*,
https://doi.org/10.1007/978-3-030-57121-4_5

表 5.1 植入物破裂发生率

植入物类型和随访时间	破裂发生率（%，按患者例数计算）			
	初次隆乳术	再次隆乳术	初次重建术	再次重建术
硅胶植入物				
Allergan Natrelle–10 年 [5]	9.3%	5.3%	35.4%	NR
Allergan Natrelle 410–10 年 [7]	17.7%	14.7%	12.4%	19.6%
Mentor MemoryGel–6 年 [9]	1.1%	11.6%	3.8%	5.9%
Mentor MemoryShape–10 年 [8]	6.6%	9.6%	18.9%	0
Sientra round and shaped implants–10 年 [10]	8.5%	6.8%	16.5%	NR
生理盐水植入物				
Allergan Natrelle–10 年 [11]	13.8%	NR	22.5%	NR
Mentor saline Implant–10 年 [12]	24.7%	NR	33.2%	NR
Ideal Structured–6 年 [13]	1.8%	4.7%	NR	NR

NR：未报告

初次接受隆乳手术、隆乳后修复手术、接受初次乳房重建手术和重建后修复手术的患者的植入物破裂发生率分别为 17.7%、14.7%、12.4% 和 19.6%[7]，受试者总的植入物破裂发生率为16.4%（以植入物例数统计为 9.7%）。可能是由于硅胶的黏聚性更大，所有的破裂都发生于囊内。

Hammond 等报道了 Mentor 稳定记忆形状的硅胶乳房植入物 10 年的研究数据[8]。卡普兰 – 梅尔统计结果显示，初次接受隆乳手术、隆乳后修复手术、接受初次乳房重建手术和重建后修复手术患者的总的植入物破裂发生率分别为6.6%、9.6%、18.9% 和 0（包括疑似破裂及确认破裂）。Mentor 圆形记忆凝胶硅胶植入物的10 年数据尚未公布。6 年的植入物破裂发生率分别为 1.1%、11.6%、3.8% 和 5.9%[9]。

最后，Stevens 等总结了 Sientra 圆形硅胶乳房植入物的 10 年研究数据[10]。在 1 788 例患者中，571 例患者在植入术后第 3~10 年每 2 年接受一次 MRI 筛查。初次接受隆乳手术、隆乳后修复手术和接受初次乳房重建手术患者的卡普兰 – 梅尔破裂发生率分别为 8.5%、6.8%、16.5% 和 19.6%，受试者总的破裂发生率为8.6%。有趣的是，尽管只登记了总研究患者的16%，但导致植入物破裂的三个高危因素可导致不成比例的植入物破裂发生率升高（41%），如果排除这三个高危因素，则总的植入物破裂发生率为 5.8%。

Walker 等在一项关于 Allergan's Natrelle 生理盐水乳房植入物的 10 年的前瞻性研究中报道，初次接受隆乳手术和初次接收乳房重建手术患者的卡普兰 – 梅尔植入物排异风险分别为13.8% 和 22.5%[11]。手术后 5 年内对患者进行正式面诊随访，并在第 6~10 年邮寄问卷进行调查。一项对 Mentor 生理盐水植入物的准入后研究报道，10 年初次接受隆乳手术和初次接收乳房重建手术患者的卡普兰 – 梅尔植入物排异风险分别为 24.7% 和 33.2%[12]。Ideal 的结构化植入物是一种圆形、表面光滑、生理盐水填充的植入物，内部结构由一系列嵌壳组成[13]。初次接受隆乳手术和初次接收乳房重建手术患者的植入后 6 年排异风险分别为 1.8% 和 4.7%。

然而，植入物破裂发生率的早期数据通常受到破裂检测方法不一致的影响（例如仅依靠产品的投诉数据），核心研究数据来自每 2 年定期进行 MRI 检查的患者亚组。对该亚组患者的数据都采用了卡普兰 – 梅尔分析，评估一段时间内破裂的累积发生率，这是计算破裂风险率最严格的统计方法[4]。然而，即使有了这些改进措施，在对不同制造商报告的数据进行直接比较时也必须谨慎。首先，MRI 检查和放射科医生在检测植入物破裂方面并不完美（请参见"诊断"章节），可能存在假阳性或假阴性概率。手术探查所有的可疑破裂也是不可行的，因为一些患者尽管怀疑植入物破裂，但还是会选择保留体内的植入物。因植入物破裂以外的原因而再次手术或取出植入物，如包囊挛缩或血清肿，可能会意外发现植入物破裂——在上述研究中，这些情况的发生率各不相同。

植入物破裂的病因

通过检索制造商器械回收信息可获得关于植入物破裂病因的数据[4,14,15]。手术器械造成的医源性损伤被认为是最常见的破裂原因，占总破裂率的 51%~64%[4]。相当一部分比例的破裂（35%~37%）是由于植入物存在未被发现的破口或其他不明原因所致[14,15]，其中一小部分原因是折叠变形、分层和构造缺陷。严重的包膜挛缩也被认为会导致植入物破裂，但在一些研究组中发现这两者之间没有关联[16,17]。同样，尽管最初担心暴露于聚维酮碘（betadine）可能会导致植入物破裂，但是研究发现，在放置植入物时曾使用聚维酮碘冲洗创腔的患者，在取出植入物取出时并未发现外壳损坏的证据[18]。

对于每种生理盐水植入物制造商都会推荐注射量，但外科医生在实际工作中可能存在注射量不足或过量的情况。需要过量注射的支持者认为,过量注射会减少植入物的折叠和皱纹，尤其是植入物的上极[19]。这些折叠和皱纹不仅会影响乳房的良好外观，如使皮肤起皱，而且由于植入物折叠处的应力过大，会成为潜在的破裂风险，即所称的折叠缺陷。Al-Sabounchi 等在 2006 年进行的一项对 96 例生理盐水植入物的研究中显示，过量注射在显著增加 10 年假体植入成功率方面具有统计学意义[19]。

Hammond 等提出，与其他形状的植入物相比，圆形硅胶植入物的破裂率更高，原因是当患者直立时，植入物呈泪滴状，上极填充不足，会形成折叠和皱纹[8]。在成形植入物中，硅胶因具有较强的黏聚性被认为可以对抗这种折叠

缺陷。同样，Nichter 等认为 Ideal 结构化生理盐水植入物的破裂率低是由于其底层嵌套层支撑外壳，不会形成折皱[13]。

Hadad 等在最近的一项回顾性研究报告中称（包含 362 例女性患者，共使用了 700 个硅胶植入物），将植入物放置于胸肌后方与破裂率增加相关[17]，可能是植入物上极压力和胸肌施加的剪切力增加所致。胸部钝器伤病史，如跌倒或机动车事故，在植入物破裂的患者中并不少见，但通常发生于诊断植入物破裂的数月或数年前[20]，一种可能是破裂发展缓慢，另一种可能是破裂的真正原因。不是创伤性事件。另一方面，有病例报道乳房 X 线检查也是植入物破裂的原因，主要发生于外壳较薄的第二代植入物[21]。

诊　断

植入物破裂是一种可识别的外壳损伤，会导致填充材料外露。生理盐水植入物破裂很容易诊断，因为破裂后液体的流出和乳房体积减小非常明显，不需要影像学检查。因此，本节将重点介绍硅胶植入物破裂的诊断。

大多数硅胶植入物的破裂比较隐蔽，患者往往无法察觉。破裂常发生于包膜囊内，硅胶虽然外露，但仍然局限于包膜囊内。而囊外破裂与此相反，其特征是硅胶扩散到包膜囊之外，因此症状更加明显。新一代黏性硅胶增加了交联性，即使发生破裂，硅胶也不容易扩散到包膜囊之外；事实上，在对 Allergan 形态稳定植入物的研究中，并没有发现囊外破裂的病例；在对 Mentor 植入物形状的研究中，37 例疑似或确认植入物破裂的病例，只发现 4 例硅胶扩散到了包膜囊之外（10.8%）[4,7,8]。与破裂相关的体征可能并不明显，如双乳不对称，可触及结节或淋巴结，包膜挛缩或可触及的植入物外壳破裂，患者或外科医生难以判断。实际上，Hölmich 等的研究结果表明，与 MRI 检查相比，体格检查诊断硅胶植入物破裂的敏感度和特异度较低，分别为 30% 和 88%，阳性预测值（PPV）为 75%，阴性预测值（NPV）为

49%[22]。因此，作者得出结论，体格检查并不是一种可靠的诊断植入物破裂的方法。

MRI 检查仍然是诊断植入物破裂的金标准，其诊断敏感度为58%~100%，特异度为43%~100%[23,24]。最常用的 MRI 检查方法包括 T2 加权、短反转恢复和化学位移成像，建议使用专用的乳房线圈来获得高分辨率图像[25]。影像学图片中的很多特征都清晰地展示了植入物破裂的表现，其中面条征（linguine sign）（图5.1）是囊内破裂最可靠的指征，是指在硅胶的高信号强度中存在多条低信号强度曲线[25]。如果植入物外壳上有裂痕，但没有折叠——这在新一代黏性硅胶植入物中更常见，那么游离的硅胶可以进入径向折叠处，形成倒置的泪滴征（图5.2）[25]。另一方面，囊外破裂通常在周围乳腺实质内存在高信号强度的焦点区域，这是流入乳腺实质的游离硅胶[25]。

目前，美国 FDA 推荐患者从植入术后3年开始进行硅胶植入物破裂筛查，之后每两年筛查一次。这一建议目前存在很大的争议，许多学者认为，对患者本身来说，相比于筛查的经济成本和潜在风险，筛查的潜在获益并不明显[26]。尤其是 MRI 检查的成本较高，不太可能使用保险支付这些费用，特别是对因美容需求而行植入术的患者。而且，MRI 也可能出现假阳性结果，这会导致一些严重的后果，如不必要的植入物取出。此外，有幽闭恐惧症或体内曾植入金属设备（如心脏起搏器）的患者，无法接受 MRI 筛查[25]。对于这些患者，可以选择 CT 检查，当然，相比于 MRI，CT 存在一定的电离辐射[25]。由于各种各样的原因，在临床实践中患者对美国 FDA 的推荐依从性很差：植入术后3年的基线检查率为5.2%，5年之后的检查率低于5%[27]。

超声因其便捷性和费用低廉，在文献报道中一直是最常用的 MRI 替代检查手段。文献报道的超声检查的植入物破裂诊断敏感度为41%~74%，特异度为57%~92%[23,24]。超声的主要缺点是高度依赖超声医生的水平，并且需要很长的学习曲线[3]。如果患者存在包膜挛缩，超声的敏感度和阴性预测值（NPV）会降低[28]。超声检查时，囊内破裂常表现为梯形征（stepladder sign；图5.3），超声图像中能看到穿过植入物内部的一系列水平直线或曲线[25,29]。囊外破裂表现为暴风雪征（snow-storm sign；图5.4），少量的游离硅胶混合在周围的乳腺实质内形成类似于暴风雪的回声[25,30]。

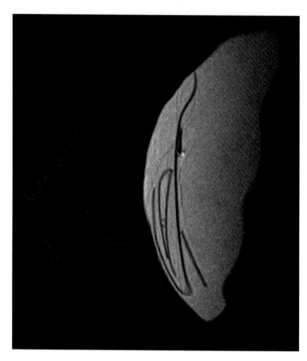

图 5.1　面条征。这是指硅胶的高信号强度中存在多个低信号强度曲线，也是囊内破裂最可靠的指征

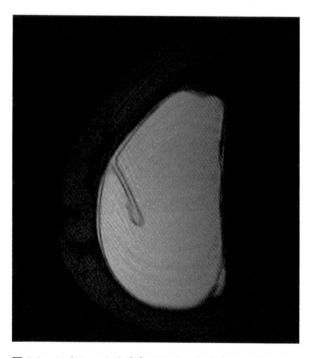

图 5.2　泪滴征。这是最常见的植入物外壳上没有折叠的囊内破裂，游离硅胶进入径向皱褶，形成倒置的泪滴征

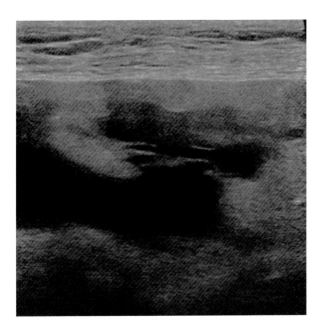

图 5.3　梯形征。这是指穿过植入物内部的一系列水平直线或曲线回声，与囊内破裂有关

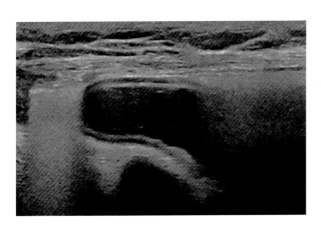

图 5.4　暴风雪征，其影像学特点是少量的游离硅胶混合在周围乳腺实质内，形成类似于暴风雪的回声，与囊外破裂有关

　　一项比较超声和 MRI 检查的成本分析表明，每例植入物破裂的预期成本（包括破裂的处理），超声检查明显低于 MRI（无症状患者，$1 089 *vs.* $2 066；有症状患者，$1 622 *vs.* $2 143）[24]。基于这些数据，以及两种成像模式的敏感度和特异度，作者建议：对于无症状患者，先用超声筛查，再采用 MRI 检查进一步确认；对于有症状患者，采用超声筛查[24]。

　　乳房钼靶检查的价格相对便宜，也经常用于有乳房植入物和无乳房植入物女性的乳腺癌筛查。囊外破裂很容易被乳房钼靶检查诊断为远离植入物的不规则片状或球形高密度影（图 5.5）[3]。由于硅胶较为致密，常规的 X 线不容易穿透，因此钼靶检查对囊内破裂的敏感度较低。因为囊外破裂只占植入物破裂的一小部分，所以乳房钼靶检查不应作为植入物破裂的唯一诊断手段。在诊断囊外破裂之前，必须排除既往的植入物破裂史和乳房硅胶注射史[25]。

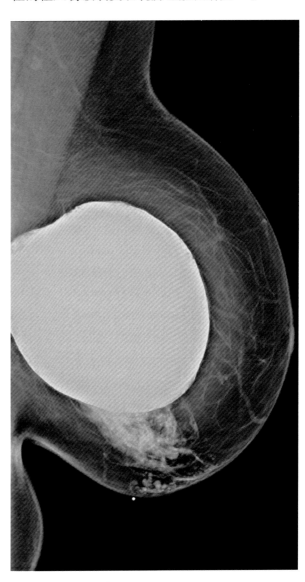

图 5.5　乳房钼靶检查显示囊外破裂的证据：远离植入物的不规则片状和球形高密度影

■ 处理措施

　　和处理其他任何手术的并发症一样，对每一个乳房植入物破裂病例，外科医生必须考

虑到每种处理方式的风险、获益和备选的替代方案。处理前应与患者进行沟通，了解患者的心理预期，这一点非常重要。生理盐水植入物破裂的处理相对简单，因为破裂会导致填充物全部流出，无论是否更换植入物，必须要取出破裂的硅胶外壳。囊外硅胶植入物破裂一般有症状，建议取出植入物，并清除乳房内的硅胶。目前对于囊内硅胶植入物破裂的处理还没有达成共识。人们对硅胶植入物和结缔组织病（connective tissue diseases，CTDs）之间是否有关联存在争议，但对囊内硅胶植入物破裂，我们应该综合考虑后再决定是否行植入物取出术，主要基于两点考虑：①囊内破裂有可能转化为囊外破裂并扩散至周围乳腺组织内；②硅胶暴露导致炎性反应的风险增加。

生理盐水植入物破裂的处理

生理盐水植入物破裂后不久，生理盐水会从植入物流出，这些无害的液体会被周围组织吸收。生理盐水植入物在破裂后液体会完全流出，导致乳房外观明显改变，植入物囊袋明显收缩，因此通常建议手术移除破裂的植入物，同时行包膜囊切开术或包膜囊切除术，根据患者的选择决定是否放置新的植入物。外科医生应与患者讨论植入物的类型，放置于哪个层面和手术入路，以及双侧乳房的对称性。

硅胶植入物破裂的处理

硅胶植入物囊外破裂的患者可能会出现乳房疼痛或不对称，一个或多个可触及的结节或淋巴结，包膜挛缩，或植入物包膜囊内可触及的断裂[3,4]。肉芽肿形成或硅胶刺激性乳腺炎也可以导致上述症状，虽然很少发生，但需要鉴别。这些患者为了缓解症状往往愿意接受手术干预，手术包括取出破裂的植入物，去除外露的硅胶，如果有肉芽肿也应一并切除，无论是否更换植入物，都应进行包囊切开术。由于已证明硅胶的外露程度与包膜囊的强度有关联[31]，因此外科医生在放置新的植入物时，应该建立新的间隙而不是使用之前的包膜囊，以减少交叉污染。

囊内硅胶植入物破裂通常无症状，多数偶然在筛查时发现。囊内破裂的主要问题是硅胶暴露的风险，早期研究表明这可能会导致CTDs（结缔组织病）或恶性肿瘤[32]。出于对此的担忧，美国FDA在1992年叫停了采用硅胶植入物进行美容隆乳术，但随后的大规模流行病学调查并没有发现硅胶植入物手术后患者的CTDs[33]以及乳腺[34]和非乳腺[35]恶性肿瘤的风险增加，暂停令于2006年又被取消。从目前可用的数据来看，尚不清楚硅胶暴露与CTDs和恶性肿瘤的发生之间是否存在剂量和时间依赖性关联，以及去除硅胶植入物是否会导致具有统计学意义和临床意义的风险降低。

如果整形外科医生发现硅胶植入物囊内破裂应该怎么办呢？笔者认为，在缺乏确凿的证据证明急诊手术去除无症状的破裂硅胶植入物能让患者获益的情况下，应该以半选择性的方式进行手术，首先应控制炎症的进展和硅胶的囊外扩散。患者应该接受美国FDA和制造商的建议，外科医生也应该向患者全面、公开地说明每种选择的潜在获益、成本和风险。患者应了解制造商的保险覆盖范围，以及再次麻醉和外科手术相关的风险。选择观察的患者应该定期、仔细地进行体格检查和影像学检查，以确定病情是否进展或需要干预。表5.2总结了各种植入物破裂的病因、有诊断意义的表现和治疗策略。

总　　结

生理盐水填充和硅胶填充的乳房植入物都是整形外科医生在进行乳房首次整形、翻修调整和乳房重建时的基本工具。尽管植入物的填充材料、外壳和设计都有了显著的改善，但破裂仍然是再手术和取出植入物的主要原因。器械检索研究指出，手术器械的医源性损伤是植入体破裂最常见的原因，因此，在放置植入物时应优先采用精细的手术器械和技术。MRI虽然是诊断植入物破裂的金标准，但是一支经验丰富的超声技术人员和放射科医生团队更加有优势，超声可能是一种更经济有效的筛查工具，特别是对有症状的患者。美国FDA筛查结果提

表 5.2　不同类型植入物破裂的病因、有诊断意义的表现和治疗策略

不同类型植入物破裂	病因	有诊断意义的表现	治疗策略
生理盐水植入物破裂	·医源性损伤	·乳房紧缩，乳房体积缩小	·去除植入物，切除包膜囊，无论是否更换植入物
硅胶植入物囊内破裂	·未知原因 ·折叠缺陷 ·分层 ·制造缺陷 ·钝性外伤	·体征：可能无；不对称，可触及乳房结节或淋巴结，包膜挛缩，或包膜囊内可触及破裂 ·MRI：面条征 > 泪滴征 ·超声：梯形征 ·钼靶：无诊断意义	·密切观察 ·去除植入物，取出硅胶，切开囊膜，无论是否更换植入物
硅胶植入物囊外破裂	·乳腺钼靶检查	·体征：疼痛，不对称，可触及的结节或淋巴结，包膜挛缩或植入体壳内可触及破裂 ·MRI：包膜囊外有硅胶 ·超声：暴风雪征 ·钼靶：包膜囊外有硅胶	·去除植入物，取出硅胶，切开囊膜，无论是否更换植入物

示植入物破裂的发生率 ≤ 5%，但该结果的科学性和临床基础存在诸多争议。生理盐水植入物破裂和囊外硅胶植入物破裂的处理相对简单，包括取出植入物和重建包膜囊，更换或不更换植入物。无症状的囊内破裂的植入物取出手术可以半选择性的方式进行。未来应在患者水平进行研究和数据收集，以便更详细地分析硅胶植入物暴露与结缔组织疾病和恶性肿瘤之间的关系。

致谢：感谢华盛顿大学医学院放射科的 Cheryl Herman 博士为我们提供囊内和囊外植入物破裂的影像学资料。

（袁浩　译）

参考文献

[1] American Society of Plastic Surgeons. 2017 Plastic surgery statistics report. https://www. plasticsurgery. org/documents/News/Statistics/2017/plastic-surgery-statistics-report-2017. pdf. Accessed 18 Jan 2019.

[2] Center for Devices and Radiological Health U. S. Food and Drug Administration. FDA update on the safety of silicone gel-filled breast implants. https://www. fda. gov/downloads/MedicalDevices/ProductsandMedicalProcedures/ImplantsandProsthetics/BreastImplants/UCM260090. pdf. Published June 20, 2011. Accessed 18 Jan 2019.

[3] Hillard C, Fowler JD, Barta R, et al. Silicone breast implant rupture: a review. Gland Surg, 2017, 6(2): 163–168. https://doi. org/10. 21037/gs. 2016. 09. 12.

[4] Handel N, Garcia ME, Wixtrom R. Breast implant rupture. Plast Reconstr Surg, 2013, 132(5): 1128–1137. https://doi. org/10. 1097/PRS. 0b013e3182a4c243.

[5] Spear SL, Murphy DK. Natrelle round silicone breast implants. Plast Reconstr Surg, 2014, 133(6): 1354–1361. https://doi. org/10. 1097/PRS. 0000000000000021.

[6] Spear SL, Murphy DK, Slicton A, et al. Inamed silicone breast implant core study results at 6 years. Plast Reconstr Surg, 2007, 120(Supplement 1): 8S–16S. https://doi. org/10. 1097/01. prs. 0000286580. 93214. df.

[7] Maxwell GP, Van Natta BW, Bengtson BP, et al. Ten-year results from the Natrelle 410 anatomical form-stable silicone breast implant Core study. Aesthet Surg J, 2015, 35(2): 145–155. https://doi. org/10. 1093/asj/sju084.

[8] Hammond DC, Canady JW, Love TR, et al. Mentor contour profile gel implants. Plast Reconstr Surg, 2017, 140(6): 1142–1150. https://doi. org/10. 1097/PRS. 0000000000003846.

[9] Cunningham B, McCue J. Safety and effectiveness of Mentor's MemoryGel implants at 6 years. Aesth Plast Surg, 2009, 33(3): 440–444. https://doi. org/10. 1007/s00266-009-9364-6.

[10] Stevens WG, Calobrace MB, Alizadeh K, et al. Ten-year core study data for Sientra's Food and Drug Administration-approved round and shaped breast implants with cohesive silicone gel. Plast Reconstr Surg, 2018, 141: 7S–19S. https://doi. org/10. 1097/PRS. 0000000000004350.

[11] Walker PS, Walls B, Murphy DK. Natrelle saline-filled breast implants: a prospective 10-year study. Aesthet Surg J. 2009, 29(1): 19–25. https://doi. org/10. 1016/j. asj. 2008. 10. 001.

[12] Mentor Corporation. Saline-filled and Spectrum™ Breast Implants. https://www. fda. gov/downloads/MedicalDevices/ProductsandMedicalProcedures/ImplantsandProsthetics/BreastImplants/UCM232436. pdf. Published March 24, 2009. Accessed 19 Jan 2019.

[13] Nichter LS, Hardesty RA, Anigian GM. IDEAL IMPLANT structured breast implants. Plast Reconstr Surg, 2018, 142(1): 66–75. https: //doi. org/10. 1097/PRS. 0000000000004460.

[14] Health Canada. Summary Basis of Decision (SBD) Mentor MemoryGel silicone gel-filled breast implants. http: //hc-sc. gc. ca/dhp-mps/prodpharma/sbd-smd/md-im/sbd_smd_2011_mentorround-69312-eng. php. Accessed 19 Jan 2019.

[15] Health Canada. Summary Basis of Decision (SBD) NATRELLE silicone-filled breast implants – smooth shell with barrier layer and NATRELLE silicone-filled breast implants-textured shell with barrier layer. http: //www. hc-sc. gc. ca/dhp-mps/prodpharma/sbdsmd/md-im/sbd_smd_2012_natrelleround_61865_60524-eng. php. Accessed 19 Jan 2019.

[16] Collis N, Sharpe DT. Silicone gel-filled breast implant integrity: a retrospective review of 478 consecutively explanted implants. Plast Reconstr Surg, 2000, 105(6): 1979–1985, discussion1986–1989.

[17] Hadad E, Klein D, Seligman Y, et al. Sub-muscular plane for augmentation mammaplasty patients increases silicone gel implant rupture rate. Br J Plast Surg, 2019: 1–5. https: //doi. org/10. 1016/j. bjps. 2018. 11. 009.

[18] Brandon H. Mechanical analysis of explanted saline-filled breast implants exposed to betadine pocket irrigation. Aesthet Surg J,2002, 22(5): 438–445. https: //doi. org/10. 1067/maj. 2002. 128626.

[19] Al-Sabounchi S, De Mey AMG,er H. Textured saline-filled breast implants for augmentation mammaplasty: does overfilling prevent deflation? A long-term follow-up. Plast Reconstr Surg, 2006, 118(1): 215–222. https: //doi. org/10. 1097/01. prs. 0000220478. 38646. 9f.

[20] Mason WTM, Hobby JAE. Immediate rupture of breast implant following trauma. Plast Reconstr Surg, 2003, 111(7): 2432–2433. https: //doi. org/10. 1097/01. PRS. 0000061860. 86524. 4D.

[21] Brown SL, Todd JF, Luu H-MD. Breast implant adverse events during mammography: reports to the Food and Drug Administration. J Womens Health (Larchmt), 2004, 13(4): 371–378, discussion379–380.

[22] Homich LR, Fryzek JP, Kjøler K, et al. The diagnosis of silicone breast-implant rupture. Ann Plast Surg, 2005, 54(6): 583–589. https: //doi. org/10. 1097/01. sap. 0000164470. 76432. 4f.

[23] Rietjens M, Villa G, Toesca A, et al. Appropriate use of magnetic resonance imaging and ultrasound to detect early silicone gel breast implant rupture in postmastectomy reconstruction. Plast Reconstr Surg, 2014, 134(1): 13e–20e. https: //doi. org/10. 1097/PRS. 0000000000000291.

[24] Chung KC, Malay S, Shauver MJ, et al. Economic analysis of screening strategies for rupture of silicone gel breast implants. Plast Reconstr Surg, 2012, 130(1): 225–237. https: //doi. org/10. 1097/PRS. 0b013e318254b43b.

[25] Gorczyca DP, Gorczyca SM, Gorczyca KL. The diagnosis of silicone breast implant rupture. Plast Reconstr Surg, 2007, 120(Supplement1): 49S–61S. https: //doi. org/10. 1097/01. prs. 0000286569. 45745. 6a.

[26] McCarthy CM, Pusic AL, Kerrigan CL. Silicone breast implants and magnetic resonance imaging screening for rupture: do U. S. Food and Drug Administration recommendations reflect an evidence-based practice approach to patient care? PlastReconstr Surg, 2008, 121(4): 1127–1134. https: //doi. org/10. 1097/01. prs. 0000302498. 44244. 52.

[27] Coroneos CJ, Selber JC, Offodile AC II, et al. US FDA breast implant postapproval studies. Ann Surg, 2019, 269(1): 30–36. https: //doi. org/10. 1097/SLA. 0000000000002990.

[28] Medot M, Landis GH, McGregor CE, et al. Effects of capsular contracture on ultrasonic screening for silicone gel breast implant rupture. Ann Plast Surg, 1997, 39(4): 337–341.

[29] Beekman WH, van Straalen WR, Hage JJ, et al. Imaging signs and radiologists' jargon of ruptured breast implants. Plast Reconstr Surg, 1998, 102(4): 1281–1289.

[30] Homich LR, Vejborg I, Conrad C, et al. The diagnosis of breast implant rupture: MRI findings compared with findings at explantation. Eur J Radiol, 2005, 53(2): 213–225. https: //doi. org/10. 1016/j. ejrad. 2004. 03. 012.

[31] Moyer HR, Ghazi BH, Losken A. The effect of silicone gel bleed on capsular contracture. Plast Reconstr Surg, 2012, 130(4):793–800. https: //doi. org/10. 1097/PRS. 0b013e318262f174.

[32] Weisman MH, Vecchione TR, Albert D, et al. Connective-tissue disease following breast augmentation: a preliminary test of the human adjuvant disease hypothesis. Plast Reconstr Surg, 1988,82(4):626–630.

[33] Hölmich LR, Lipworth L, McLaughlin JK, et al. Breast implant rupture and connective tissue disease: a review of the literature. Plast Reconstr Surg, 2007,120(Supplement 1):62S–69S. https://doi. org/10.1097/01.prs.0000286664.50274.f2.

[34] Deapen D. Breast implants and breast cancer: a review of incidence, detection, mortality, and survival. Plast Reconstr Surg, 2007,120(Supplement 1):70S–80S. https://doi.org/10.1097/01. prs.0000286577.70026.5d.

[35] Brinton LA. The relationship of silicone breast implants and cancer at other sites. Plast Reconstr Surg, 2007,120(Supplement 1):94S–102S. https://doi. org/10.1097/01.prs.0000286573.72187 .6e

包膜挛缩的病因及处理方法上的争议

Karan Chopra, Joseph M. Gryskiewicz

手术视频

■ 引　言

假体植入是隆乳手术最常用的一种技术[1]，是将硅胶或生理盐水假体植入胸肌下或乳腺后方，以获得预期的乳房大小或者改善乳房现有形态。与其他手术一样，隆乳手术也会伴随一些风险，出现一些并发症，其中包膜挛缩是最常见的并发症[2]，事实上，它是隆乳手术患者再次手术的第一或第二常见的原因[3]。虽然各研究的确切数据不相同，但根据批准上市前研究的估计，包膜挛缩的发生率在首次隆乳手术后可高达15%，在修复隆乳手术后可高达22%[2,4]。隆乳术后再次手术的其他常见原因是植入物破裂和移位[5]。考虑到全世界隆乳手术的数量，毫无疑问，包膜挛缩对乳房美容和重建都有深远的影响。尽管目前技术上有了很大的进步，但是包膜挛缩仍是隆乳手术后最常见的并发症，因此整形外科医生非常有必要了解包膜挛缩的病因和相关治疗策略。

■ 临床表现

在手术植入假体的非生物材料周围形成包

膜是一个正常的生理过程。然而，这个过程在乳房中可能会形成一种严重的反应性和异物纤维化反应[6,7]，患者不仅会抱怨乳房形态改变，也会引起过度硬化和疼痛。观察目前的假体植入技术和外科手术技术，这是一种典型的、随着时间推移而进展的术后表现，大多数研究表明，患者的随访时间越长，发生包膜挛缩的累计风险就越大。

根据Baker分级可将包膜挛缩分为4个等级[8]。Ⅰ级表现为正常、柔软的乳房，这与正常或理想的包膜形成非常相似，是薄、无收缩和柔软的。Baker Ⅱ、Ⅲ和Ⅳ级为真正的包膜挛缩，有收缩和纤维化的表现。Baker Ⅱ级包膜挛缩患者的乳房触诊为较轻微的硬化，但在视诊上没有明显的变化。Baker Ⅲ级患者的乳房触诊为中度硬化，视诊可见初期假体变形。Baker Ⅳ级包膜挛缩患者的乳房呈不正常的球状，并常伴有不美观的移位及疼痛。

■ 病　因

多年来全世界多个课题研究组一直在研究包膜挛缩的发生原因，目前存在多种可能的理论，并得到了不同水平的数据支持。研究者普遍认为其发病机制是多因素的[6,9,10]，其最终的结果是过度纤维化、异物反应和变形。感染理论是一种获得了重要的文献证据支持的理论，

K. Chopra (✉)
Department of Plastic and Reconstructive Surgery, Johns Hopkins University, Baltimore, MD, USA

J. M. Gryskiewicz
Cleft Palate and Craniofacial Clinics, University of Minnesota School of Dentistry, Burnsville, MN, USA

© Springer Nature Switzerland AG 2021
J. Y. S. Kim （ed.）, *Managing Common and Uncommon Complications of Aesthetic Breast Surgery*,
https://doi.org/10.1007/978-3-030-57121-4_6

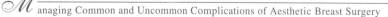
该理论认为，包膜挛缩风险可以通过良好的外科手术技术和严格的无菌操作来降低。整形外科文献也证实，革兰氏阳性菌生物膜感染和炎症与包膜挛缩的发生密切相关[9]。

包膜挛缩的发生主要是由假体周围囊袋的长期隐匿性炎症引起，这个过程将正常的异物反应转变为病理性挛缩。生物膜被认为是由多种细菌形成的，多种革兰氏阳性菌参与了包膜挛缩的发生。发生包膜挛缩患者的包膜的主要成分为巨噬细胞、淋巴细胞和成纤维细胞。事实上，假体与包膜接触区的成纤维细胞密度与Baker分级相关。在这些患者的包膜中可观察到的肌纤维细胞也被认为参与了收缩性纤维化的发展，这些细胞所提供的收缩力将导致整个包膜的表面积减小。

可能导致包膜挛缩的其他理论包括创伤、出血和硅胶渗出。虽然这些因素可能不足以导致包膜挛缩，但它们促进了炎症和包膜挛缩的发生，因此应该尽量避免[10, 11]。

■ 预 防

最好的治疗总是从预防开始。我们可以使用整形外科文献中可信的数据指导临床实践，以减少包膜挛缩的发生，包括改进手术技巧和手术辅助器械，以改善治疗效果，并将并发症发生率降至最低。细菌感染，特别是表皮葡萄球菌，对其的微生物学研究已经证实可以导致包膜挛缩[6,12,13]。其他革兰氏阳性菌也可以引起包膜挛缩。与包膜挛缩相关的细菌感染关键特征是，倾向于发生低水平、持续性的慢性炎症，而不是明显的化脓性感染，通过形成生物膜导致临床上的包膜挛缩。

生物膜是细菌生长的一个重要过程，但目前对其发生机制尚未完全清楚。它是一种受保护的生长膜，可以抵抗抗生素和宿主免疫防御等不利环境。生物膜的形成有4个主要阶段[14]。第一个阶段是可逆性黏附，为浮游细菌与乳房植入物表面的接触，在这个过程中，基因表达发生改变使这些细菌进入第二个阶段，成为不

可逆转的黏附。这些浮游细菌从"浮游物"转变为不可逆的"黏附物"的过程可能只需要微生物与异质塑料表面接触几分钟的时间。一旦细菌黏附，第三个阶段就开始了，这是生长和分化阶段，在这个过程中，菌落产生了大量黏稠的保护性细胞外基质，并开始繁殖。此时，营养物质可以扩散到基质中，但抗生素只能破坏最外层的细胞层，生物膜仍保持完好。

■ 假体植入物冲洗

在进行隆乳手术时使用抗生素冲洗液对假体进行冲洗可以有效减少隆乳术后包膜挛缩的发生，这是整形外科医生常用的一种方法，该方法也很容易与许多辅助技术结合使用，以减少包膜挛缩的形成。由于传染病理论认为感染是由多种细菌导致，因此所使用的抗生素冲洗液应足以覆盖多种类型的细菌。

过去最常用的假体囊袋冲洗液是由50mL聚维酮碘溶液、1g头孢唑林、80mg庆大霉素和500mL生理盐水组成的广谱抗生素[15]。之后，由于一位外科医生在假体内注射聚维酮碘后导致数次假体溶液泄露，随后美国FDA提出禁止假体和聚维酮碘溶液有任何接触。这个禁令得到了整形外科医生的广泛批评。之后的多项研究表明，在假体外使用聚维酮碘不会对假体外层的完整性产生任何负面影响。

鉴于美国FDA的这个提议，Adams等对无聚维酮碘的冲洗液是否具有同等的抗菌效果进行了研究[15,16]，分别完成了体外实验和临床研究。研究所使用的三联抗生素是由50 000U杆菌肽、1g头孢唑林、80mg庆大霉素和500mL生理盐水组成。一项前瞻性临床研究比较了三联抗生素冲洗液和生理盐水的抗菌效果，并对患者进行了6年的随访，研究结果显示，隆乳手术中使用三联抗生素冲洗液的包膜挛缩发生率为1.8%，而生理盐水组为9.0%[17]。

2017年，美国FDA批准了假体制造商对取消说明标签上"禁用聚维酮碘"的请求，之后，外科医生可以在不违背说明书的情况下使用聚维酮碘冲洗液。在三联抗生素冲洗液的基础上加用聚维酮碘可以为革兰氏阴性菌（如铜绿假

单胞菌) 提供更大的覆盖率 [12]。聚维酮碘可以
提高三联抗生素冲洗液的冲洗效果，可以对细
菌的细胞壁发生作用以允许抗生素进入细胞内。
因此，我们推荐在三联抗生素冲洗液的基础上
加用 10% 聚维酮碘。

放置器的使用

在将硅胶假体植入囊袋时，使用由聚合物乙
烯基结构制作的放置器可以最大限度地减少假体
与医生的手指和患者的皮肤接触，这通常被称为
"无接触技术"。研究显示，由于使用放置器减
少了植入物与皮肤的接触，可以显著降低包膜挛
缩的再次手术率。这类装置有助于将大体积假体
通过有限的切口植入，如采用环乳晕切口时 [10]。
使用放置器的最大缺点是会增加手术成本。

预防性抗生素

预防性抗生素与三联抗生素冲洗液联合使
用，可显著降低生物膜形成的风险。我们的做
法是在切口后的 60min 内使用抗生素单次静脉
注射，在手术后 24h 停用抗生素。

乳头护罩

即使做好了充分的手术准备，乳头仍可能
会隐藏细菌。可以使用封闭型黏附性敷贴覆盖
乳头乳晕复合体，以避免隆乳手术过程中可能
因此导致的细菌感染。

切口选择

避免将假体暴露在有细菌分布的乳管内的
切口可以降低包膜挛缩的风险。环乳晕切口会
对输乳管带来很大的损伤，与乳房下皱襞切口
和腋下切口相比，还可能提高包膜挛缩的风险。
医生应与患者充分讨论每种切口的风险，如果
选择环乳晕切口，可考虑使用假体放置器。

包膜挛缩的预防是多途径的，最终目的是
最大限度地减少炎症和包膜挛缩发生的促因。
表 6.1 总结了降低包膜挛缩发生率的建议。

不同乳房植入物的特性可能会影响形成包
膜挛缩的可能性。然而，随着技术的进步，现
代乳房植入物对包膜挛缩形成的作用几乎可以

表 6.1　预防包膜挛缩的推荐操作

·使用抗生素冲洗液浸泡植入物
·使用抗生素冲洗液冲洗腔隙
·在放置植入物前更换手套
·在放置植入物时注意无菌操作

忽略不计。而且随着植入物的迭代，其设计技
术不断改进，这与包膜挛缩的发生率降低也有
关联。

关于毛面假体，一些荟萃分析表明，将毛
面假体植入乳房后间隙可降低包膜挛缩的发生
率，但是作者并未使用过。正是因为发现毛面
假体可能降低包膜挛缩的发生率，所以才被推
荐使用，其原理为毛面假体表面所覆盖的聚氨
酯可以使假体表层更具有纹理，假体对囊袋接
触面有独特的作用，而且其纹理状表面可破坏
假体周围的收缩力 [17]。但是，如果是在胸大肌
下植入假体，使用毛面假体就失去这种优势。

术后护理

由于大多数包膜挛缩发生在初次隆乳手术
后 1 年内，因此，我们通常在术后第 1 年安排
几次患者随访，之后是每年 1 次。假体移位锻
炼可以在术后早期进行，但支持其方法的严谨
的临床研究数据有限。

治　疗

即使在严格遵守无菌操作、严密止血、采
用无创技术和使用抗生素之后，患者仍有发生包
膜挛缩的风险。文献中报道了多种处理包膜挛缩
的方法，大致可分为非手术方法和手术方法。

非手术方法包括闭合性包膜切开术、药物
治疗和超声波治疗 [18]。闭合性包膜切开术如今
已很少使用。有不同程度的临床证据支持使用
白三烯受体拮抗剂 [19-21]、鱼油和超声波等治疗
临床 Ⅲ、Ⅳ 级包膜挛缩。作者一般使用包膜切
除术、改变假体放置位置和假体置换术治疗包
膜挛缩。这些方法可增加消除生物膜积聚在囊
膜和假体之间的机会，同时新形成的囊袋可能
经历更少的组织创伤和炎症。

白三烯拮抗剂

使用药物处理炎症级联反应是一种颇具吸引力的方法，因为手术也不一定保证能成功治疗包膜挛缩。最近的一项荟萃分析表明，白三烯拮抗剂在治疗和预防包膜挛缩方面有显著效果。白三烯拮抗剂通过抑制半胱氨酰白三烯发挥作用，半胱氨酰白三烯与炎症发生过程、平滑肌收缩和肌纤维母细胞收缩相关，研究者认为其可以防止严重的纤维化反应和阻止包膜挛缩产生炎症级联反应。扎鲁司特（安可来）可抑制 3 种类型的白三烯（C4、D4 和 E4），而孟鲁司特（顺尔宁）仅可抑制白三烯 D4。对于有明确包膜挛缩或有包膜挛缩史的患者，我们认为应该预防性使用白三烯拮抗剂。扎鲁司特的用药方式通常为口服 20mg，每天 2 次。孟鲁司特的用药方式为口服 10mg，每天 1 次 [19, 21, 22]。手术前需告知患者白三烯拮抗剂相关的风险和获益，包括需要监测患者的转氨酶水平。

包膜切除术

挛缩的包膜通常会被细菌生物膜感染，因此应该尽量完全切除 [5, 18, 23]。除了要避免新假体的二次污染，如果采取的是无效或不充分的包膜切开而不是包膜切除，那么包膜挛缩会引起囊袋中的肌成纤维细胞增加，这是复发的独立危险因素。

可结合患者的临床情况选择完全包膜切除术或部分包膜切除术。包膜过度切除可能会增加并发症的发生风险。如果有足够的乳房组织，对于乳房后间隙发生的包膜挛缩应该选择完全包膜切除术。胸大肌下发生的包膜挛缩可选择胸肌后包膜切除术以避免损伤胸壁。在因假体相关软组织萎缩导致覆盖的乳房组织和胸肌变薄的情况下，可以考虑单纯包膜切开术并行放射状划痕，以破坏包膜内肌纤维母细胞的收缩力。

改变假体植入位置

将假体转植到新的平面，构造新囊袋，是修复隆乳手术后包膜挛缩的重要方法。如果首次假体植入层次是腺体下平面，那么在包膜切除后肌下平面可以为假体提供一个很好的植入层次 [10,23]。在初次隆乳手术时采用胸大肌间隙以减少包膜挛缩的做法得到了广泛的文献支持。

如果原隆乳手术是采用肌下平面或双平面，皮下间隙可以为假体提供一个未接触的空间，就可能达到与首次使用皮下间隙隆乳手术相似的效果。此外，这也使假体不再受收缩的包膜和胸大肌扭曲力量的影响。

将假体植入位置从胸肌下转变到腺体下并不总是可行的。有时来自原隆乳部位的慢性压力会导致所覆盖的胸肌和乳房组织广泛萎缩，只有腺体软组织可用（如不足 2cm），在这种情况下应该考虑形成新的胸肌下平面 [23]。具体方法是在胸大肌深处和完整的包囊前方再造形成一个新的肌下囊袋，原有包膜将合并到新的囊袋，原来的包膜空间将闭合。如果包膜组织很薄，这种处理方法将更具有挑战性。

脱细胞真皮基质

除上述方法外，少数具有挑战性的病例可能需要使用脱细胞真皮基质（ADM）。支持使用 ADM 的医生认为，ADM 形成的假体囊袋有更薄的包膜且可减轻炎症反应，在较薄的乳房组织区域作为无抗原的加固层 [24]。由于包膜挛缩是连续的球状挛缩形成的假体囊袋，使用完全或部分 ADM 可以中断包膜面积形成并阻止瘢痕挛缩。

使用 ADM 形成新的假体囊袋较理想的方法是采用环乳晕或乳房下皱襞入路，以使胸大肌到乳房下皱襞有足够的内衬。因此，应将 ADM 的上方与胸肌的尾部边缘缝合，ADM 的下方与乳房下皱襞缝合。

使用 ADM 在治疗和预防复发性包膜挛缩方面具有很高的成功率。然而，ADM 的使用会显著增加治疗费用和延长手术时间，在使用前外科医生和患者均应仔细考虑。

病例分析

病例 1

一例 61 岁的患者隆乳术后发生 Baker Ⅲ、Ⅳ级包膜挛缩（图 6.1），假体出现向下移位，初次假体容积为 270cc，植入乳房皮下层面。患

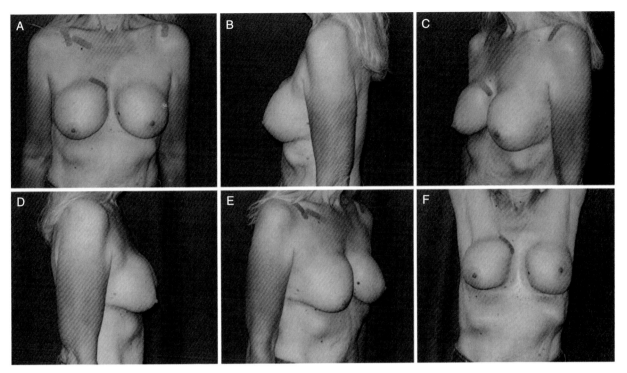

图 6.1　一位 61 岁的女性患者出现 Baker Ⅲ、Ⅳ 级包膜挛缩后行完全包膜切除术，将假体位置改成双平面位置，假体容量更换为 415cc 的光面、高轮廓硅胶乳房假体

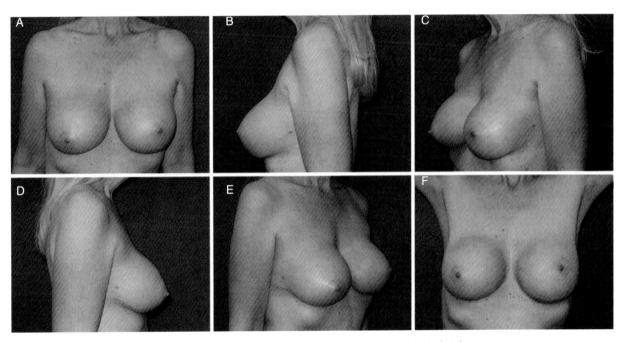

图 6.2　图 6.1 中患者的术后照片，乳房美观得到改善，包膜挛缩引起的疼痛得到缓解

者接受了全包膜切除术，将假体植入位置改成双平面位置，将假体容量更换为 415cc 高轮廓光面硅胶乳房假体。术后图像显示乳房美观得到改善，且包膜挛缩引起的疼痛得到缓解（图 6.2）。

□ 病例 2

一例 35 岁的患者在接受经腋下切口肌下假体植入后出现右侧 Baker Ⅳ 级包膜挛缩伴乳房疼痛（图 6.3A），上方包膜收缩（视频 6.1），

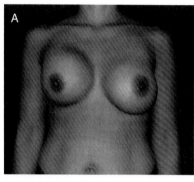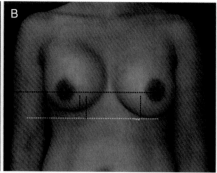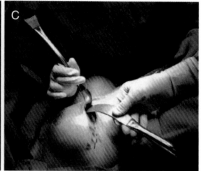

图6.3 A.一位35岁的女性患者在接受经腋下切口肌下假体植入后出现右侧Baker Ⅳ级包膜挛缩伴乳房疼痛。B.图中显示了乳房假体囊袋收缩伴假体上移和乳头不对称。C.处理方法为从乳房下皱襞切口入路进行假体前方包膜切除，并更换为双平面位置植入假体

并导致假体移位和乳头不对称（图6.3B）。对该患者进行了包膜切除术，是在保持粘连紧密的后方包膜的情况下从乳房下皱襞切口入路进行假体前方包膜切除术（图6.3）。将假体重新放置在双平面位置并更换为380cc光面、高轮廓硅胶乳房假体（视频6.2）。

■ 总 结

包膜挛缩是隆乳手术的常见并发症，病因尚未完全明确，其发生与多种因素相关，目前认为是由假体周围间隙发生的异物反应导致的慢性炎症发展形成。主要的预防方法包括减少细菌感染，尽量减少组织损伤，以及严密止血。包膜挛缩的手术治疗方式通常需要考虑包膜切除术，更换假体的位置，以及在更换假体时使用非接触技术。

（吴芷苑 译，陈嘉健 审校）

参考文献

[1] Codner MA, Mejia JD, Locke MB, et al. A 15-year experience with primary breast augmentation. Plast Reconstr Surg, 2011,127(3):1300–1310. https://doi.org/10.1097/PRS.0b013e318205f41b.

[2] Stevens WG, Calobrace MB, Harrington J, et al. Nine-year core study data for Sientra's FDA-approved round and shaped implants with high-strength cohesive silicone gel. Aesthet Surg J, 2016,36(4):404–416. https://doi.org/10.1093/asj/sjw015.

[3] Wan D, Rohrich RJ. Modern primary breast augmentation: best recommendations for best results. Plast Reconstr Surg, 2018,142(6):933e–946e. https://doi.org/10.1097/PRS.0000000000005050.

[4] Maxwell GP, Van Natta BW, Murphy DK, et al. Natrelle style 410 form-stable silicone breast implants: Core study results at 6 years. Aesthet Surg J, 2012, 32(6):709–717. https://doi.org/10. 1177/ 1090820X 12452423.

[5] Chopra K, Gowda AU, Kwon E, et al. Techniques to repair implant malposition after breast augmentation: a review.Aesthet Surg J, 2016, 36(6):660–671. https://doi.org/10.1093/asj/sjv261.

[6] Tamboto H, Vickery K, Deva AK. Subclinical (biofilm) infection causes capsular contracture in a porcine model following augmentation mammaplasty. Plast Reconstr Surg, 2010,126(3):835–842. https://doi.org/10.1097/PRS.0b013e3181e3b456.

[7] Moyer KE, Ehrlich HP. Capsular contracture after breast reconstruction:collagen fiber orientation and organization. Plast Reconstr Surg, 2013,131(4):680–685. https://doi.org/10.1097/PRS.0b013e31828189d0.

[8] Spear SL, Baker JL. Classifcation of capsular contracture after prosthetic breast reconstruction. Plast Reconstr Surg, 1995,96(5):1119–1123, discussion 1124.

[9] Rieger UM, Mesina J, Kalbermatten DF, et al. Bacterial biofilms and capsular contracture in patients with breast implants. Br J Surg, 2013,100(6):768–774. https://doi.org/10.1002/bjs.9084.

[10] Wan D, Rohrich RJ. Revisiting the management of capsular contracture in breast augmentation: a systematic review. Plast Reconstr Surg, 2016,137(3):826–841. https://doi.org/10.1097/01.prs.0000480095.23356.ae.

[11] Poppler L, Cohen J, Dolen UC, et al. Histologic, molecular, and clinical evaluation of explanted breast prostheses, capsules, and acellular dermal matrices for bacteria. Aesthet Surg J, 2015,35(6):653–668. https://doi.org/10.1093/asj/sjv017.

[12] Ngaage LM, Elegbede A, Brao K, et al. The effcacy of breast implant irrigant solutions: a comparative analysis utilising an invitro model. Plast Reconstr Surg, 2020. https://doi.org/10.1097/ PRS.0000000000007028.

[13] Chopra K, Gowda AU, McNichols CHL, et al.

Antimicrobial prophylaxis practice patterns in breast augmentation: a national survey of current practice. Ann Plast Surg, 2017,78(6):629–632. https://doi. org/10.1097/ SAP.0000000000000942.

[14] McConoughey SJ, Howlin R, Granger JF, et al. Bioflms in periprosthetic orthopedic infections. Future Microbiol, 2014,9(8):987–1007. https://doi. org/10.2217/fmb.14.64.

[15] Adams WP, Conner WC, Barton FE, et al. Optimizing breast pocket irrigation: an in vitro study and clinical implications. Plast Reconstr Surg. 2000,105(1):334–343. https://doi. org/10.1097/00006534-200001000-00051.

[16] Adams WP, Conner WC, Barton FE, et al. Optimizing breast-pocket irrigation: the post-betadine era. Plast Reconstr Surg, 2001,107(6):1596–1601. https://doi. org/10.1097/00006534-200105000-00049.

[17] Barnsley GP, Sigurdson LJ, Barnsley SE. Textured surface breast implants in the prevention of capsular contracture among breast augmentation patients: a meta-analysis of randomized controlled trials. Plast Reconstr Surg, 2006,117(7):2182–2190. https://doi. org/10.1097/01.prs.0000218184.47372.d5.

[18] Adams WP. Capsular contracture: what is it? What causes it? How can it be prevented and managed? Clin Plast Surg, 2009,36(1):119–126, vii. https://doi. org/10.1016/j.cps.2008.08.007.

[19] Wang Y, Tian J, Liu J. Suppressive effect of leukotriene antagonists on capsular contracture in patients who underwent breast surgery with prosthesis: a meta-analysis. Plast Reconstr Surg, 2020,145(4):901– 911. https://doi.org/10.1097/PRS.0000000000006629.

[20] Lombardo GAG, Tamburino S, Magano K, et al. The effect of omega-3 fatty acids on capsular tissue around the breast implants. Plast Reconstr Surg, 2020,145(3):701–710. https://doi.org/10.1097/ PRS.0000000000006553.

[21] Gryskiewicz JM. Investigation of accolate and singulair for treatment of capsular contracture yields safety concerns. Aesthet Surg J,2003,23(2):98–101. https:// doi.org/10.1067/maj.2003.19.

[22] Schlesinger SL, Ellenbogen R, Desvigne MN, et al. Zafrlukast (Accolate): a new treatment for capsular contracture. Aesthet Surg J, 2002,22(4):329–336. https://doi.org/10.1067/ maj.2002.126753.

[23] Maxwell GP, Gabriel A. The neopectoral pocket in revisionary breast surgery. Aesthet Surg J, 2008,28(4):463–467. https://doi. org/10.1016/ j.asj.2008.04.005.

[24] Chopra K, Buckingham B, Matthews J, et al. Acellular dermal matrix reduces capsule formation in two-stage breast reconstruction. Int Wound J, 2017,14(2):414–419. https://doi.org/10.1111/ iwj.12620

第7章

隆乳手术后感染的处理

Timothy M. Rankin, Blair A. Wormer, Kent K. Higdon

■ 引 言

隆乳手术是美国最受欢迎的整形手术，仅2017 年就实施了 300 378 例[1]。事实上，关于女性形体和乳房美的理念并非新时代的产物，而是存在于多种不同的文化中并绵延数千年[2]。然而，直到 19 世纪晚期，通过外科手术隆乳的美容方式才变得普遍。多种不同类型的"假体"被尝试用来增大乳房的体积，材质从脂肪到真皮，甚至还使用过象牙和玻璃等，这些"假体"经常会引起乳房感染或窦道形成，甚至损毁乳房形态。到 1960 年，当时在美国执业的 294 名整形外科医生中有大多数人进行了隆乳手术，植入了约 16 000 枚聚氯乙烯假体[3]。1963 年，Thomas Cronin 发明了硅胶乳房假体，隆乳手术的时代才真正开启[4]，此后，隆乳手术得到了普及和推广。与此同时，手术设备的安全性也得到了提高。

早期隆乳手术流行的原因之一是其手术并发症较低。实际上这一术式是相当安全的，最常见的并发症是术后出血。据报道，隆乳手术后出血发生率为 0.6%~5.7%。Kaoutzanis 等收集并分析了 41 651 例隆乳手术病例，发现发生术后大出血需要入院或急诊再次手术的风险仅为 1.0%[5]。

感染是隆乳手术的第二常见并发症，报道中发生广泛，发生率为 0.001%~7%[5,6]。从乳房微生物学研究中我们了解到导管系统的解剖学特点造成了微生物的腺体定植，超过一半的腺体标本生长凝固酶阴性葡萄球菌[7]。在隆乳手术患者的病理标本中，30% 是无菌的，但其余的标本依次培养出凝固酶阴性葡萄球菌属，包括白喉杆菌、乳酸菌、芽孢杆菌和链球菌。

隆乳手术作为世界上最常见的美容手术，将手术并发症发生风险降到最低对患者的安全至关重要[1]。基于此，术前预防性使用抗生素、选择正确的抗生素类型及在术后 24h 内停用预防性抗生素都是外科治疗改善项目（Surgical Care Improvement Project，SCIP）指南中的建议。1999 年美国疾病控制和预防中心（Center for Disease Control and Prevention）为减少手术部位感染（surgical site infections，SSIs）制定了该指南，并于 2006 年得以实施。SCIP 应用后，并未能实现在 4 年内将手术部位切口感染率降低 25% 的目标，这个指南的出发点是好的，但可能并未应用于所有的手术类型[8,9]。对此争论的焦点是：更多新的研究数据显示采用或不采用 SCIP 指南的建议，初次隆乳手术后的手术部位感染率并没有显著差异，并提出需要进行大规模的前瞻性试验[10]。当然，对于 SCIP 指南中的建议，在隆乳手术前使用适当的单剂量

T. M. Rankin · B. A. Worme · K. K. Higdon (✉)
Department of Plastic Surgery, Vanderbilt University Medical Center, Nashville, TN, USA
e-mail: kent.higdon@vumc.org

© Springer Nature Switzerland AG 2021
J. Y. S. Kim (ed.), *Managing Common and Uncommon Complications of Aesthetic Breast Surgery*,
https://doi.org/10.1007/978-3-030-57121-4_7

抗生素（头孢唑林、克林霉素或万古霉素）并在 24h 内停用[11-14]，我们还没有足够的数据来改变。

无菌技术不仅可以预防感染，也可以降低包膜挛缩的风险[15,16]。据报道，首次隆乳手术后包膜挛缩的发生率为 3.6%[9]，也有其他病例研究显示该概率为 2.8%~20.4%[10]。包膜挛缩可以发生在术后早期或后期（通常定义为术后 6 周以上）。包膜挛缩通常被称为美容隆乳手术的晚期并发症，10 年内的发生率为 9.2%。在 20 世纪 80 年代，Burkhardt 等就尝试使用碘伏（Purdue Frederick，Stamford，CT）在隆乳过程中灌洗囊袋[17]。Adams 等发现，12.5% 聚维酮碘、80mg 庆大霉素和 1g 头孢唑林联合可以有效杀灭乳房植入物感染周围所有最常见的细菌[18]。

以上实践模式在 2000 年前后发生了变化。美国 FDA 已经提出了使用碘伏对乳房植入物表面潜在负面影响的担忧[19]，这些担忧是基于乳房植入物制造商所做的研究调查。囊袋内使用碘伏可导致生理盐水乳房假体阀门补片出现分层，填充管浸泡碘伏可导致弹性强度变化和颜色改变[20,21]。然而，实际情况是，注水管和假体植入物所用的材料是不同的，自从使用生理盐水假体植入物以来，已经有很多报道显示隆乳手术囊袋中使用碘伏灌洗是安全的[18,22-26]。

其他并发症，如假体植入物破裂、移位、不对称、表面皱褶或血清肿等均可发生，具体讨论见本书其他章节[26]。包膜挛缩形成有多种原因，包括感染、假体破裂、血清肿、血肿或多种因素共同作用。这些因素都有一个共性，即由一系列免疫介质介导的局部炎症变化最终影响了肌成纤维细胞的活性，从而引起胶原沉积，导致植入的假体周围组织变性并引发疼痛[10]。在一些发生包膜挛缩的女性中甚至呈现出遗传倾向，可能是免疫介导引起的。这种免疫遗传学原因以及其他病因正是目前正在进行的大量研究的目的所在。

■ 隆乳手术后感染的危险因素

在评估隆乳手术后感染的危险因素时，需要考虑以下方面：手术方式的选择，用于局部皮肤准备的消毒剂类型，围手术期抗生素的选择，患者因素，植入假体的位置，术后护理，以及手术指征等。

在 1970 年进行的一项全球范围的调查中，10 941 例接受隆乳手术的女性中早发型和迟发型感染（术后超过 6 周）的发生率分别为 1.7% 和 0.8%；植入假体后感染的总感染发生率为 2.5%[27]；同时存在其他潜在的危险因素，包括患者因素，如年龄、体重指数（BMI）、是否有糖尿病、假体类型、假体是否被污染、手术环境是否达标、手术方式的选择、假体放置位置、抗生素的使用以及无菌操作等。事实上，一项对 129 007 例糖尿病患者在美容手术中发生感染并发症的调查显示，感染风险增加了 1 倍以上，而 BMI 指数升高和感染并发症的发生率呈正相关。在这项研究中，BMI < 18.5kg/m² 组的感染率为 0.1%，而 BMI > 40kg/m² 的病态肥胖组的感染率则超过 140%[7]。Brand 的调查报告显示，假体植入路径和假体囊袋位置并不影响感染率。虽然不同假体之间的感染率没有显著差异，但毛面假体和聚氨酯假体植入后有较高趋势的感染发生率（0.06% vs.0.16% 和 0.12%）。令人惊讶的是，吸烟、肥胖和糖尿病并没有增加感染率，但皮肤萎缩、瘢痕、同期手术、妊娠、哺乳前期（< 3 个月）、剧烈运动和乳房按摩都增加了感染的风险。此外，在乳房腺体部位使用皮质类固醇药物也会增加感染率。最近的调查数据显示，肥胖和糖尿病会增加感染率[28]。

Araco 等报道了 3 000 例接受美容隆乳手术的患者，并分析了假体制造商、假体植入位置、手术入路、是否使用电刀、是否使用抗生素进行囊袋灌洗以及是否使用引流管等具体因素的感染率[29]。与其他假体制造商相比，尽管研究中使用的所有植入假体都是毛面假体，但 Mentor 假体（Mentor Corporation, Santa Barbara, CA, USA）能明显降低感染风险（RR=6.3，表 7.1）此外，使用消毒液或抗生素进行囊袋冲洗也降低了感染风险（RR=4.6），而留置引流管超过 12h 导致感染率增加了超过 5 倍（表 7.2）。

表 7.1 假体制造商根据各自的核心数据提供给美国食品药品监督管理局（FDA）以获得批准的感染率

制造商	初次隆乳感染率	翻修手术感染率
Allergan[30]	< 1%	3.2%
Mentor[31]	1.5%	1.4%
Sientra[32]	0.9%	1.5%

Allergan：715 名女性参与了 Natrelle 核心研究。初次隆乳患者最常用的是光面假体（59%），最常见的切口位置是乳房下缘（46%）。超过一半的初次隆乳患者（54.9%）只选择隆乳，其余选择隆乳的患者伴有以下症状：乳房不对称、下垂和发育不全。隆乳翻修手术患者最常用的是光面假体（57%），最常见的切口位置为乳房下皱襞

表 7.2 不同类型的囊袋灌洗

冲洗剂	来源	注意事项
50% 碘伏	Burkhardt 等，1986[33]	包膜挛缩率为 18%
10% 碘伏 + 庆大霉素 80mg + 头孢唑林 1g	Adams 等，2000[18]	2000 年美国 FDA 颁布的最佳灌洗标准
杆菌肽 50 000U + 头孢唑林 1g + 庆大霉素 80mg + 生理盐水 500mL	Adams 等，2001[21]	无碘伏的最佳灌洗方案
万古霉素 1g + 庆大霉素 80mg + 头孢唑林 1g	Adams 等，2001[21]	假单胞菌增长 6%。任何细菌污染物都可能对万古霉素产生耐药性，治疗困难
0.025% HOCl 溶液 115mL	Haws 等，2018[34]	必须避光保存和手术野保持低蛋白浓度以避免 HOCl 失活
"抗生素灌洗" 荟萃分析	Lynch 等，2018[35]	与生理盐水对照组相比，感染的相对风险（RR）为 0.52

FDA：食品药品监督管理局

导致感染和并发症风险的其他因素还包括假体表面是光面还是毛面。在研究发现聚氨酯涂层乳房植入物与致癌物 2,4- 甲苯二胺有关之后，技术人员尝试对乳房植入物表面进行纹理化处理来破坏可能导致包膜挛缩的肌成纤维细胞的线性排列，目的是改善假体和自体组织的相容性，减少包膜挛缩和假体的位移。制造商可以使用很多种方法来实现硅酮假体表面的毛面化处理，包括硫化作用、抗盐降失水剂、印迹法和拥有专利权的"纳米"纹理技术[36]。然而，也有研究发现毛面假体更利于细菌的生长[37]。从临床角度来说，无论假体表面质地如何，细菌定殖量都有一个阈值，达到这个阈值后假体就容易发生感染，从而引起包膜挛缩。Jones 等的研究提出了一种更客观的方法——根据与细菌生长有关的假体表面积和粗糙度对隆乳假体上的纹理量进行分级，因为这些纹理和细菌生长相关[36]。该方法是计算假体的三维和二维表面积比，比值 > 5 为高，3~5 为中等，2~3 为低，< 2 为最低。一般来说，聚氨酯涂层的植入物有的表面积比"高"。盐的流失和硫化会产生"中间"的表面积，印迹产生"低"的表面积。光面假体和"纳米"纹理拥有最小的表面积。关于假体表面积的相关理论在讨论乳房假体植入术的术中感染中至关重要的，因为细菌负荷量和表面积之间存在线性关系。

还有一些技术可以减少感染风险，包括来自整形外科医生并由 Mladick 推广实施的"无接触技术"[38]。对采用该技术的 2 800 例假体植入术后患者的调查显示，历时 17 年，包膜挛缩率明显下降，并且无感染病例报告。更先进的非接触技术包括使用漏斗来减少植入物与皮肤和乳腺组织的接触[39]。最近一项针对美国整形外科医生的调查显示，只有不到一半的术者在假体隆乳手术中使用凯勒漏斗（Keller Funnel；Allergan Pharmaceutical Co, Dublin, Ireland）[39]。

在使用凯勒漏斗时，术者先把锥形漏斗较小的一端修剪到一定的长度，使其适合术中所选择假体的尺寸和形状；随后将漏斗浸泡在无菌溶液中以润滑套筒内部；然后将假体从无菌容器中

转移到漏斗中，也可以使用其他方法，如用覆盖在假体容器上的无菌纸抓住假体放入漏斗中，有报道显示，这个细微的操作细节使隆乳手术后 2 年的包膜挛缩率下降了 87%[40]。此后，关于描述非接触技术的各类报道逐渐增多[41]。

▇ 临床表现

隆乳手术后在急性期或亚急性期甚至术后晚期发生感染的情况较少见。急性期的感染概率仅为 0~4%[27, 42-46]（图 7.1）。我们掌握的大多数基于回顾性分析或自我调查的报告数据都提示急性期乳房感染比较罕见，手术后期的感染相关数据很难获得，而且可能因外科医生的回忆偏差而产生误差[46]。然而，最近的研究数据显示，大多数隆乳手术后晚期感染发生在假体植入术后 30d 内[47]。患者通常在术后 1 个月内出现急性感染，中位时间为 10~12d[27]。术后 2 个月及更长时间，感染人数会急剧下降。该

研究结果是对 54 661 例隆乳手术进行总结得出的，超过 70% 的感染发生在术后第 1 个月，第 2 个月的发生率为 10%，第 3~6 个月为 10%，第 7 个月之后仅为 5%。临床表现为乳房红斑、发热和疼痛。一般通过症状即可诊断，影像学检查如 CT、超声和 MRI 一般在临床症状不典型时使用，也可辅助进行感染灶穿刺和药敏培养。超声因其无创性和经济性，通常辅助用于假体周围感染的穿刺检查。

隆乳手术后较罕见的全身性感染表现为脓毒症休克，其平均发病时间为术后 4d，但也有报道称发病时间为术后 24h 内[48]。这些病例的手术部位通常没有典型的急性感染表现，但表现出心动过速、低血压、发热和假体周围化脓性炎症，可能是由金黄色葡萄球菌或链球菌引起。在一些乳房感染后期病例中也发现过分枝杆菌，表现为大量无特殊气味的积液，早期培养结果为细菌阴性[49]。曾经在一例特殊病例的污染皮肤标本中发现了这种细菌，但很难溯源。

▇ 处理措施

急性乳房假体感染的处理遵循任何手术部位感染的处理原则，即临床医生必须高度怀疑存在引起感染的异物。一旦做出临床诊断，就应该着手明确致病微生物。如果存在假体周围液体，可在超声引导下进行穿刺抽吸。抽吸的液体要送革兰氏染色和培养。上述的罕见病例除了必须进行革兰氏染色和有氧、无氧和真菌培养外，还需要进行抗酸染色和培养。对于分枝杆菌的快速鉴定需要 Lowenstein-Jensen 培养基和 BACTEC MB900 仪器[5]。轻微感染可以使用能够良好覆盖典型革兰氏阳性菌的抗生素口服治疗。我们在设备检测微生物组的数据中发现，当患者对磺胺类药物过敏时，大多数感染对磺胺甲恶唑 / 甲氧苄啶或多西环素有反应。如果在保守治疗 48h 内，红肿和疼痛没有变化，或者患者开始出现全身感染的迹象，则需要更积极地给予静脉抗生素治疗[26]。如果静脉给予抗生素 48h 后局部红肿仍未得到改善，可能要

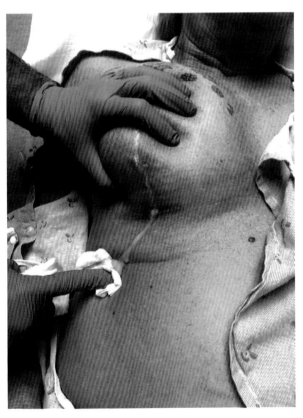

图 7.1　隆乳手术后假体急性感染的照片

将患者送进手术室取出移植假体，也有通过手术挽救以保留假体的病例报道[50]。取出假体后，患者需要口服 10~14d 的抗生素。如果患者出现中毒性休克，必须静脉给予抗生素治疗，并应第一时间迅速取出移植假体（图 7.2）。

如果计划保留假体并重新将其植入，就需要对患者进行静脉抗生素治疗，同时必须取出假体，反复擦洗包膜，并充分冲洗囊袋。Yii 等报道，为了增加假体周围血管化组织的表面积，对囊壁进行切除，之后放置了 2 条引流管，术后持续灌洗抗生素 5d。隆乳手术后假体周围感染的挽救率为 45%~64%[50, 51]。以上做法比较激进，也需要很多资源，因此外科医生应向患者清楚解释这样操作的高失败率，并须把握好适应证，谨慎应用。报道过挽救治疗的这些作者的经验是，应对出现轻微皮肤红肿的患者积极地给予口服抗生素治疗，对有明显蜂窝织炎的患者静脉给予抗生素治疗。如果高度怀疑假体已经被感染和（或）证明被感染，则需要根据情况取出假体，让周围组织愈合和恢复 6~12 周后，再根据局部软组织条件尝试进行隆乳手术。

■ 总　结

隆乳手术是具有良好的安全性和非常高的患者满意度的术式，深受人们的青睐。现代的非接触技术，以及对潜在污染物和生物膜更好的认识，使外科医生能够将乳房植入物的感染率保持在很低的水平。感染大多发生在术后 10~12d，表现为典型的感染症状，包括发热、切口红肿和疼痛。虽然感染的发生率很低，但中毒性休克、早期脓毒性休克和非典型分枝杆菌感染可能引起致命的并发症，我们必须保持警惕。葡萄球菌和其他革兰氏阳性皮肤定植菌仍然是隆乳手术中感染性并发症的主要致病菌，因此，外科医生良好的操作技术和遵守相关手术指南对感染的预防至关重要[52]。一旦患者确定感染，必须给予适当的抗生素治疗。对于大多数切口部位感染的病例，口服抗生素 14d 已足够，但对于出现严重的蜂窝织炎、全身系统性疾病或菌血症的患者，静脉给予抗生素非常有必要。大多数假体感染的最佳治疗方法是循序渐进的，即必须先取出假体并对患者全身应用抗生素，然后在植入新假体之前需要一段时间等待组织愈合和修复。

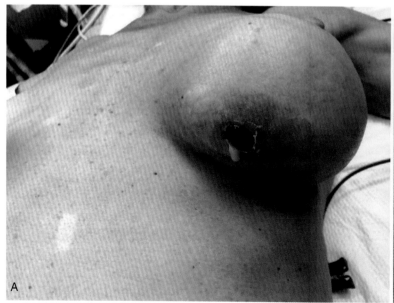 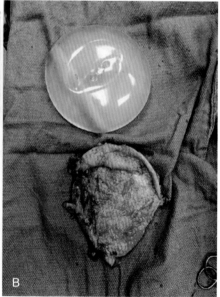

图 7.2　免疫缺陷患者假体暴露伴慢性感染的照片，不幸的是该假体无法再继续使用

作者署名：本文作者 Timothy M.Rankin、Blair A.Wormer 和 Kent K.Higdon 均符合国际医学期刊编辑委员会（ICMJE）关于作者署名的相关要求，他们在本文的撰写和审批工作中做出了实质性的贡献，并对本文的所有内容负责。

声明：作者 Timothy M.Rankin、Blair A.Wormer 和 Kent K.Higdon 与本文中提到的产品、设备或药物没有任何经济利益关系。

资助：本文未获得任何研究、作者或出版商的资金支持。

（韩夫　译）

参考文献

[1] 2017 Cosmetic Plastic Surgery Statistics. 2018. Available from: https://www.plasticsurgery.org/ documents/News/Statistics/2017/plastic-surgery-statistics-full-report-2017.pdf.

[2] Haiken E. Venus envy: a history of cosmetic surgery. Baltimore: John's Hopkin's University Press, 1997.

[3] Harris HI. Survey of breast implants from the point of view of carcinogenesis.Plast Reconstr Surg Transplant Bull, 1961, 28: 81–83.

[4] Cronin TD, Gerow FJ. Augmentation mammaplasty: a new "natural feel" prosthesis//Transactions of the Third International Congress of Plastic and Reconstructive Surgery. Amsterdam: Excerpta Medica, 1963: 41–49.

[5] Pittet B, Montandon D, Pittet D. Infection in breast implants.Lancet Infect Dis, 2005, 5(2): 94–106.

[6] Duteille F, Perrot P, Bacheley MH, et al. Eight-year safety data for round and anatomical silicone gel breast implants. Aesthet Surg J, 2018, 38(2): 151–161.

[7] Thornton JW, Argenta LC, McClatchey KD, et al. Studies on the endogenous flora of the human breast. Ann Plast Surg.1988, 20(1): 39–42.

[8] Clayton JL, Bazakas A, Lee CN, et al. Once is not enough: withholding postoperative prophylactic antibiotics in prosthetic breast reconstruction is associated with an increased risk of infection. Plast Reconstr Surg, 2012, 130(3): 495–502.

[9] Schonberger RB, Barash PG, Lagasse RS. The surgical care improvement project antibiotic guidelines: should we expect more than good intentions? Anesth Analg, 2015, 121(2): 397–403.

[10] Keramidas E, Lymperopoulos NS, Rodopoulou S. Is antibiotic prophylaxis in breast augmentation necessary? A prospective study.Plast Surg (Oakv), 2016, 24(3): 195–198.

[11] Hardwicke JT, Bechar J, Skillman JM. Are systemic antibiotics indicated in aesthetic breast surgery? A systematic review of the literature. Plast Reconstr Surg, 2013, 131(6): 1395–1403.

[12] Khan UD. Breast augmentation, antibiotic prophylaxis, and infection: comparative analysis of 1, 628 primary augmentation mammoplasties assessing the role and efficacy of antibiotics prophylaxis duration. Aesthet Plast Surg, 2010, 34(1): 42–47.

[13] Mirzabeigi MN, Mericli AF, Ortlip T, et al. Evaluating the role of postoperative prophylactic antibiotics in primary and secondary breast augmentation: a retrospective review. Aesthet Surg J, 2012, 32(1): 61–68.

[14] Surgeons ASoP. Evidence-based clinical practice guideline: breast reconstruction with expanders and implants. 2019.Available from: https://www. plasticsurgery.org/ documents/Health-Policy/ Guidelines/guideline-2013-breast- recon-expanders-implants.pdf.

[15] Adams WP Jr. Discussion: subclinical (biofilm) infection causes capsular contracture in a porcine model following augmentation mammaplasty. Plast Reconstr Surg, 2010, 126(3): 843–844.

[16] Tamboto H, Vickery K, Deva AK. Subclinical (biofilm) infection causes capsular contracture in a porcine model following augmentation mammaplasty. Plast Reconstr Surg, 2010, 126(3): 835–842.

[17] Burkhardt BR, Demas CP. The effect of Siltex texturing and povidone-iodine irrigation on capsular contracture around saline inflatable breast implants. Plast Reconstr Surg, 1994, 93(1): 123–128, discussion 129–130.

[18] Adams WP Jr, Conner WC, Barton FE Jr, et al. Optimizing breast pocket irrigation: an in vitro study and clinical implications. Plast Reconstr Surg, 2000, 105(1): 334–338, discussion 339–343.

[19] Jewell ML, Adams WP Jr. Betadine and breast implants. Aesthet Surg J, 2018, 38(6): 623–626.

[20] Becker H, Becker CD. The effect of betadine on silicone implants.Plast Reconstr Surg, 2000, 106(7): 1665.

[21] Adams WP Jr, Conner WC, Barton FE Jr, et al. Optimizing breast-pocket irrigation: the post-betadine era. Plast Reconstr Surg, 2001, 107(6): 1596–1601.

[22] Wiener TC. The role of betadine irrigation in breast augmentation.Plast Reconstr Surg, 2007, 119(1): 12–15, discussion 16–17.

[23] Burkhardt BR, Eades E. The effect of biocell texturing and povidone-iodine irrigation on capsular contracture around saline-inflatable breast implants. Plast Reconstr Surg, 1995, 96(6): 1317–1325.

[24] Zambacos GJ, Nguyen D, Morris RJ. Effect of povidone iodine on silicone gel breast implants in vitro: implications for clinical practice. Plast Reconstr Surg, 2004, 114(3): 706–710, discussion711–712.

[25] Brandon HJ, Young VL, Jerina KL, et al. Mechanical analysis of explanted saline-filled breast implants exposed to betadine pocket irrigation. Aesthet Surg J, 2002, 22(5): 438–445.

[26] Lalani T. Breast implant infections: an update. Infect Dis Clin N Am, 2018, 32(4): 877–884.

[27] De Cholnoky T. Augmentation mammaplasty. Survey of complications in 10 941 patients by 265 surgeons.

Plast Reconstr Surg, 1970, 45(6): 573–577.

[28] Kato H, Nakagami G, Iwahira Y, et al. Risk factors and risk scoring tool for infection during tissue expansion in tissue expander and implant breast reconstruction. Breast J, 2013, 19(6): 618–626.

[29] Araco A, Gravante G, Araco F, et al. Infections of breast implants in aesthetic breast augmentations: a single-center review of 3 002 patients. Aesthet Plast Surg, 2007, 31(4): 325–329.

[30] Spear SL, Murphy DK. Natrelle round silicone breast implants: Core study results at 10 years. Plast Reconstr Surg, 2014, 133(6): 1354–1361.

[31] Cunningham B. The Mentor Core study on silicone MemoryGel breast implants. Plast Reconstr Surg, 2007, 120(7 Suppl 1): 19S–29S, discussion 30S–32S.

[32] Stevens WG, Calobrace MB, Harrington J, et al. Nine-year Core study data for Sientra's FDA-approved round and shaped implants with high-strength cohesive silicone gel. Aesthet Surg J, 2016, 36(4): 404 – 416.

[33] Burkhardt BR, Dempsey PD, Schnur PL, et al. Capsular contracture: a prospective study of the effect of local antibacterial agents.Plast Reconstr Surg, 1986, 77(6): 919–932.

[34] Haws MJ, Gingrass MK, Porter RS, et al. Surgical breast pocket irrigation with hypochlorous acid (HOCl): an in vivo evaluation of pocket protein content and potential HOCl antimicrobial capacity. Aesthet Surg J, 2018, 38(11): 1178–1184.

[35] Lynch JM, Sebai ME, Rodriguez-Unda NA, et al. Breast pocket irrigation with antibiotic solution at implant insertion: a systematic review and meta-analysis. Aesthet Plast Surg, 2018, 42(5): 1179–1186.

[36] Jones P, Mempin M, Hu H, et al. The functional influence of breast implant outer Shell morphology on bacterial attachment and growth. Plast Reconstr Surg, 2018, 142(4): 837–849.

[37] Jacombs A, Tahir S, Hu H, et al. In vitro and in vivo investigation of the influence of implant surface on the formation of bacterial biofilm in mammary implants. Plast Reconstr Surg, 2014, 133(4): 471e–80e.

[38] Mladick RA. "No-touch" submuscular saline breast augmentation technique. Aesthet Plast Surg, 1993, 17(3): 183–192.

[39] Chopra K, Gowda AU, McNichols CHL, et al. Antimicrobial prophylaxis practice patterns in breast augmentation: a national survey of current practice. Ann Plast Surg, 2017, 78(6): 629–632.

[40] Newman AN, Davison SP. Effect of keller funnel on the rate of capsular contracture in periareolar breast augmentation. Plast Reconstr Surg Glob Open, 2018, 6(6): e1834.

[41] Zhang S, Blanchet NP. An easy and cost-effective method to perform the "no-touch" technique in saline breast augmentation.Aesthet Surg J, 2015, 35(6): Np176–178.

[42] Cronin TD, Greenberg RL. Our experiences with the silastic gel breast prosthesis. Plast Reconstr Surg, 1970, 46(1): 1–7.

[43] Clegg HW, Bertagnoll P, Hightower AW, et al. Mammaplasty-associated mycobacterial infection: a survey of plastic surgeons.Plast Reconstr Surg, 1983, 72(2): 165–169.

[44] Schatten WE. Reconstruction of breasts following mastectomy with polyurethane-covered, gel-filled prostheses. Ann Plast Surg, 1984, 12(2): 147–156.

[45] Hester TR Jr, Nahai F, Bostwick J, et al. A 5-year experience with polyurethane-covered mammary prostheses for treatment of capsular contracture, primary augmentation mammoplasty, and breast reconstruction. Clin Plast Surg, 1988, 15(4): 569–585.

[46] Brand KG. Infection of mammary prostheses: a survey and the question of prevention. Ann Plast Surg, 1993, 30(4): 289–295.

[47] Sinha I, Pusic AL, Wilkins EG, et al. Late surgical-site infection in immediate implant-based breast reconstruction. Plast Reconstr Surg, 2017, 139(1): 20–28.

[48] Holm C, Muhlbauer W. Toxic shock syndrome in plastic surgery patients: case report and review of the literature. Aesthet Plast Surg, 1998, 22(3): 180–184.

[49] Safranek TJ, Jarvis WR, Carson LA, et al. Mycobacterium chelonae wound infections after plastic surgery employing contaminated gentian violet skin-marking solution. N Engl J Med, 1987, 317(4): 197–201.

[50] Yii NW, Khoo CT. Salvage of infected expander prostheses in breast reconstruction. Plast Reconstr Surg, 2003, 111(3): 1087–1092.

[51] Wilkinson TS, Swartz BE, Toranto IR. Resolution of late-developing periprosthetic breast infections without prosthesis removal. Aesthet Plast Surg. 1985, 9(2): 79–85.

[52] Rosenberger LH, Politano AD, Sawyer RG. The surgical care improvement project and prevention of post-operative infection, including surgical site infection. Surg Infect, 2011, 12(3): 163–168.

第 8 章

需要乳房重建解决的乳房美容手术问题

Yoav Barnea, Or Friedman, Michael Scheflan

■ 引 言

植入物隆乳是一种复杂的手术，需要不断融合创新的手术方法和技术以改善手术效果。乳房美容手术的并发症往往需要重建来解决，包括自体软组织加强、植入物支撑和皮肤包膜调整。本章我们将介绍乳房重建的手术方法和技术，以及其在具有挑战性的乳房美容手术患者中的应用，包括将自体脂肪移植到乳房，使用网片，以及在乳房不对称、软组织松弛、植入物移位和其他乳房疾病的情况下使用局部乳房皮瓣。

■ 乳房的自体脂肪移植

1893 年 Neuber 尝试将脂肪移植到乳房，是大量脂肪转移的首次记录[1]。1987 年，Bircoll 尝试了吸脂术和向乳房注射自体脂肪[2-4]。1995 年 Coleman 发表了第一个脂肪移植标准化方案，之后这项技术得到了越来越多的应用[5]。

随后大量的研究、系统回顾和 meta 分析都描述了乳房的自体脂肪移植在提高保留容积和可接受的肿瘤学和放射学方面的安全性[6-10]。

脂肪移植通常用于乳房重建手术的容积填充、软组织增强和皮肤再生。而自体脂肪的再生特性、易于利用、低并发症发生率和高安全性，使其成为理想的填充物。脂肪移植既可以作为乳房植入物的复合补充物，也可以作为独立的填充物[11]。

■ 复合隆乳

植入物隆乳手术有许多缺点，包括可见性、可触性、波纹外观、皮肤萎缩、过于紧实、包膜挛缩、不对称和外观不自然。脂肪填充可以改善这些不良的后遗症[12-27]。乳房上部脂肪移植可以减少阶梯样（step-off）畸形，使上部斜度更自然，减少了可见性、可触性和波纹外观（病例 1；图 8.1）。在使用圆形植入物时，有选择地将脂肪移植到上部，可以获得"解剖学"外观，且不必担心植入物旋转不良[28]。当两侧乳房不对称时，可以有选择地进行脂肪移植，两侧乳房使用同样大小的植入物，但一侧乳房可以填充更多的脂肪，或用脂肪填充胸部畸形的缺损处（病例 2；图 8.2）。在植入物周围填充脂肪可以使周围的软组织增厚，从而提高植入物的稳定性。最近的研究表明，使用脂肪移植治疗严重的包膜挛缩，可以获得良好的临床效果[29]。

Y. Barnea (✉)
Plastic and Reconstructive Breast Surgery Unit, Plastic Surgery Department, Tel-Aviv Sourasky Medical Center, Sackler Faculty of Medicine, Tel-Aviv, Israel

O. Friedman
Department of Plastic Surgery, Tel-Aviv Sourasky Medical Center, Tel-Aviv, Israel

M. Schefan
Department of Surgery, Assuta Medical Center, Tel Aviv, Israel

© Springer Nature Switzerland AG 2021
J. Y. S. Kim (ed.), *Managing Common and Uncommon Complications of Aesthetic Breast Surgery*,
https://doi.org/10. 1007/978-3-030-57121-4_8

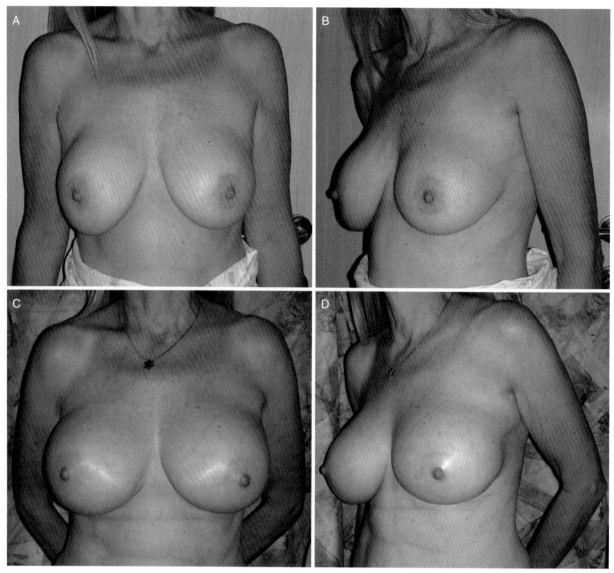

图 8.1　病例 1：乳房上部轮廓凹陷的脂肪移植。一位 55 岁的患者，双侧腺下隆乳术后 30 年，诊断为双侧囊外硅胶渗漏和上内侧波纹。A、B. 在乳房上内侧进行了双侧植入物更换和 80cc 脂肪移植。C、D. 患者术后 6 个月的照片

植入物隆乳手术的并发症，如动画畸形和双泡畸形，也可以用脂肪移植来治疗[29,30]。在初次植入物隆乳手术中使用脂肪移植也越来越被人们所接受。使用小型（100~200cc）植入物联合更多的脂肪（200~400cc）进行隆乳手术获得的乳房，被称为"混合或复合乳房"。据报道，当植入物体积小而脂肪填充较多时，乳房的可触性、可见性和整体效果会更自然[27-31]。

◼ 单纯自体脂肪移植隆乳

　　自体脂肪移植隆乳作为假体隆乳的一种替代方法越来越受到人们的青睐[11,31]。这种方法

最早是见于趣闻中[3]，现在已经出现了很多单独使用脂肪移植隆乳的安全性和有效性的报道。关于乳房植入物的核心研究显示[24]，假体相关的并发症和高修复率，以及越来越多的乳房假体相关的间变性大细胞淋巴瘤（breast implant-associated anaplastic large-cell lymphoma，BIA-ALCL）和乳房假体病变的发生，导致外科医生和患者开始寻求植入物的替代品。乳房皮肤包膜过紧的患者不适合行单纯脂肪移植隆乳，而乳房皮肤松弛的患者或曾植入假体但想取出假体的患者则适合行单纯脂肪移植隆乳，前提是他们有足够的能提供脂肪的部位。单纯脂肪移

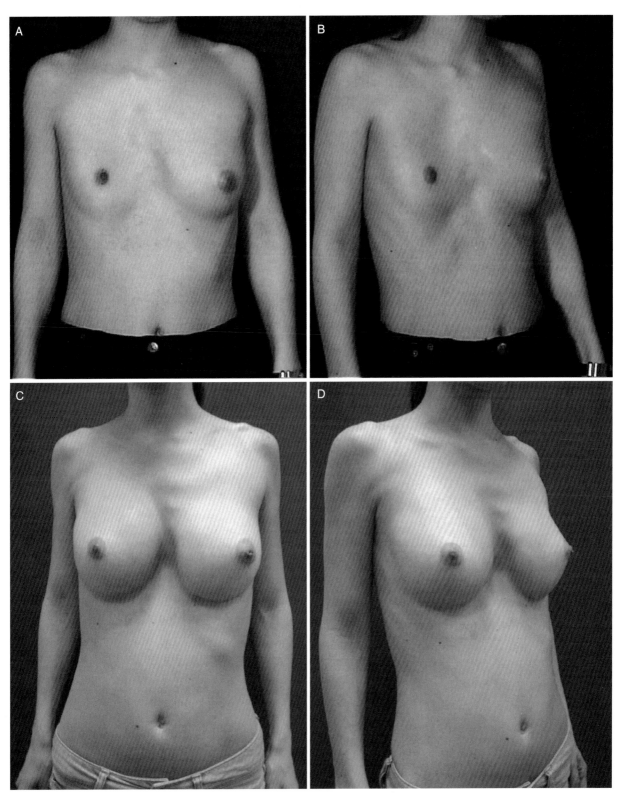

图 8.2 病例 2：体积和形状不对称乳房的脂肪移植。这是一位有先天性乳房不对称和胸壁畸形的 25 岁患者。A、B. 患者接受了双侧不同尺寸植入物和每侧 90cc 脂肪移植手术。C、D. 患者术后 1 年的照片

植隆乳的优点包括没有异物，瘢痕较少，乳房的感觉和外观更自然，使用寿命长，柔软度和供体部位具有再塑形。正如 Ross[28] 等所说的，虽然目前还没有最佳的脂肪移植技术，但更好的脂肪采集和脂肪加工技术以及移植新技术正在迅猛发展。

■ 使用网片的乳房手术

软组织老化的表现为萎缩和变薄，导致乳房下垂，这是所有类型乳房美容手术的主要缺点。在过去的 35 年，人们已经在美容手术中尝试使用了各种类型的网片，试图加强软组织[32]。乳房手术中最早使用的网片是腹壁重建中使用

的补片，但现在已经有了乳房重建手术专用网片，包括生物性［脱细胞真皮基质（ADM）］和人工合成的可吸收和不可吸收网片。Goes 报道了用于乳房切除术的各种永久性和可吸收生物支架，并描述了一种结合了双环技术的乳房形成术[32]。目前，网片在乳房手术中的作用包括软组织加强、植入物支持、软组织调节和再生（病例 3；图 8.3）。乳房固定术和乳房缩小成形术旨在提升乳房、减轻重量和收紧下垂的乳房组织，从而恢复更令人愉悦和年轻的乳房轮廓。

多年来，人们一直希望能使用各种技术来改善乳房的形状、凸度和瘢痕[33-40]，然而，复发性下垂使得许多患者不满意初次修复效果，

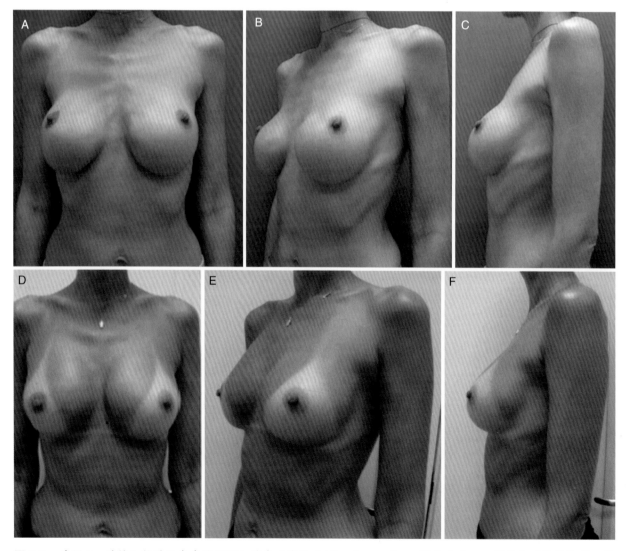

图 8.3　病例 3：对植入物移位患者使用脱细胞真皮基质（ADM）。一位 38 岁的患者，双侧腺体下隆乳和植入物下凸畸形后 10 年。A~C. 行双侧植入物置换并使用 ADM 进行下极加固。D~F. 患者术后 1 年的照片

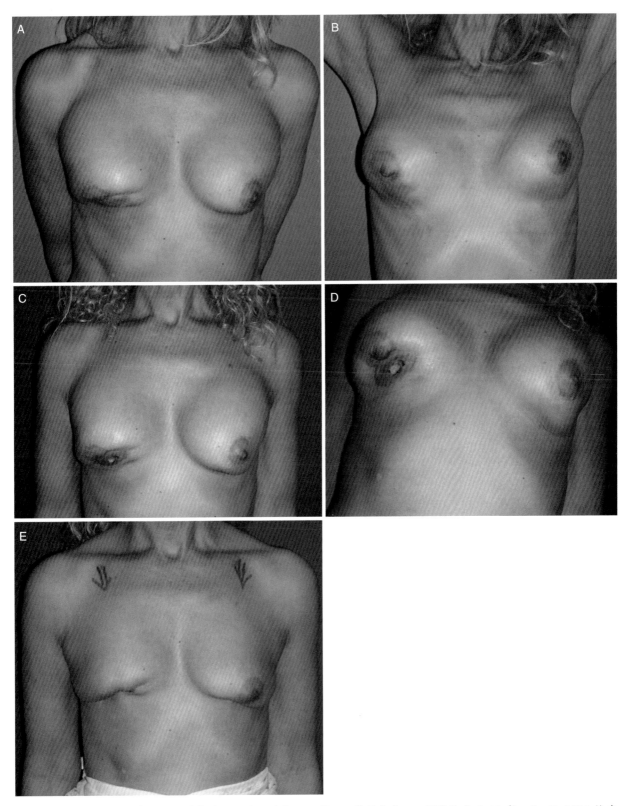

图 8.4　病例 4：使用穿支皮瓣修复皮肤及体积缺损。一位 50 岁的患者，双侧隆乳术后 30 年。A、B. MRI 检查诊断为双侧囊外硅胶渗漏和累及右侧乳房下部的硅胶肉芽肿。C、D. 计划对患者进行手术，但失访了。1 年后，患者的右侧乳房右下部出现了一个开放性伤口。E、F. 对患者进行伤口清创、双侧植入物移除和全包膜囊切除术。1 年后，在左侧乳房重新放置植入物，并用胸背动脉穿支（thoraco-dorsal artery perforator, TDAP）皮瓣和植入物重建右侧乳房。G~I. 患者术后 1 年的照片

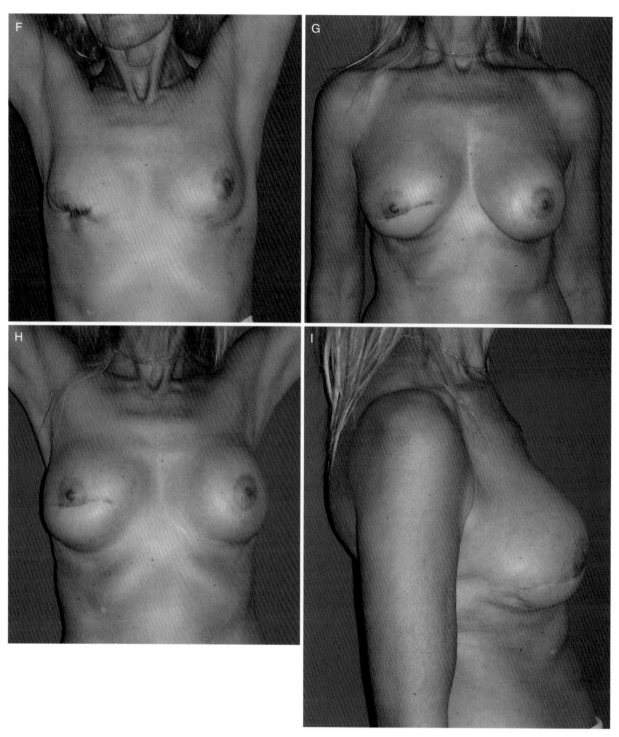

图 8.4 （续）

现在这个问题已经通过使用胸大肌或筋膜环悬吊和支持下垂的乳房组织并保持上部的丰满度得到了解决 [41,42]。目前也使用大量的合成网片和 ADM 悬吊乳房 [43-45]。最近 Adams 等描述了使用聚 4- 羟基丁酸酯（P4HB）网片来加强乳房软组织的方法 [46]。

隆乳手术后的二次修复一直是整形外科医生面临的挑战之一 [47]。需要行修复手术的常见原因包括乳房表面不规则（即波纹 / 皱褶）、包膜挛缩、底部凹陷、植入物移位、动画畸形和瀑布畸形 [47-53]。这些患者通常体形较瘦，乳房包膜有瘢痕，软组织少 [48]。然而，试图解决一个问题往往会导致产生另一个问题。例如，在薄的乳房包膜中缝合包膜会导致凹陷和畸形，而且由于组织薄弱，情况会经常复发。

使用 ADM 来支撑植入物和加强软组织有助于重新定位和固定植入物，并掩盖乳房表面的不规则（图 8.3）。ADM 的生物特性可以调节炎症反应，降低包膜挛缩率。在乳房切除术后重建中，已经充分报道了 ADM 的这些优点，有多份报告描述了其短期和长期应用获得了成功的结果[54-64]。大量公开资料建议将 ADM 用于乳房固定术中的软组织加强[43]，以及将植入平面从腺体下转换为胸骨下，反之亦然[65]。合成网片比 ADM 价格便宜得多，而且已有证据证明了其在基于二次植入的修正手术中的安全性和有效性，当然，还需要进行长期研究比较其与 ADM 的性能[46]。

局部皮瓣和组织移位

乳房局部皮瓣和组织移位已成为保乳手术后肿瘤性乳房整形的一种重要方法。这个技术常应用于乳房不对称和管状乳房病例中，将乳房组织从组织多余的区域重新分配到组织不足的区域[66]。在许多情况下，可以将这种技术与脂肪移植或植入物相结合。还有一些比较罕见的情况，例如，当患者出现因硅胶挤压皮肤形成的肉芽肿时，也需要使用局部皮瓣来重建缺损的皮肤包膜（病例 4；图 8.4）。

总 结

乳房美容手术既可以得益于乳房重建手术技术的进步，也可以吸取乳房重建手术中得到的教训。复杂的美学修复手术可能需要使用脂肪移植、ADM 或网片支撑或者囊袋修复，严重情况下还需要使用自体皮瓣辅助修复。选择匹配的患者和合适的手术技术可以获得良好的美容效果和患者满意度，即使在面对最具挑战性的美学病例时，也是如此。

（钱丰源 译，李永平 审校）

参考文献

[1] Neuber F. Fettransplantation. Chir Kongr Verhandl Dsch Gesellch Chir, 1893, 22: 66.

[2] Bircoll M. Autologous fat transplantation. Plast Reconstr Surg, 1987, 79: 492–493.

[3] Bircoll M. Cosmetic breast augmentation utilizing autologous fat and liposuction techniques. Plast Reconstr Surg, 1987, 79: 267–271.

[4] Bircoll M, Novack BH. Autologous fat transplantation employing liposuction techniques. Ann Plast Surg, 1987, 18: 327–329.

[5] Coleman SR. Long-term survival of fat transplants: controlled demonstrations. Aesthet Plast Surg, 1995, 19: 421–425.

[6] Charvet HJ, Orbay H, Wong MS, et al. The oncologic safety of breast fat grafting and contradictions between basic science and clinical studies: a systematic review of the recent literature. Ann Plast Surg, 2015, 75: 471–479.

[7] Zhou Y, Wang J, Li H, et al. Efficacy and safety of cell-assisted lipotransfer: a systematic review and meta-analysis. Plast Reconstr Surg, 2016, 137: 44e–57e.

[8] Groen JW, Negenborn VL, Twisk DJWR, et al. Autologous fat grafting in oncoplastic breast reconstruction: a systematic review on oncological and radiological safety, volume retention and patient/surgeon satisfaction. J Plast Reconstr Aesthet Surg, 2016, 69: 742–764.

[9] Groen JW, Negenborn VL, Twisk JW, et al. Autologous fat grafting in cosmetic breast augmentation: a systematic review on radiological safety, complications, volume retention, and patient/surgeon satisfaction. Aesthet Surg J, 2016, 36: 993–1007.

[10] De Decker M, De Schrijver L, Thiessen F, et al. Breast cancer and fat grafting efficacy, safety and complications—a systematic review. Eur J Obstet Gynecol Reprod Biol, 2016, 207: 100–108.

[11] Yoshimura K, Sato K, Aoi N, et al. Cell-assisted lipotransfer for cosmetic breast augmentation: supportive use of adipose-derived stem/stromal cells. Aesthet Plast Surg, 2008, 32: 48–55, discussion 56–57.

[12] Bostwich J II. Aesthetic and reconstructive breast surgery. St Louis: C. V. Mosby, 1983: 29.

[13] Hedén P, Montemurro P, Adams WP Jr, et al. Anatomical and round breast implants: how to select and indications for use. Plast Reconstr Surg, 2015, 136: 263–272.

[14] Adams WP Jr, Mallucci P. Breast augmentation. Plast Reconstr Surg, 2012, 130: 597e–611e.

[15] Adams WP Jr, Small KH. The process of breast augmentation with special focus on patientucation, patient selection and implant selection. Clin Plast Surg, 2015, 42: 413–426.

[16] Hedén P, Brown MH, Luan J, et al. Delphi study consensus recommendations: patient selection and preoperative planning measurements for Natrelle 410. Plast Reconstr Surg Glob Open, 2015, 3: e556.

[17] Caplin DA. Indications for the use of MemoryShape breast implants in aesthetic and reconstructive breast surgery: long-term clinical outcomes of shaped versus round silicone breast implants. Plast Reconstr Surg, 2014, 134(Suppl): 27S–37S.

[18] Hammond DC. Technique and results using MemoryShape implants in aesthetic and reconstructive breast surgery. Plast Reconstr Surg, 2014, 134(Suppl): 16S–26S.

[19] Hedén P, Jernbeck J, Hober M. Breast augmentation with anatomical cohesive gel implants: the world's largest current experience. Clin Plast Surg, 2001, 28: 531–552.

[20] Baeke JL. Breast deformity caused by anatomical or teardrop implant rotation. Plast Reconstr Surg, 2002, 109: 2555–2564, discussion 2568.

[21] Tebbetts JB. Dual plane breast augmentation: optimizing implant-soft-tissue relationships in a wide range of breast types. Plast Reconstr Surg, 2006, 118(Suppl): 81S–98S, discussion 99S–102S.

[22] Hahn M, Kuner RP, Scheler P, et al. Sonographic criteria for the confirmation of implant rotation and the development of an implant-capsule-interaction ("interface") in anatomically formed textured breast implants with texturized biocell-surface. Ultraschall Med, 2008, 29: 399–404.

[23] Hammond DC, Migliori MM, Caplin DA, et al. Mentor contour profile gel implants: clinical outcomes at 6years. Plast Reconstr Surg, 2012, 129: 1381–1391.

[24] Maxwell GP, Van Natta BW, Murphy DK, et al. Natrelle style 410 form-stable silicone breast implants: core study results at 6 years. Aesthet Surg J, 2012, 32: 709–717.

[25] Lista F, Tutino R, Khan A, et al. Subglandular breast augmentation with textured, anatomic, cohesive silicone implants: a review of 440 consecutive patients. Plast Reconstr Surg, 2013, 132: 295–303.

[26] Maxwell GP, Scheflan M, Spear S, et al. Benefits and limitations of macrotextured breast implants and consensus recommendations for optimizing their effectiveness. Aesthet Surg J, 2014, 4: 876 –881.

[27] Auclair E, Blondeel P, Del Vecchio DA. Composite breast augmentation: soft-tissue planning using implants and fat. Plast Reconstr Surg, 2013, 132(3): 558–568.

[28] Ross RJ, Shayan R, Mutimer KL, et al. Autologous fat grafting: current state of the art and critical review. Ann Plast Surg, 2014, 73(3): 352–357.

[29] de Blacam C, Momoh AO, Colakoglu S, et al. Evaluation of clinical outcomes and aesthetic results after autologous fat grafting for contour deformities of the reconstructed breast. Plast Reconstr Surg, 2011, 128: 411e–418e.

[30] Spear SL, Coles CN, Leung BK, et al. The safety, effectiveness, and efficiency of autologous fat grafting in breast surgery. Plast Reconstr Surg Glob Open, 2016, 4: e827.

[31] Chiu CH. Autologous fat grafting for breast augmentation in underweight women. Aesthet Surg J, 2014, 34(7): 1066 –1082.

[32] Góes JC. Periareolar mammaplasty: double skin technique with application of polyglactine or mixed mesh. Plast Reconstr Surg, 1996, 97(5): 959–968.

[33] Marchac D, de Olarte G. Reduction mammaplasty and correction of ptosis with a short inframammary scar. Plast Reconstr Surg, 1982, 69: 45.

[34] Marconi F. The dermal pursestring suture: a new technique for a short inframammary scar in reduction mammaplasty and dermal mastopexy. Ann Plast Surg, 1989, 22: 484.

[35] Flowers RS, Smith EM Jr. "Flip-flap" mastopexy. Aesthet Plast Surg, 1998, 22: 425.

[36] Caldeira AM, Lucas A, Grigalek G. Mastoplasty: the triple-flap interposition technique. Aesthet Plast Surg, 1999, 23: 51.

[37] Lockwood T. Reduction mammaplasty and mastopexy with superficial fascial system suspension. Plast Reconstr Surg, 1999, 103: 1411.

[38] Spear SL, Giese SY, Ducic I. Concentric mastopexy revisited. Plast Reconstr Surg, 2001, 107: 1294.

[39] Rohrich RJ, Thornton JF, Jakubietz RG, et al. The limited scar mastopexy: current concepts and approaches to correct breast ptosis. Plast Reconstr Surg, 2004, 114: 1622.

[40] Qiao Q, Sun J, Liu C, et al. Reduction mammaplasty and correction of ptosis: dermal bra technique. Plast Reconstr Surg, 2003, 111: 1122.

[41] Graf R, Biggs TM. In search of better shape in mastopexy and reduction mammoplasty. Plast Reconstr Surg, 2002, 110: 309.

[42] Ritz M, Silfen R, Southwick G. Fascial suspension mastopexy. Plast Reconstr Surg, 2006, 117: 86.

[43] Colwell AS, Breuing KH. Improving shape and symmetry in mastopexy with autologous or cadaveric dermal slings. Ann Plast Surg, 2008, 61: 138–142.

[44] Brown RH, Izaddoost S, Bullocks JM. Preventing the "bottoming out" and "star-gazing" phenomena in inferior pedicle breast reduction with an acellular dermal matrix internal brassiere. Aesthet Plast Surg, 2010, 34: 760–767.

[45] Goez JC. Periareolar mammaplasty: double skin technique with application of polyglactine or mixed mesh. Plast Reconstr Surg, 1996, 97(5): 959–968.

[46] Adams WP Jr, Baxter R, Glicksman C, et al. The use of poly-4-ydroxybutyrate (P4HB) scaffold in the ptotic breast: a multicenter clinical study. Aesthet Surg J, 2018, 38(5): 502–518.

[47] Adams WP, Teitelbaum S, Bengston BP, et al. Breast augmentation roundtable. Plast Reconstr Surg, 2006, 118(7 Suppl): 175S–187S.

[48] Handel N. Secondary mastopexy in the augmented patient: a recipe for disaster. Plast Reconstr Surg, 2006, 118(7 Suppl): 152S–163S.

[49] Hammond DC, Hidalgo D, Slavin SA, et al. Revising the unsatisfactory breast augmentation. Plast Reconstr Surg, 1999, 104: 277–283.

[50] Gorney M. Ten years' experience in aesthetic surgery mal-practice claims. Aesthetic Surg J, 2001, 21: 569–574.

[51] Spear SL, Dayan JH, West J. The anatomy of revisions

after primary breast augmentation: one surgeon's perspective. Clin Plast Surg, 2009, 36: 157–165.

[52] Spear SL, Bogue DP, Thomassen JM. Synmastia after breast augmentation. Plast Reconstr Surg, 2006, 118(7 Suppl): 168S–171S.

[53] Jewell M. Synmastia after breast augmentation (discussion). Plast Reconstr Surg, 2006, 118(7 Suppl): 172S–174S.

[54] Breuing KH, Colwell AS. Immediate breast tissue expander-implant reconstruction with inferolateral AlloDerm hammock and postoperative radiation: a preliminary report. Eplasty, 2009, 15: e16.

[55] Salzberg CA. Nonexpansive immediate breast reconstruction using human acellular tissue matrix graft (AlloDerm). Ann Plast Surg, 2006, 7: 1–5.

[56] Gamboa-Bobadilla GM. Implant breast reconstruction using acellular dermal matrix. Ann Plast Surg, 2006, 56: 22–25.

[57] Breuing KH, Warren SM. Immediate bilateral breast reconstruction with implants and inferolateral AlloDerm slings. Ann Plast Surg, 2005, 55: 232–239.

[58] Breuing KH, Colwell AS. Inferolateral AlloDerm hammock for implant coverage in breast reconstruction. Ann Plast Surg, 2007, 59: 250–255.

[59] Derderian CA, Karp NS, Choi M. Wise-pattern breast reconstruction: modification using AlloDerm and a vascularized dermal-subcutaneous pedicle. Ann Plast Surg, 2009, 62: 528–532.

[60] Preminger BA, McCarthy CM, Hu QY, et al. The influence of AlloDerm on expander dynamics and complications in the setting of immediate tissue expander/implant reconstruction: a matched-cohort study. Ann Plast Surg, 2008, 60: 510–513.

[61] Topol BM, Dalton EF, Ponn T, et al. Immediate single-stage breast reconstruction using implants and human acellular dermal tissue matrix with adjustment of the lower pole of the breast to reduce unwanted lift. Ann Plast Surg, 2008, 61: 494–499.

[62] Zienowicz RJ, Karacaoglu E. Implant-based breast reconstruction with allograft. Plast Reconstr Surg, 2007, 120: 373–381.

[63] Spear SL, Parikh PM, Reisin E, et al. Acellular dermis-assisted breast reconstruction. Aesthet Plast Surg, 2008, 32: 418–425.

[64] Duncan DI. Correction of implant rippling using allograft dermis. Aesthet Surg J, 2001, 21: 81–84.

[65] Mofid MM, Singh NK. Pocket conversion made easy: a simple technique using AlloDerm to convert subglandular breast implants to the dual-plane position. Aesthet Surg J, 2009, 29: 12–18.

[66] Weber WP, Soysal SD, Fulco I, et al. Standardization of oncoplastic breast conserving surgery. Eur J Surg Oncol, 2017, 43(7): 1236–1243. https://doi.org/10.1016/j.ejso.2017.01.006. Epub 2017 Jan 31. Review. PubMed PMID: 28214053.

第9章

乳房植入物相关间变性大细胞淋巴瘤的病因和预后

Mark W. Clemens

引言

乳房植入物相关间变性大细胞淋巴瘤（breast implant-associated anaplastic large cell lymphoma，BIA-ALCL）是一种罕见的T细胞淋巴瘤，可表现为在带纹理的植入物或包裹的瘢痕囊周围的迟发性积液[1-5]。对BIA-ALCL的首例报告是在1997年，2011年美国FDA对其进行安全通报之后，BIA-ALCL也仅受到少数国家的关注[6]。自2006年以来，通过世界卫生组织（World Health Organization，WHO）[7,8]、美国国家癌症研究所（National Cancer Institute）[9]、美国食品和药品监督管理局（FDA）每年发表的咨询声明[10]，以及全球众多政府机构[11-13]和媒体报道[14]，人们对这一疾病的认识显著增强。虽然发病的确切机制仍难以确定，但目前已有关于其组织病理学[15-23]、流行病学[24-28]、影像学[29,30]、治疗结果[31,32]和实践指导[33]的详细报道。本章将回顾BIA-ALCL的发病机制以及现有的诊断和治疗方面的研究，尤其关注相关共识指南、已发表的研究结果以及全球800多例确诊病例的随访经验。

发病机制

目前集中在淋巴细胞增生方面的几种研究理论大多认为BIA-ALCL是一种由多因素慢性炎症刺激导致的T细胞发育不良[34-40]。由于乳房植入物相关间变性大细胞淋巴瘤均出现在硅胶或生理盐水填充的假体植入术中，而非光滑假体植入术中，因此该病的发病机制可能与假体表面的纹理相关。慢性抗原刺激可导致T细胞募集、增殖和扩散，延长T细胞的寿命，导致克隆扩增并最终引起癌变。在固定的植入物中硅胶颗粒脱落更为常见[41]。Meza-Britez等的一项研究显示，与光滑型植入物相比，使用带纹理的植入物的患者更容易出现乳房植入物周围T细胞表型炎症[42]。

2016年，Hu等基于对乳房植入物相关ALCL患者植入物穿刺标本的微生物组学研究，提出慢性炎症的触发因素在于高细菌负荷和生物膜，尤其是革兰氏阴性菌内毒素[43]，发现带纹理的植入物上有较高的细菌负荷，但对病原菌种类的鉴定数据仍存有争议，有待进一步研究证实。作者检测到，与对侧乳房相比，具有BIA-ALCL的乳房中，雷式菌（Ralstonia sp.）的水平更高[44]。值得一提的是，之后Walker等的研究表明，无论是与对侧乳房还是对照组相比，患或不患BIA-ALCL女性的乳腺组织中的菌种组成和细菌负荷均无差异。

在多个与带纹理植入物相关的BIA-ALCL病例中可检测到从植入物上脱落的颗粒，且被巨噬细胞所包裹。尽管它们对身体有何影响存

M. W. Clemens (✉)
Department of Plastic Surgery, MD Anderson Cancer Center, Houston, TX, USA
e-mail: mwclemens@mdanderson.org

© Springer Nature Switzerland AG 2021
J. Y. S. Kim (ed.), *Managing Common and Uncommon Complications of Aesthetic Breast Surgery*,
https://doi.org/10.1007/978-3-030-57121-4_9

在争议，但是，已经证实，从对整形外科植入物中脱落的微粒和相关炎症反应分析，与表面带纹理乳房植入物所致淋巴瘤的发病率相比，只有少数整形外科植入物炎症反应与此相关[45]。这些炎症反应包括肉芽肿形成，有大量的巨噬细胞伴或不伴多核巨细胞。此外，细胞存在迟发型超敏反应（delayed type hypersensitivity，DTH），又被称为 IV 型超敏反应，这在 BIA-ALCL 中也有报道[46,47]。活化的巨噬细胞产生细胞因子，进而诱导 Th1 细胞慢性增殖，这可能是 BIA-ALCL 的发生机制[48]。

■ NCCN 疾病诊断和管理共识指南

2016 年，美国国家综合癌症网络（National Comprehensive Cancer Network，NCCN）在非霍奇金淋巴瘤（Non-Hodgkin Lymphomas，NHL）临床实践指南中建立了被广泛接受的 BIA-ALCL 诊断和管理指南，现由美国整形外科学会（American Society of Plastic Surgeons，ASPS）和美国美容整形外科学会（American Society for Aesthetic Plastic Surgery，ASAPS）采用[49,50]。

NCCN 指南是世界范围内的权威肿瘤学标准，对于保险供应商制定保险范围也很重要，可登录 www.nccn.org 网站免费获取，其基本内容如图 9.1 所示。虽然 NCCN 指南代表了最新的循证治疗方法，但是由于许多主治医生可能未经历过该疾病不同阶段的处理，因此建议以多学科讨论的方式制订个体化治疗计划。

■ 对疑似患者的处理

在植入带纹理的植入物后，有 0.1%~0.2% 的患者在植入后 1 年以上发生迟发性血清肿[52]。在前瞻性研究中，预估 9%~15% 的迟发性血清肿中会发生 BIA-ALCL[50, 53]。任何在植入后 1 年以上发生的不能由感染或创伤解释的血清肿都应被视为可疑，其余的正常血清肿不属于 BIA-ALCL 的疾病谱。患者最常见的症状是植入带纹理的乳房植入物后 8~10 年时出现自发性积液（60%）或包囊肿物（10%~40%），并且这些概率在适合美容手术和重建手术患者中大致相同[39]。到目前为止，所有有详细记录的报告病例均与表面带纹理的乳房植入物相关[54]。

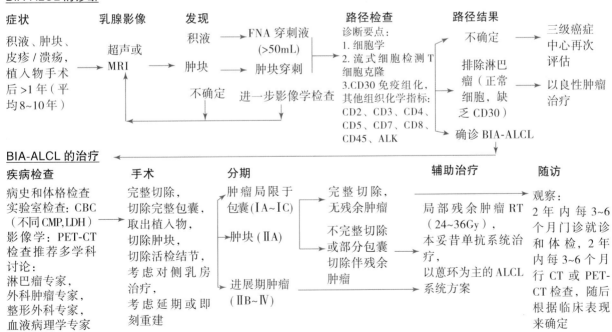

MRI：磁共振成像；FNA：细针抽吸活检；CBC：全血细胞计数；PET-CT：正电子发射计算机断层扫描；CMP：完整的代谢配置文件；LDH：乳酸脱氢酶；RT：放射治疗

图 9.1　美国国家综合癌症网络（NCCN）指南建议的乳房植入物相关间变性大细胞淋巴瘤（BIA-ALCL）的诊断和治疗，可从 www.nccn.org. 网站免费下载。经 Clemens 等许可转载[51]

其余罕见症状包括皮疹[55]、包囊挛缩[56]和淋巴结病变[39]，而包囊挛缩作为唯一的疾病表现却尚未有报道，因此，其作为疾病症状的可靠性存疑，很可能只是巧合。该病并非女性患者独有，有 3 名植入带纹理植入物的变性患者也被确诊[57]。根据 NCCN 指南，初始的大范围乳房检查应包括专门针对积液、乳房肿块或扩大的区域淋巴结（腋窝、锁骨上和内乳）的超声评估。对于超声不确定或需要进一步明确的病例，医生也可以使用 MRI 进一步评估。Adrada 及其同事对 44 例乳房植入物相关 ALCL 患者的影像学报告进行了回顾分析，并报告积液不同检测方法的敏感度和特异度：超声为 84% 和 75%，CT 为 55% 和 83%，MRI 为 82% 和 33%，PET-CT 为 38% 和 83%[37]。此外也报道了肿块不同检测方法的敏感度和特异性：超声为 46% 和 100%，CT 为 50% 和 100%，MRI 为 82% 和 33%，PET-CT 为 64% 和 88%。乳腺钼靶成像对积液和肿块的检出敏感度均较低，不能作为 BIA-ALCL 的影像学检查方法。根据以上结果，超声也可以作为筛查和评估工具，PET-CT 用于肿瘤确诊后的术前检查（图 9.2）。

可应用细针穿刺抽吸假体周围积液。抽吸可在超声引导下进行，有助于保护植入物和防止移位，这一操作可在诊室中进行，也可以通过介入放射治疗进行。对可疑肿块须行组织活检并由肿瘤专家评估，以排除乳腺癌。美国 FDA 在与 MD 安德森癌症中心和美国国立卫生研究院（National Institutes of Health，NIH）合作，于 2020 年提出了诊断 BIA-ALCL 的标准化建议[59]：应将活检标本送细胞学检查并行 CD30 免疫组化检查，病理学家需要结合临床病史得出结果和指导"排除 BIA-ALCL"。不需要将液体标本储存在任何特殊介质中，应将其在合理的时间内（48h）送至病理实验室。细胞长时间放置后可能会发生溶解，但诊断性蛋白质标记物不会降解，数年后仍可在固定好的细胞块上进行检测。收集的液体可先离心使细胞浓缩后再用于病理学评估。如果评估后不能确定淋巴瘤的诊断，建议在有诊治经验的三级癌症中心进一步进行血液病理学咨询。调查可疑血清肿的外科医生必须向病理学家提供足量的液体（最少 50mL，液体量应尽可能多），以便进行彻底评估和开展诊断所需的进一步检测，如流式细胞检测和分子检测。

■ 诊断标准

BIA-ALCL 的诊断需要在假体周围积液或肿块内检测到 CD30 表达的大间变性（reed-sternberg）细胞的单克隆 T 细胞（图 9.3）[5,60]。CD30 是一种细胞膜蛋白，可作为淋巴瘤的标志物，通常存在于活化的 T 淋巴细胞上。CD30+ T 细胞背景可出现在 0.1%~5% 的循环 T 细胞上，在炎症状态下浓度可能更高。病毒感染可导致 T 细胞和 B 细胞的 CD30 表达量增加[61]。据报道，CD30+ 淋巴细胞背景可暂时从 0.1% 增加到高达 95%[60]。在传染性单核细胞增多症中发生的免疫母细胞增生可形成里 – 施细胞（Reed-

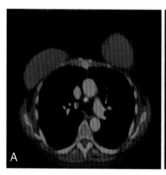
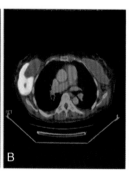
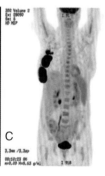
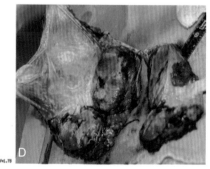

图 9.2　一例少量渗出（ⅠA 期）的左侧乳房植入物相关间变性大细胞淋巴瘤（BIA-ALCL）患者在轴位 [18]F– 脱氧葡萄糖正电子发射断层扫描（PET-CT）图像上表现为右侧包囊代谢活动增强（A；注：伴小细胞肺癌和气管旁淋巴结肿大是偶然发现的第二原发肿瘤），两种疾病均得到治疗且患者获得病理学完全缓解。B、C. 从纹理型植入物表面放射样生长的侵袭性 BIA-ALCL 肿块（ⅡA 期）的 PET-CT 图像。D. 手术切除的标本和植入物中的浸润性肿块。经 Clemens 等许可转载[58]

Sternberg cells），使其暂时难以从霍奇金淋巴瘤（Hodgkin lymphoma）中分化。BIA-ALCL 以及整个 ALCL 家族在其细胞表面呈现为弥漫性的 CD30 表达。病理学家的形态学评估和流式细胞仪的克隆扩张测定对 BIA-ALCL 诊断至关重要（图 9.3）。如果 ALCL 的病理结果判定为阴性，医生可以将患者转诊给整形外科医生来处理良性血清肿。根据美国 FDA 的建议，应将 BIA-ALCL 的组织学确诊结果报告给 ASPS BIA-ALCL 档案登记处（www.thepsf.org/PROFILE）。建立这个登记册的目的是收集女性乳房植入物相关的 ALCL 数据，以为明确疾病特点的相关研究提供数据支持。

术前肿瘤学检查

在确诊 BIA-ALCL 后，建议在术前咨询研究淋巴瘤方面的肿瘤学家和外科肿瘤学家。肿瘤学检查应在手术前进行。骨髓活检仅在肿瘤医生指定的少数特定情况下进行，目的是与其他外周 T 细胞淋巴瘤相区别。抗核蛋白可塑性淋巴瘤激酶（anaplastic lymphoma kinase，ALK）易位状态的检测也可用于鉴别 ALK 阳性系统性 ALCL（一种更具侵袭性且预后不良的疾病）。需要注意的是，BIA-ALCL 均为 ALK 阴性，因此 ALK 不是筛查工具，而是确诊疾病的描述性工具。对于确诊病例，PET-CT 有助于显示相关的包囊肿块、胸壁受累、局部淋巴结病变和（或）远处器官转移[9]。PET-CT 可用于指导手术计划、切除策略的制定和手术时机的

选择，例如，经新辅助化疗后，可能将不可切除的胸壁侵犯降期为可切除的。

实体瘤分期

BIA-ALCL 在正式文件中是以液体肿瘤分期，然而，肿瘤生物学更支持将其作为实体瘤来分期。Ann Arbor 分期系统的 Lugano 修订版是一种液体肿瘤分期方法，ⅠE 期仅限于乳房受累，ⅡE 期局限于乳房和同侧腋窝淋巴结受累[62]。在该系统下，几乎所有的 BIA-ALCL 患者均处于低分期，即ⅠE 期（83%~96%）或ⅡE 期（3.6%~18.8%）[39]（表 9.1）。MD 安德森实体瘤 TNM 分期系统模仿的是美国癌症联合委员会（American Joint Committee on Cancer，AJCC）的 TNM 分期系统（肿瘤、淋巴结、转移；图 9.4，图 9.5）。该系统将 BIA-ALCL 分为ⅠA 期（35.6%）、ⅠB 期（11.5%）、ⅠC 期（13.8%）、ⅡA 期（25.3%）、ⅡB 期（4.6%）、Ⅲ 期（9.2%）和Ⅳ 期（0~9%）[5]（表 9.1）。目前世界卫生组织将 BIA-ALCL 分类为各个分期的淋巴瘤[7]。局限性渗出（effusion-limited，ⅠA）BIA-ALCL 的临床特征为典型的无痛过程，因此这一阶段可能更接近于淋巴增生性疾病。然而，BIA-ALCL 可以发展为侵袭性淋巴瘤并在更晚期时发生转移。其他恶性淋巴增生性疾病包括淋巴瘤样丘疹病和原发性切口 ALCL，均可自行消退，观察到其进展为侵袭性淋巴瘤的概率分别为 5.6%~9% 和 10%~27%[63,64]。由于分期需要对切除的包膜进行病理学检查，实质

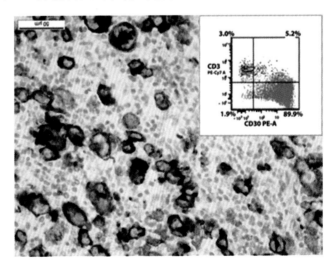

图 9.3 一位乳房植入物相关间变性大细胞淋巴瘤（BIA-ALCL）患者的恶性渗出液免疫组化显示巨大的多形性间变细胞，具有突出的马蹄形核和核折叠，以及强弥漫性 CD30 反应（苏木精复染 CD30 免疫组化，1000 倍放大）。插图显示流式细胞仪上有单个 T 细胞克隆。细胞学检查阳性、CD30 表达和克隆能力是诊断 BIA-ALCL 的必要条件。经 Clemens 等许可转载[58]

上也是为了治疗疾病，所以目前尚无法确定局限性渗出（ⅠA）BIA-ALCL 进展为侵袭性淋巴瘤的概率。目前我们既不能确定疾病的惰性程度，也不能确定延迟治疗到何种程度会导致疾病进展。值得注意的是，所有这些疾病所使用的名称和术语仍是"癌症"。迄今为止，尚未见任何无治疗干预而疾病自发缓解的报道。BIA-ALCL 患者可能会出现疾病进展、淋巴结受累和死亡，尤其是在诊断严重延迟或治疗效果不理想的情况下 [65]。这些患者被描述为有局部或区域性疾病扩展或非常罕见的远处器官转移，表现更类似于实体瘤。这也强调了实体瘤分期的意义，说明这种病变是一种局部进展的独特实体。

表 9.1　BIA-ALCL 的临床和病理分期，模仿美国癌症联合委员会（AJCC）TNM（肿瘤、淋巴结、转移）分期的 MD 安德森实体瘤分期系统

TNM 或分期判定	描述
T（肿瘤范围）	
T1	局限于渗出液或包囊侧的一层
T2	早期包囊浸润
T3	细胞簇或片状浸润包囊
T4	淋巴瘤浸润到包囊外
N（淋巴结）	
N0	无淋巴结受累
N1	一个区域的淋巴结（+）
N2	多个区域的淋巴结（+）
M（转移）	
M0	无远处扩散
M1	扩散到其他器官或远处
分期	
ⅠA	T1N0M0
ⅠB	T2N0M0
ⅠC	T3N0M0
ⅡA	T4N0M0
ⅡB	T1~3N1M0
Ⅲ	T4N1~2M0
Ⅳ	任何 T，任何 N，M1

经 Clemens 等许可转载 [31]，©2016 American Society of Clinical Oncology
BIA-ALCL：乳房植入物相关间变性大细胞淋巴瘤

■ 手术治疗

及时诊断和通过手术完整切除病灶、植入物和周围的纤维囊是治疗大多数患者乳房植入物相关大细胞淋巴瘤的最佳方法。在大多数情况下，局限于包膜的病变（Lugano ⅠE、MDA ⅠA~ⅡA）可以仅通过手术治疗（图 9.6）。手术目标是全包膜切除，移除乳房植入物，切除任何相关的包膜肿块，并对可疑淋巴结进行切除活检（图 9.7）。在具有胸肌后或双平面植入假体的病变中，与胸廓的粘连可能使切除困难，解剖平面的肿胀可以辅助进行包囊切除 [66]。从肋间肌解剖纤维囊时应小心，避免发生气胸。目前尚不清楚在对包囊切除时，包囊内液体溢出对疾病的局部播散有何影响，临床上也尚未观察到液体溢出对复发率有影响。应进行切缘阴性的完全肿块切除，如果病变残留可能会使患者接受不必要的辅助化疗。目前的研究显示，根治性乳房切除术、前哨淋巴结活检或全腋窝切除术均无作用。根据 NCCN 指南，外科医生可能会考虑移除对侧植入物，因为迄今为止证明约有 4.6% 的病例的对侧乳房植入物偶然发生 ALCL [5]。对于不熟悉肿瘤切除和淋巴结活检的整形外科医生，需要时应咨询外科肿瘤学家。

对植入物周围的囊液和纤维囊的病理学评估对于疾病的分期很重要。可以通过对包囊内侧面进行广泛取样来评估，或者可以打开包囊并放平，刮擦植入物表面，并评估刮擦的细胞块是否存在淋巴瘤。再次重建的时机和方式仍然存在争议，目前正在机构审查委员会监督下进行前瞻性研究。由于可能的遗传易感性和已证明的易感性，应尽量避免更换为纹理型植入物。

■ 辅助治疗的适应证

晚期疾病（2%~18%）如淋巴结转移的患者通常需要辅助化疗（Lugano Ⅱ~Ⅳ，MDA ⅡB~Ⅳ；表 9.1）。全身性间变性大细胞淋巴瘤患者使用基于蒽环类药物的方案（环磷酰胺、长春新碱、多柔比星和泼尼松；CHOP）进行一线治疗。蒽环类多药化疗联合或不联合放疗，

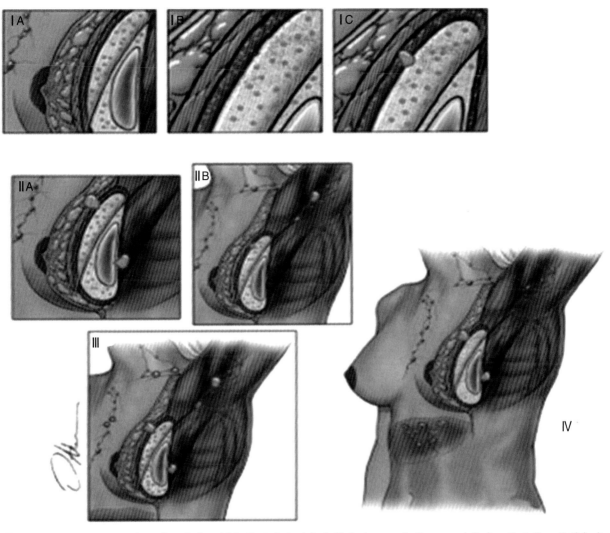

图 9.4　BIA-ALCL 的临床和病理分期，模仿美国癌症联合委员会（AJCC）的 TNM（肿瘤、淋巴结、转移）分期的 MD 安德森实体瘤分期系统。经 Clemens 等许可转载 [31]，©2016 American Society of Clinical Oncology

或接受自体干细胞移植是大多数新诊断外周 T 细胞淋巴瘤患者的标准治疗方法 [67, 68]。然而，NCCN 指南允许医生考虑采用 CHOP 或优选本妥昔单抗作为全身性间变性大细胞淋巴瘤化疗的一线方案。本妥昔单抗是一种与 CD30 结合的毒素 – 抗体偶联物。Pro 及其同事报告了一项正在进行的本妥昔单抗治疗难治性全身性间变性大细胞淋巴瘤患者的 2 期研究的 4 年生存数据，该研究结果显示，客观缓解率 (objective response rate，ORR) 为 83%，完全缓解率为 62%[68,69]。一项 Ⅲ 期随机对照研究正在评估本妥昔单抗与环磷酰胺、多柔比星和泼尼松联合用于 CD30+ 成熟 T 细胞淋巴瘤（包括全身性间变性大细胞淋巴瘤）的一线治疗。虽然 BIA-

ALCL 化疗方案的结果来自病例报告，但是在接受本妥昔单抗治疗后，有器官转移的患者可获得病理学完全缓解 [70]。该药还可以作为一种新的靶向治疗药物，用于降低胸壁浸润 [71]。干细胞移植和外照射放疗仅适用于不可切除病例的挽救性治疗。

■ 随访和疾病监测

最好由肿瘤科医生对患者进行随访，以便于监测疾病复发并对辅助治疗进行评估。患者治疗后 2 年内每 3~6 个月评估一次，并根据临床指征进行评估。医生会建议患者治疗后 2 年内每 6 个月进行一次 CT 或 PET-CT 检查，之后就仅在有临床指征时进行复查。

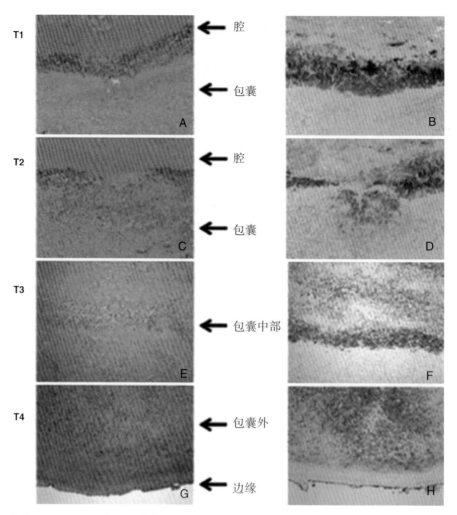

图 9.5 病理 T 分期。A、B. T1：局限于渗出液内或包囊侧一层的淋巴瘤细胞。C、D.T2：淋巴瘤细胞浸润包囊侧表面，箭头表示入侵区域。E、F.T3：成簇或片状的淋巴瘤细胞浸润到包囊的厚度。G、H.T4：淋巴瘤细胞浸润到包囊外，进入邻近的软组织或乳腺实质。左列，苏木精－伊红染色；右列，CD30 免疫组化；放大 3100 倍。经 Clemens 等许可转载[31]，©2016 American Society of Clinical Oncology

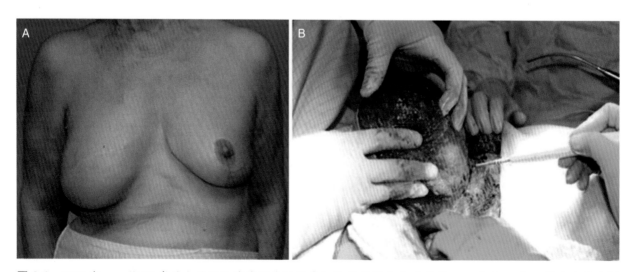

图 9.6 2003 年，一位 77 岁的女性因乳腺癌接受了乳房切除术后假体重建手术。A. 术后 11 年，患者出现右侧乳房迅速肿胀，表现为两侧乳房明显不对称，经细针穿刺活检诊断为乳房植入物相关间变性大细胞淋巴瘤（BIA-ALCL）。B. 患者接受了全包囊切除术和植入物取出术。经 Clemens 等许可转载[58]

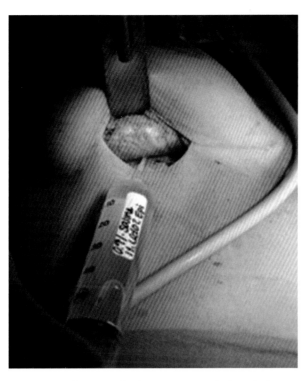

图 9.7　乳房植入物相关间变性大细胞淋巴瘤（BIA-ALCL）的治疗包括全包囊切除和任何相关肿块的切除，残留在胸壁上的疾病可能继续发展，因此需要给予化疗等进一步的治疗。如果植入物位于胸肌后，虽然将包囊后壁与肋骨剥离可能很困难，但仍是必要操作。图示为使用注射器将标准膨胀液注到一例 BIA-ALCL 患者的包囊后方，以促进包囊后壁的完全切除，采用乳房下入路进行即刻重建。经 Clemens 等许可转载[58]

■ 治疗结局

BIA-ALCL 是一种具有生物学惰性的疾病，当病变局限于包膜并通过手术完整切除后，患者的预后通常良好。迄今为止，尚未报告任何无需治疗即可确认疾病消退或完全自发消退的病例。有肿块形成和包膜外侵犯的患者的预后较差[23]。Miranda 及其同事报告了 60 例患者的长期随访结局，发现没有肿块的患者对比有肿块的患者更容易获得病理学完全缓解（42 例患者中的 93% 与 18 例患者中的 72%）[23]。具有乳房肿块患者的中位总生存期为 12 年，而没有乳房肿块患者的中位总生存期很长，目前尚未达到可统计的时间。目前尚不清楚与肿块相关的较差预后是否是由于这一类型的间变性大细胞淋巴瘤更具侵袭性、疾病分期更晚或者手术无法完全切除肿瘤所致。

Clemens 等报告了 87 例仅接受手术治疗的患者（40%）的结果，手术联合放疗占 9%，手术联合化疗占 19%，手术联合化疗或放疗占 30%，单独化疗占 2%[39]。患者再诊断时存在肿块和包膜外侵犯与复发和死亡风险增加有关。在中位随访 45 个月时，28% 的患者出现复发，其中 73% 接受了挽救性化疗。手术完整切除后疾病复发率最低，术后 1 年、3 年和 5 年的复发率均为 4%。不同治疗方式的 Kaplan-Meier 生存曲线如图 9.8 所示。目前，澳大利亚、巴西、法国、意大利、荷兰、新西兰、瑞典、阿根廷和美国共有 33 例患者死于 BIA-ALCL[11–13, 35, 62, 72, 73]。在这些悲剧性结果中反复出现的一个线索是疾病的诊断和（或）化疗的明显延迟，而且手术切除范围有限或没有进行手术切除。2019 年，美国 FDA 报告称，他们对 573 例独特且确诊的 BIA-ALCL 病例进行了调查，并且在调查植入物生产商后发现，艾尔建 BIOCELL 与全球约 91% 的病例有关。美国 FDA 指出，使用艾尔建的 BIOCELL 带纹理假体的患者罹患 BIA-ALCL 的风险大约是使用另一种植入物品牌（Mentor Siltex）的带纹理假体的 6 倍[25]。根据现有的信息，美国 FDA 要求对艾尔建公司的 BIOCELL 带纹理植入物进行 I 类设备召回[74]，这一决定是在艾尔建被 38 个国家或地区实施禁令之后做出的。为响应美国 FDA 的公告，艾尔建在全球其余国家自愿召回了 BIOCELL 带纹理植入物和组织扩张器。

■ 总　结

隆乳相关的间变性大细胞淋巴瘤（ALCL）首次被描述是在 20 多年前[75]，但直到最近才引起公众、媒体和医生的关注。BIA-ALCL 似乎是一种惰性疾病，大多数患者预后良好。NCCN 指南已经制定了间变性大细胞淋巴瘤的诊断、治疗和管理指南，且已被广泛应用。当 ALCL 仅局限于包囊时，手术切除肿瘤同时取出假体并切除假体包囊通常可以治愈该疾病。疾病的规范化诊疗对于防止漏诊、误诊和疾病进展，以及避免产生不良结局至关重要。

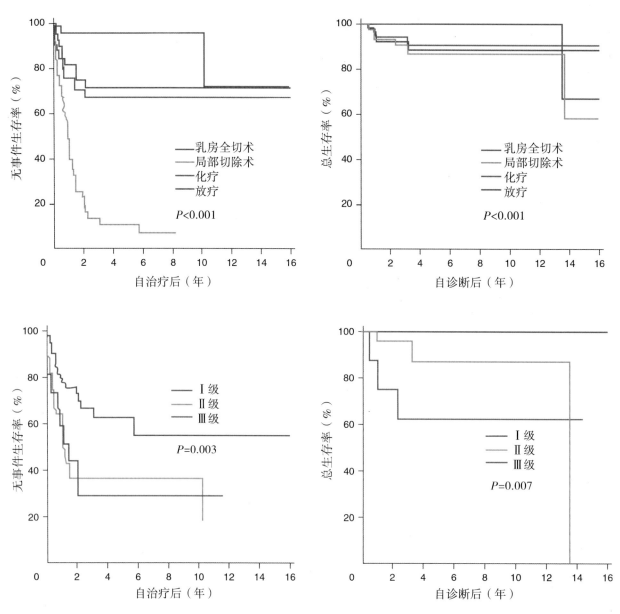

图 9.8　根据治疗方法（上方）和 TNM 实体瘤分期（下方）绘制的生存曲线。无事件生存率（左），总生存率（右）。经 Clemens 等许可转载 [31]，©2016 American Society of Clinical Oncology

声明： 本文内容不涉及任何经济利益或从属关系。

（张琪　译，陈嘉健　审校）

参考文献

[1] Food and Drug Administration website on breast implantassociated ALCL. www. fda. gov/Medical Devices/ProductsandMedicalProcedures/Implantsand Prosthetics/BreastImplants/ucm239996. htm. Accessed March 2017.

[2] Clemens MW, Miranda RN. Coming of age: breast implant-associated anaplastic large cell lymphoma after 18 years of investigation. Clin Plast Surg, 2015, 42(4): 605– 613.

[3] Ramos-Gallardo G, Cuenca-Pardo J, Rodríguez-Olivares E,et al. Breast implant and anaplastic large cell lymphoma meta-analysis. J Investig Surg, 2016, 18: 1–10.

[4] Gidengil CA, Predmore Z, Mattke S, et al. Breast implant associated anaplastic large cell lymphoma: a systematic review. Plast Reconstr Surg, 2015, 135(3): 713–720.

[5] Clemens MW, Nava MB, Rocco N, et al. Understanding rare adverse sequelae of breast implants: anaplastic large-cell lymphoma, late seromas, and double capsules. Gland Surg, 2017, 6(2): 169–184.

[6]　U. S. Food and Drug Administration. Anaplastic large cell lymphoma(ALCL) in women with breast implants: preliminary FDA findings and analyses. Available at: http: //www. fda. gov/ MedicalDevices/ProductsandMedicalProcedures/ ImplantsandProsthetics/BreastImplants/ucm239996. htm. Accessed 20 Nov 2014.

[7]　Swerdlow SH, Campo E, Pileri SA, et al. The 2016 revision of the World Health Organization (WHO) classification of lymphoid neoplasms. Blood, 2016, 127(20): 2375–2390.

[8]　World Health Organization International Agency for Research on Cancer. IARC monographs on the evaluation of carcinogenic risks to humans: Report of the advisory group to recommend priorities for IARC monographs during 2015–2019. Available at: http: //monographs. iarc. fr/ENG/Publications/ internrep/14-002. pdf. Accessed 1 Aug 2017.

[9]　U. S. National Cancer Institute. Treatment for health professionals. Available at: http: //www. cancer. gov/types/lymphoma/hp/adult-nhltreatment-pdq#link/_100_toc. Accessed 1 Aug 2017.

[10]　U. S. Food and Drug Administration. Anaplastic large cell lymphoma(ALCL) in women with breast implants: medical device reports of breast implants in women with ALCL, 2017. Retrieved from www. fda. gov on March 2017.

[11]　Institut National du Cancer. Agence Nationale de Sécurité du Médicament. Breast implant associated anaplastic large cell lymphoma: Expert opinion. Available at: http: //www. e-cancer. fr/content/ download/119635/1429833/file/Breast%20 implantassociated%20anaplastic%20large%20 cell%20 lymphomas. pdf. Accessed 1 Feb 2017.

[12]　Australian Therapeutic Goods Administration. Breast implants: update on TGA monitoring of anaplastic large cell lymphoma. Available at: https: //www. tga. gov. au/alert/breast-implants. Accessed 20 Dec 2016.

[13]　Medicines and Healthcare products Regulatory Agency. Breastimplants and Anaplastic Large Cell Lymphoma (ALCL). Availableat: https: //www. gov. uk/guidance/ breast-implants-and-anaplasticlarge-cell-lymphoma-alcl. Accessed 26 July 2017.

[14]　Grady, D. A shocking diagnosis: breast implants 'Gave me cancer'. New York City: The New York Times, 2017:1–2.

[15]　Miranda RN, Aladily TN, Prince HM, et al. Breast implant-associated anaplastic large-cell lymphoma: long-term follow-up of 60 patients. J Clin Oncol, 2014, 32(2): 114–120.

[16]　Lechner MG, Megiel C, Church CH, et al. Survival signals and targets for therapy in breast implant associated ALK-anaplastic large cell lymphoma. Clin Cancer Res, 2012, 18(17): 4549–4559.

[17]　Montgomery-Goecker C, Fuda F, Krueger JE, et al. Immunophenotypic characteristics of breast implant-associated anaplastic large-cell lymphoma by flow cytometry. Cytometry B Clin Cytom, 2015, 88(5): 291–293.

[18]　Kuehlmann B, Prantl L. Breast implants and possible association with ALCL: a retrospective study including a histological analysis of 296 explanted breast tissues and current literature. Clin Hemorheol Microcirc, 2016, 63(4): 439–449.

[19]　Taylor CR, Siddiqi IN, Brody GS. Anaplastic large cell lymphoma occurring in association with breast implants: review of pathologic and immunohistochemical features in 103 cases. Appl Immunohistochem Mol Morphol, 2013, 21(1): 13–20.

[20]　Xu J, Wei S. Breast implant-associated anaplastic large cell lymphoma: review of a distinct clinicopathologic entity. Arch Pathol Lab Med, 2014, 138(6): 842–846.

[21]　Miranda RN, Lin L, Talwalkar SS, et al, Anaplastic large cell lymphoma involving the breast: a clinicopathologic study of 6 cases and review of the literature. Arch Pathol Lab Med, 2009, 133(9): 1383–1390.

[22]　Aladily TN, Medeiros LJ, Alayed K, et al. Breast implant-associated anaplastic large cell lymphoma: a newly recognized entity that needs further refinement of its definition. Leuk Lymphoma, 2012, 53(4): 749–750.

[23]　Aladily TN, Medeiros LJ, Amin MB, et al. Anaplastic large cell lymphoma associated with breast implants: a report of 13 cases. Am J Surg Pathol, 2012, 36(7): 1000–1008.

[24]　de Jong D, Vasmel WL, de Boer JP, et al. Anaplastic large-cell lymphoma in women with breast implants. JAMA, 2008, 300(17): 2030–2035.

[25]　Doren EL, Miranda RN, Selber JC, et al. U. S. epidemiology of breast implant-associated anaplastic large cell lymphoma. Plast Reconstr Surg, 2017, 139(5): 1042–1050.

[26]　Srinivasa DR, Miranda RN, Kaura A, et al. Global adverse event reports of breast implant-associated ALCL: an international review of 40 government authority databases. Plast Reconstr Surg, 2017, 139(5): 1029–1039.

[27]　Loch-Wilkinson A, Beath K, Knight RJW, et al. Breast implant associated anaplastic large cell lymphoma in Australia and NewZealand – high surface area textured implants are associated with increased risk. Plast Reconstr Surg, 2017, 140(4): 645–654.

[28]　Campanale A, Boldrini R, Marletta M. BIA-ALCL vigilance and surveillance by the Italian Ministry of Health. Plast Reconstr Surg,2017, 141(1): 11e–19e.

[29]　Adrada BE, Miranda RN, Rauch GM,et al. Breast implant-associated anaplastic large cell lymphoma: sensitivity, specificity, and findings of imaging studies in 44 patients. Breast Cancer Res Treat, 2014, 147: 1–14.

[30]　Acevedo-Banez I, García-Gomez FJ, Jiménez-Granero P, et al. 18F-FDG-PET/CT in implant-associated anaplastic large cell lymphoma of the breast. Br J Haematol, 2015, 169(1): 1.

[31]　Clemens MW, Medeiros LJ, Butler CE, et al. Complete surgical excision is essential for the management of patients with breast implant-associated anaplastic large-cell lymphoma. J Clin Oncol, 2016, 34(2): 160–168.

[32]　Brody GS, Deapen D, Taylor CR, et al. Anaplastic

large cell lymphoma occurring in women with breast implants: analysis of 173 cases. Plast Reconstr Surg, 2015, 135(3): 695–705.

[33] Clemens MW, Miranda RN, Butler CE. Breast implant informed consent should include the risk of anaplastic large cell lymphoma. Plast Reconstr Surg, 2016, 137(4): 1117–1122.

[34] Jacombs A, Tahir S, Hu H, et al. In vitro and in vivo investigation of the influence of implant surface on the formation of bacterial biofilm in mammary implants. Plast Reconstr Surg, 2014, 133(4): 471e–80e.

[35] Hammond DC. Reply: chronic biofilm infection in breast implants is associated with an increased T-cell lymphocytic infiltrate: implications for breast implant–associated lymphoma. Plast Reconstr Surg, 2015, 135(6): 1057e–1059e.

[36] Prince HM, Johnstone R. Commentary on: biomarkers provide clues to early events in the pathogenesis of breast implant-associated anaplastic large cell lymphoma. Aesthet Surg J, 2016, 36(7): 782–783.

[37] Kadin ME, Deva A, Xu H, et al. Biomarkers provide clues to early events in the pathogenesis of breast implant-associated anaplastic large cell lymphoma. Aesthet Surg J, 2016, 36(7): 773–781.

[38] Brody GS. The case against biofilm as the primary initiator of breast implant-associated anaplastic large cell lymphoma. Plast Reconstr Surg, 2016, 137(4): 766e–776e.

[39] Bizjak M, Selmi C, Praprotnik S, et al. Silicone implants and lymphoma: the role of inflammation. J Autoimmun, 2015, 65: 64–73.

[40] Orciani M, Sorgentoni G, Torresetti M, et al. MSCs and inflammation: new insights into the potential association between ALCL and breast implants. Breast Cancer Res Treat, 2016, 156(1): 65–72.

[41] Lechner MG, Megiel C, Church CH, et al. Survival signals and targets for therapy in breast implant-associated ALK—anaplastic large cell lymphoma. Clin Cancer Res, 2012, 18: 4549–4559.

[42] Meza Britez ME, Caballero Llano C, Chaux A. Periprosthetic breast capsules and immunophenotypes of inflammatory cells. Eur J Plast Surg, 2012, 35: 647–651.

[43] Hu H, Jacombs A, Vickery K, et al. Chronic biofilm infection in breast implants is associated with an increased T-cell lymphocytic infiltrate: implications for breast implant-associated lymphoma. Plast Reconstr Surg, 2015, 135(2): 319–329.

[44] Walker JN, Hanson BM, Pinkner CL, et al. Insights into the microbiome of breast implants and periprosthetic tissue in breast implant-associated anaplastic large cell lymphoma. Sci Rep, 2019, 9(1): 10393.

[45] Hallab NJ, Samelko L, Hammond D. The inflammatory effects of breast implant particulate shedding: comparison with orthopedic implants. Aesthetic Surg J, 2019, 39: S36–48. https: //doi. org/10. 1093/asj/sjy335.

[46] Kadin ME, Morgan J, Xu H, et al. IL-13 is produced by tumor cells in breast implant-associated anaplastic large cell lymphoma: implications for pathogenesis. Hum Pathol, 2018, 78: 54–62.

[47] Kadin ME. What cytokines can tell us about the

pathogenesis of breast implant-associated anaplastic large cell lymphoma(BIA-ALCL). Aesthet Surg J, 2019, 39(1): S28–35. https: //doi. org/10. 1093/asj/sjy250.

[48] Turner SD, Inghirami G, Miranda RN, et al. Cell of origin and immunologic events in the pathogenesis of breast implant-associated anaplastic large-cell lymphoma. Am J Pathol. 2020, 190(1): 2–10.

[49] Clemens MW, Horwitz SM. NCCN consensus guidelines for the diagnosis and management of breast implant-associated anaplastic large cell lymphoma. Aesthet Surg J, 2017, 37(3): 285–289.

[50] National Comprehensive Cancer Network. www. nccn. org/about. Accessed November 2016.

[51] Clemens MW, Jacobsen, Horwitz SM. 2019 NCCN consensus guidelines on the diagnosis and treatment of breast implant associated ALCL. Aesthet Surg J, 2019, 39: S3–S13.

[52] McGuire P, Reisman NR, Murphy DK. Risk factor analysis for capsular contracture, malposition, and late Seroma in subjects receiving Natrelle 410 form-stable silicone breast implants. Plast Reconstr Surg, 2017, 139(1): 1–9.

[53] Di Napoli A, Pepe G, Giarnieri E, et al. Cytological diagnostic features of late breast implant seromas: from reactive to anaplastic large cell lymphoma. PLoS One, 2017, 12(7): e0181097.

[54] Brody GS, Deapen D, Taylor CR, et al. Anaplastic large cell lymphoma occurring in women with breast implants: analysis of 173 cases. Plast Reconstr Surg, 2015, 135(1): 695–705.

[55] Alcalá R, Llombart B, Lavernia J, et al. Skin involvement as the first manifestation of breast implant-M.associated anaplastic large cell lymphoma. J Cutan Pathol, 2016, 43(7): 602–608.

[56] Lazzeri D, Zhang YX, Huemer GM. Capsular contracture as a further presenting symptom of implant-related anaplastic large cell lymphoma. Am J Surg Pathol, 2012, 36(11): 1735–1736; author reply 1736–1738.

[57] de Boer M, van der Sluis WB, de Boer JP, et al. Breast implant associated anaplastic large-cell lymphoma in a transgender woman. Aesthet Surg J, 2017, 37(8): 83–87.

[58] Clemens MW, Brody GS, Mahabir RC, et al. How to diag nose and treat breast implant associated anaplastic large cell lymphoma. Plast Reconstr Surg. 2018; 141(4): 586e–99e.

[59] Jaffe ES, Ashar BS, Clemens MW, et al. Best practices guideline for the pathologic diagnosis of breast implant-associated anaplastic large-cell lymphoma. J Clin Oncol, 2020, 38(10): 1102–1111. https:// doi. org/10.1200/JCO.19.02778.

[60] Clemens MW, Miranda RN. Commentary: lymphomas associated with breast implants: a review of the literature. Aesthet Surg J, 2015, 35(5): 545–547.

[61] Falini B, Pileri S, Pizzolo G, et al. CD30 (Ki-1) molecule: a new cytokine receptor of the tumor necrosis factor receptor superfamily as a tool for diagnosis and immunotherapy. Blood, 1995, 85(1): 1–14.

[62] Cheson BD, Fisher RI, Barrington SF, et al.

Recommendations for initial evaluation, staging, and response assessment of Hodgkin and non-Hodgkin lymphoma: the Lugano classifcation. J Clin Oncol,2014,32:3059.

[63] Paulli M, Berti E, Rosso R, et al. CD30/Ki-1-positive lymphoprolif erative disorders of the skin-clinicopathologic correlation and statistical analysis of 86 cases: a multicentric study from the European Organization for Research and Treatment of Cancer Cutaneous Lymphoma Project Group. J Clin Oncol, 1995,13(6):1343–1354.

[64] Wieser I, Wohlmuth C, Nunez CA, et al. Lymphomatoid papulosis in children and adolescents: a systematic review. Am J Clin Dermatol, 2016,17:319.

[65] Clemens MW, Collins MS, Butler CE, et al. Characteristics and treatment of patients with breast implant-associated anaplastic large cell lymphoma presenting with aggressive features. Plast Reconstr Surg, 2015,136(4 Suppl):119–120.

[66] Brody GS. Brief recommendations for dealing with a new case of anaplastic large T-cell lymphoma. Plast Reconstr Surg, 2012,129(5):871e–872e.

[67] Horwitz SM, Zelenetz AD, Gordon LI, et al. NCCN guidelines insights: non-Hodgkin's lymphomas, version 3.2016. J Natl Compr Cancer Netw, 2016,14(9):1067–1079.

[68] Pro B, Advani R, Brice P, et al. Brentuximab vedotin (SGN 35) in patients with relapsed or refractory systemic anaplastic large-cell lymphoma: results of a phase II study. J Clin Oncol, 2012,30:2190–2196.

[69] Pro B, Advani R, Brice P, et al. Four-year survival data from an ongoing pivotal phase 2 study of brentuximab vedotin in patients with relapsed or refractory systemic anaplastic large cell lymphoma [abstract]. Blood, 2014,124:Abstract 3095.

[70] Zimmerman A, Locke FL, Emole J, et al. Recurrent systemic ana plastic lymphoma kinase–negative anaplastic large cell lymphoma presenting as a breast implant–associated lesion. Cancer Control, 2015,22(3):369–373.

[71] Johnson L, O'Donoghue J, Stark H, et al. Abstract P5-03-02: breast implant associated anaplastic large cell lymphoma (BIA-ALCL)–the UK experience and frst reported case of neoad juvant brentuximab. Cancer Res, 2017,77(4 Supplement):P5-03-02.

[72] Carty MJ, Pribaz JJ, Antin JH, et al. A patient death attributable to implant-related primary anaplastic large cell lymphoma of the breast. Plast Reconstr Surg, 2011,128(3):112–118.

[73] Ivaldi C, Perchenet AS, Jallut Y, et al. Two cases of lymphoma in an implant capsule: a diffcult diagnosis, an unknown pathology [in French]. Ann Chir Plast Esthet, 2013,58:688–693.

[74] US Food and Drug Administration. The FDA takes action to protect patients from risk of certain textured breast implants; requests Allergan voluntarily recall certain breast implants and tissue expanders from the market: FDA Safety Communication. http:// www.fda.gov/medical-devices/safety-communications/fda-takes-action-protect-patients-risk-certain-textured-breast-implants requests-allergan. Accessed 26 July 2019.

[75] Keech JA Jr, Creech BJ. Anaplastic T-cell lymphoma in proximity to a saline-flled breast implant. Plast Reconstr Surg,1997,100:554–555.

第10章 利用三维成像避免乳房美容手术中的不对称和美学问题

Patricia McGuire, Caroline A. Glicksman

■ 引 言

在治疗乳房不对称时，我们所期望的最好的结果就是一系列的差异[1]。

——John Tebbetts 博士

为接受乳房手术的患者制定一个患者教育计划不仅有助于管理他们的期望，而且可以提高治疗满意度[2-4]。患者行隆乳术后进行二次手术的原因通常是未能满足其对乳房的大小、形状和对称性的期望。关于术后乳房的具体形态，患者通常很难想象，因此做出行乳房手术的决定时会感到不安，也会导致术后的失望情绪。如果患者可以直接参与决策过程，她就更有可能理解在其乳房基本解剖和组织特征的限制下，通过乳房美容手术能够实现什么和不能实现什么[5]。通过照片向患者展示另一个与她有着相似乳房解剖、外观或大小的患者的术后结果，可以使患者想象出自己行乳房手术后可能获得的乳房形态，但并不是所有患者都能用这种形式使手术结果可视化[6]。

P. McGuire (✉)
Washington University, and Parkcrest Plastic Surgery, St. Louis, MO, USA

C. A. Glicksman
Department of Surgery, Hackensack Meridian, School of Medicine at Seton Hall, Sea Girt, NJ, USA

© Springer Nature Switzerland AG 2021
J. Y. S. Kim (ed.), *Managing Common and Uncommon Complications of Aesthetic Breast Surgery*,
https://doi.org/10.1007/978-3-030-57121-4_10

三维（3D）成像是一种可以让外科医生和患者观察自己乳房的解剖结构的工具，以便能在手术前了解乳房存在的不对称、下垂，以及形状和大小。因为两个患者的乳房解剖结构完全相同的情况不可能存在，而 3D 成像则可以直观地提供给患者可能获得的术后结果，使其了解本身存在的不对称和组织特征，然后用各种不同规格和形状的假体进行模拟重建，给患者展示手术可能结果的可视化方案，这对于术前存在乳房不对称的患者尤其重要。这些患者需要了解自己的乳房不对称的原因，认识到没有一种不对称可以得到完全的矫正。即使医生尽了最大的努力，也不能完全矫正乳房的体积、胸壁或乳头位置的不对称，因此，在改善不对称的一些因素时，我们必须愿意接受一些折中的方案[7]。

为了改善不同尺寸和规格的假体植入后的乳房对称性，应教育患者如何进行折中，从而帮助他们进行决策并管理术后期望，因此获得更好的患者满意度。通过让患者参与选择所使用的假体的大小和形状，她们也会拥有一些最终手术结果的"所有权"，也会减少隆乳美容手术后患者对所选择的假体尺寸的怀疑[5]。

■ 3D 成像技术

20 世纪 70 年代末，3D 成像最初被用于评估面部对称性的整形手术。最初的系统使用起来昂贵且耗时。

立体摄影测量是使用两个放置在特定位置的相机，对深度感知进行更现实的模拟。在更新后的系统中使用了专门创建 3D 图像的软件来转换原始图像[8]。在过去的 30 年中，软件的发展使图像的快速评估和 3D 重建成为可能，它允许图像旋转以实现横向和 3/4 视图的可视化，并可以进行可靠的距离和体积测量。最新的系统使用被动立体摄影测量，可以在毫秒内捕捉图像。现在可以使用手持相机、iPad 或同等设备的系统，这些系统便携且成本更低。自 2005 年以来，用于乳房测量和手术结果评估的 3D 成像一直被用于验证结果准确性的研究[9]。Adams 的研究表明 3D 成像模拟与手术结果之间的相关性为 90%[10]。Myckatyn 等也发现成像结果和术后实际测量体积之间有 91% 的相关性[11]。

乳房的不对称性

研究表明，如果仔细检测和比对体积、胸骨颈静脉切迹到乳头的距离、IMF 位置、N-IMF 距离、乳房基底横径和胸壁位置等参数，乳房不对称的发生率会超过 95%[12]。大多数患者不会察觉到这些细微差异，但也有部分患者为了改善乳房不对称前来咨询，这种情况可能是由于隆乳手术后更大的乳房放大了不对称，也成为隆乳手术后患者不满的原因。因此，有必要开发一个患者咨询流程，让患者知晓并参与讨论基于其术前乳房解剖，哪些情况可以改变而哪些情况无法改变，在改善乳房的不对称性、大小和（或）形状方面，她愿意接受哪种折中方案，从而有助于避免术后患者的不满意情绪。

患者咨询流程

最好制定标准的患者咨询流程，因为对任何外科医生或患者来说有效的方法不同，但每次咨询都应遵循基本的原则来进行调整[14]。

一些外科医生在患者初次咨询时就会使用 3D 成像，另一些医生会在患者第二次咨询时进行 3D 成像，3D 成像的使用也需要适应外科医生的咨询风格。可以设置患者账号，方便其在

自己的电脑上查看模拟图像，如果配偶或其他对患者来说重要的人员不参与患者咨询过程，咨询效果可能更好。一些外科医生可能会收取 3D 成像的费用，如果患者接受了手术，这些费用将从手术费用中以折扣价扣除，也有些医生不这么做。一些外科医生会允许患者保存她们的成像照片副本和所选择的假体尺寸，一些外科医生不担心患者会把照片提供给另一个没有 3D 成像技术的外科医生。上述这些情况都由外科医生自己决定。患者通常比较喜欢新技术，且研究表明，是否可以使用 3D 成像技术也会影响患者在咨询时对外科医生的选择[7]。

无论 3D 成像是否作为患者咨询流程的一部分，一个清晰的咨询流程都应包括病史采集、体格检查、测量结果、患者教育和包含术后规划的手术计划，已经证明这个流程可以降低再手术率，提高患者的满意度。下面将对在使用 3D 成像的情况下乳房美容手术的整个患者咨询流程进行简要介绍。

病史采集

应获得患者的临床病史、用药史、吸烟史、过敏史、个人史和乳腺疾病史、出血或凝血障碍疾病史，妊娠、哺乳史，以及既往手术和麻醉史。术前应按照美国癌症协会（American Cancer Society，ACS）的建议进行乳房 X 线检查。需要记录患者的身高、体重和胸罩的尺寸[2-4,13]。

患者关注的乳房结果和手术动机

应该评估患者想要的乳房结果和手术动机。术前建议患者将她对乳房的具体担忧写出来，比如是尺寸、形状还是下垂、不对称等让她感到最烦恼？她对于自己目前的乳房结构是否有具体的目标？她更关心自己穿衣服时还是没穿衣服时的乳房形态？她对乳沟和乳房在胸壁上的位置有什么要求？她担心自己的乳房太大还是不够大？

体格检查

● 身高，体重，体重指数（BMI）。

● 乳房组织质量。

● 测量值：胸乳距（SN-N），乳房基底宽度（BW），软组织覆盖范围（捏测），乳头 – 乳房下皱襞距离（N-IMF）。

● 乳房足迹（乳房在胸壁上的位置）。

■ 将 3D 成像纳入咨询流程

■ 模拟过程

使用 3D 成像的咨询流程顺序取决于每位医生的行事风格和其办公室配置，但 3D 成像不能代替医生通过详细的体格检查和测量进行的空间规划。

体格检查后，患者可以在外科医生使用的 3D 成像系统中进行乳房成像。有些外科医生在同一个房间对患者进行体格检查和 3D 成像，有些外科医生有专门的摄影室用于拍照和成像，这取决于医生办公室的配置和检查室的大小。有许多可使用的 3D 成像系统，每个外科医生和工作人员需要根据其成本、便携性和与外科医生电子医疗记录系统的兼容性选择最符合他们要求的系统。在完成 3D 成像和拍摄后，应让患者穿好衣服，以便舒适地与医生或训练有素的咨询师共同查看图像。外科医生或患者的顾问应该与患者一起观看 3D 图像（图 10.1）。

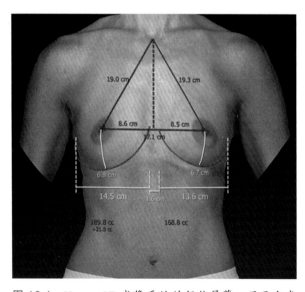

图 10.1　Vectra 3D 成像系统的评估屏幕，用于向患者展示测量结果并指出不对称性，便于医生进行手术规划

虽然每位医生所使用的系统各不相同，但通常都会显示每个乳房的体积、基底横径、乳头位置的测量值和胸壁的解剖结构。医生应向患者解释这些测量结果的意义，以及在体积、乳头位置、基底横径和胸壁上可能存在的不对称。可以旋转图像使患者看到不同方位的解剖结构。让患者参与选择不同尺寸和形状的假体并进行可视化模拟，向她们展示使用不同体积、形状或投影的假体时可能得到的结果（图 10.2）。允许以透明的方式选择假体，使患者了解为何选择这种假体。有些系统可以将乳房切除术可视化，患者可以看到乳房切除前后的乳房形状。有些系统还可以将泳衣的上衣或 T 恤放在模拟图像上，患者可以看到穿衣服时的乳房效果。

最终由外科医生控制模拟结果，但必须使用与患者解剖相符的参数。患者可能会不断要求看到一个术后更大的乳房体积，虽然可以使用任何规格的假体进行模拟，但外科医生必须教育患者为什么一定要在符合计算机模拟的测量结果的尺寸范围内选择才能获得持久的术后效果[19]。

■ 模拟程序的作用

■ 尺寸选择

在检查完患者的解剖结构后，医生可以使用不同大小的假体对相同或不对称的乳房进行模拟，直到患者对乳房的大小和形状感到满意。尺寸大小的改变是美容隆乳后再手术的主要原因[17]。患者通常会怀疑她们当初选择的假体尺寸，也可能受到社交媒体的影响，或者感受到来自重要的人、家人和朋友的压力。3D 成像可使患者在电脑屏幕上看到自己的测量结果，并能更好地理解假体的宽度如何与她的特定解剖结构相匹配。使用 Vectra 系统时，计算机屏幕上的假体选择程序中会突出显示胸部基底横径内的假体，使患者能够看到一些特殊体积的假体与其解剖结构不适配。也可以使用不同大小、形状或投影的假体进行模拟，这样患者在使用不对称假体时就可以了解乳房的外观，并且理解基于其不对称的乳房，哪些可以矫正，而哪

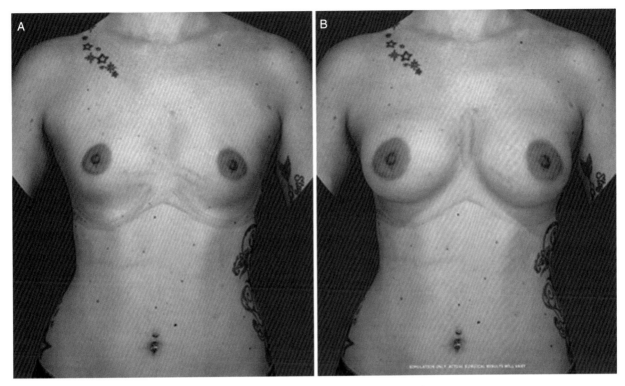

图 10.2　3D 成像可以使用各种假体来模拟患者可能得到的乳房重建结果，并且使结果可视化

些不能矫正。如果患者参与了决策过程，她更有可能对自己所选择的假体大小感到舒适，在手术后也不容易怀疑自己当初的选择[5,11,17]。

■ 形状或投影的选择

我们也可以在 3D 模拟中使用和比较不同投影和形状的假体。患者来咨询时可能会具体指定某个形状的假体，但当她看到模拟图像时，可能会决定想要更多的上极填充或更倾斜的上极。可以将各种投影的模拟图像并排放置，以便于患者评估和选择更中意的投影。

■ 不对称性

所有女性的乳房都是不对称的，在手术前让患者认识到这一点非常重要。评估胸壁和脊柱结构的不对称，如脊柱侧弯、漏斗胸或隆起、胸廓发育不全是术前患者教育的重要组成部分。3D 成像可以对患者的乳房间体积不对称进行测量，当然这些测量结果不应作为手术的判断标准，因为研究表明，体积测量的准确性因所用系统和患者解剖结构的不同而存在差异。在模拟过程中，使用不对称的假体可以掩饰患者的

体积不对称。可以评估乳房下皱襞（IMF）的不对称性，并在模拟中调整假体以显示可以做什么和不能做什么来调整不对称参数[3,4,11]。

Adams 建议在手术前用书面形式记录患者乳房的每一个不对称部分，并让患者签字确认。最好让患者在手术前就知道她的乳房存在的不对称，而不是在手术后当患者表达不满时才指出[2,14]。

■ 使用 3D 成像评估特殊的不对称

■ 乳房下皱襞不对称

Maxwell 使用 Vectra 系统进行评估时，显示在进行乳房手术的患者中有 95% 的患者的 IMF 存在不对称[18]。许多轻微的不对称患者没有意识到，但这可能被较大的乳房放大。3D 成像可以让患者看到 IMF 位置的不对称程度和皱襞的深度（即一侧相对另一侧更紧密的皱襞）。不对称的皱襞通常与胸壁的不对称有关，这可能是无法矫正的。最好在手术前测量 N-IMF 距离，拍摄并成像，而不是让患者因为不了解术前存在的不对称而导致术后不满意。

■ 体积不对称

乳房体积的轻度不对称很常见，且这个问题通过放置不同体积的假体似乎很容易解决。不同体积的假体有不同的规格，所以体积不对称可转化为形状不对称。作为对体积对称性的折中，将更大的假体放在更紧的胸壁中会导致乳房形状变化，患者必须能够充分了解这些折中，以便确定这对她来说是否值得。那么如何确定体积差异呢？ 3D 成像可用于体积估计和确定乳房体积。尽管已证明体积测量是 3D 测量中一致性最低的，但是模拟可以让患者了解使用不同尺寸的假体时应做的折中。在系统内进行 3D 成像后，患者应签字确认使用该系统选择的假体尺寸和形状。通过成像获得的测量结果可以帮助外科医生和患者确定体积不对称的程度，并可视化在模拟中使用不同大小和（或）形状假体的可能结果。在术后模拟中，3D 成像的准确度达到了 90%，最近有研究表明体积评估并不总是准确的[5,10,19]，因此建议对于乳房体积明显不对称的患者使用术中尺寸测量仪。了解乳房存在的不对称以及制订手术计划可以缩短手术时间，减少订购的假体数量，以及降低运输成本。

■ 乳头位置不对称

几乎所有的女性都有一定程度的乳头位置不对称，这可能是由不对称下垂、胸壁不对称和胸壁上的乳房足迹不对称引起的。患者在手术前往往没有意识到轻微的乳头位置不对称，因此最好在手术前就向患者指出这一点。对于乳房下垂患者，3D 成像可以模拟乳房固定术，以便使患者了解瘢痕对乳头位置不对称的折中[4,14]。

■ 胸壁不对称

对胸壁不对称的术前评估可以让患者看到她可能完全没有意识到的情况，并降低术后对结果的不满意度。胸壁不对称对患者来说可能很难理解。这种不对称可以用 3D 成像的不同位置来说明，而仅通过照片是无法让患者理解的。不同高度和投影的假体可以弥补一些胸壁不对称，但相对其他形式的不对称来说胸壁不

对称更难矫正。使用 3D 成像进行可视化模拟可以帮助医生制订手术计划并管理患者的期望。

■ 乳房固定术

无法仅通过假体填充来矫正乳房下垂的患者，可能因为不愿意接受乳房固定术留下的瘢痕而做出让步。这些患者可能会表达她们更喜欢使用假体植入，也可以接受松弛的皮肤，但在手术后如果乳房下极没有被假体充分填充，她们又会改变主意。对于这些患者，将 3D 成像纳入术前咨询流程就非常重要，它可以对一侧或两侧的不对称进行乳房固定术的模拟，有些系统也可以模拟乳晕周围、垂直或 Wise 模式的乳房固定术。对于任何程度的乳房下垂，模拟都不会绝对准确，并且无法减少乳房体积，因此应用受到限制。3D 成像可以让患者了解使用和不使用乳房固定术的乳房可能得到的大小或形状，如果患者的期望无法满足或者她愿意接受折中（如瘢痕或比她期望的更大或更小的体积），也可以建议患者不进行手术[15]。

■ 使用 3D 成像的潜在益处

■ 再手术率降低和患者满意度升高[16]

隆乳手术后再次手术的原因很多，有与手术决定相关的因素，也有与患者相关的因素，例如年龄、体重增加或减轻、怀孕以及患者希望使用不同大小或形状的假体。过大的假体会导致软组织拉伸、乳房组织萎缩和错位[2]。让患者参与决策过程并以她的解剖结构为模板来确定最适合的假体可能会降低再手术率。虽然没有研究证实这样做会得到的更高的患者满意度或更低的再手术率，但有研究表明，大多数接受模拟的患者认为模拟准确地反映了她们想要的结果[3,10,11]。

■ 转化率

Heden 等表示将 3D 成像纳入术前咨询后患者的转化率有所提高[5]。任何乳房整形手术可能阻止患者接受手术的因素都包括手术的安全性、手术成本以及对手术后乳房外观的担忧。3D 成像通过展示患者的解剖结构，让

患者了解手术后可能的结果，有助于其欣然接受手术流程和手术安排。

研究表明，在患者选择隆乳手术医生时，也会考虑到其能否使用3D成像技术[5,11]。虽然可以使用3D成像的外科医生认为患者的转化率更高且不满意率更低，但迄今为止还没有明确的研究证明接受术前3D成像的患者的再手术率有所下降或者患者的满意度有所提高。对提高美容咨询转化率同样重要的一点是，劝阻那些抱有不切实际的期望的患者接受可能无法实现其目标的整容手术。例如，想要接受乳房固定术但不想遗留瘢痕的患者，可能会认为更大的乳房才能满足她的需要，但当面对没有通过3D成像进行的乳房固定术的隆乳手术结果时，她可能会重新考虑是否愿意接受乳房固定术瘢痕，或者是否最好不进行手术。

术前咨询中针对乳房不对称患者的3D成像替代方案

在美国，只有不到15%的整形外科医生将3D成像纳入术前咨询流程，因此也可采用其他方法进行患者教育[3]。医生可以与患者一起查看其乳房的2D照片，向其指出存在的任何不对称，并让患者签字确认，这种方法可以在术前让患者了解其乳房的大小和形状，但患者无法直观地看到可能的术后结果。医生可以向患者展示具有与其相似的乳房解剖结构的患者的手术前后照片，以让其了解可以实施的手术内容的局限性。医生可以和患者一起面对镜子站立，指出其乳房的解剖学变异和提供对应的检查单，并让患者签字确认这些不对称。医生也可以在患者的乳房照片上绘图和添加注释，以此对患者进行教育。医生经常会将胸罩尺寸测量仪与3D成像一起使用，让患者想象手术结果，比如穿衣服后的乳房外观[6,17]。

3D成像使用注意事项

限制条件

使用3D模拟成像时，如果患者存在皮肤

松弛或任何程度的乳房下垂，就可能很难得到准确的结果。通常情况下，乳头的位置和乳沟可能比其在人体上的实际位置更偏侧面。如果能有这样一本书，将患者的3D模拟效果和术后结果图片进行对比，就会对患者更有帮助，特别是术前有乳房下垂或乳沟较宽的患者[15,20]。

在临床实践中使用3D成像

患者咨询

3D成像不能替代体格检查，它只是一种工具，是在患者的乳房解剖结构基础上，医生与患者讨论是否可以通过手术改变乳房的解剖结构，达到患者的手术目标。医生利用3D成像以及对患者的照片进行回顾分析，与患者进行真诚的讨论，使患者参与手术决策过程，可以帮助她了解手术的可能结果及局限性。这样做可以管理患者的预期，提高患者的手术满意度，还可能降低二次手术的风险。由于患者可以直观地看到自己的解剖结构，因此解剖学成像可能缩短咨询时间，医生不需要花费时间解释那些没有确切解剖学结构患者的照片结果的差异，但也可能导致需要花费大量时间解释其和另一个具有相似但不相同的解剖结构的患者之间的差异。此外，使用胸罩尺寸测量仪可能很耗时，而且结果并不总是准确，因为即使适合作为胸罩，也并不一定适合身体结构[21]。

在手术规划中应用3D成像

尽管3D成像系统易于使用且在大多数情况下操作都很简单，但也需要一些技巧以最大限度地利用单个图像。虽然系统采用的是数学算法，但在如果想获得最有用的图像，还是需要一定程度的"艺术"成分。大多数系统使用解剖学标志进行成像模拟，通常包括胸骨切迹、乳头位置、乳房下皱襞位置、内侧和外侧边界或乳房。有些系统能够"自动标记"患者的乳房，这些标记对于乳房相对正常、没有明显不对称的患者来说通常已足够。然而，对于乳房收缩的患者，最好降低乳房下皱襞的标志，否则假体将因患者高而紧的皱襞在异常高的位置成像，手术时为了矫正畸形，必要时会降低该皱褶，也可以在屏幕上重新定位假体，以适应患者的乳房足迹。对于刚开始使用成像系统的外科医生，在内置的模拟系统上进行练习有助于他们在术前患者咨询时表现得更加从容。

在与患者一起使用系统之前，外科医生和顾问应进行模拟练习以适应系统，包括放置不对称假体、在模拟中重新定位假体以及调整标志。具体病例如下。

病例分析

病例1（图10.3 A、B）

一位22岁的女性，存在乳房先天性不对称，包括乳房体积、乳头位置的不对称，N-IMF不对称，以及基底横径不对称。3D成像显示近200cc的体积不对称，比体格检查预期得更加严重。在3D模拟中，为较小的右侧乳房选择了335cc假体，为较大的左侧乳房选择了160cc

假体。手术中使用了尺寸测量仪，确定在模拟过程中选择的尺寸具有最佳的不对称性。为患者订购合适的假体并在手术室完成植入术。照片显示的是患者术后5年的结果。

病例2（图10.4 A、B）

该患者胸壁上存在乳房足迹不对称，左侧乳房位于胸壁下方，左侧的N-IMF距离比右侧长。患者在看到3D图像之前没有意识到这一点，医生与患者一起查看屏幕上的图像，患者可以看到自己的解剖结构，了解手术实现绝对对称的局限性。此外，她还存在一些体积上的不对称。患者参与假体的选择过程可以提高术后满意度。可以使用具有不同体积和投影的假体来提高对称性。照片显示的是患者术后2年的结果。

病例3（图10.5A、B）

该患者不了解自己的胸壁不对称，导致她的乳房下皱襞位置出现了2cm差异。使用3D

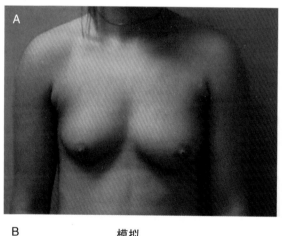

3D 成像
· 体积不对称 196cc
· 乳头位置不对称
· N-IMF 不对称
· IMF 不对称
· BW 不对称

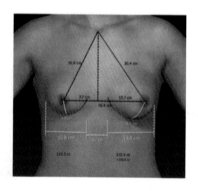

B   模拟
右侧：335cc，左侧：160cc   术前   右侧：335cc，左侧：160cc

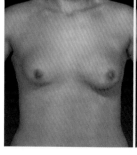
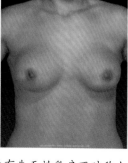
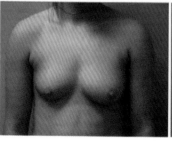
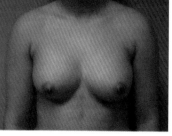

图10.3 A.一位22岁的有先天性乳房不对称女性的术前3D测量评估。B.不对称假体的3D模拟图片和术后5年的患者照片。N-IMF：乳头－乳房下皱襞距离；IMF：乳房下皱襞；BW：乳房基底宽度

模拟，患者可以看到术前的不对称，并理解手术不能实现绝对的对称。在手术前对患者进行预期结果教育，这是提高患者满意度的关键。

■ 病例 4（图 10.6 A、B）

一位 17 岁的患者，有明显的乳房不对称，包括体积、乳头位置和组织包膜上的差异，3D 模拟显示患者的乳房体积、乳头位置、N-IMF

距离和胸壁不对称。体积不对称量为 130cc，有 3cm 的乳头位置不对称。用单侧乳房固定术进行 3D 模拟。可以根据测量的体积不对称制订手术计划。患者选择了不需要假体植入的乳房固定术。照片显示的是患者术后 1 年的结果。

■ 病例 5（图 10.7A~C）

一位 32 岁的女性，接受了乳房美容整形评

A

一位 49 岁的需要进行植入手术的患者，她没有意识到自己存在的不对称，包含胸壁皮肤、乳头位置和 IMF 位置的不对称

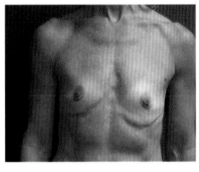

3D 成像

· 体积不对称
· N-IMF 不对称

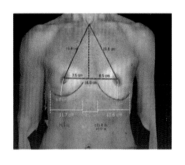

B

术前　　　　　　　　　　　　右侧：335 SSF，左侧：295 SSM

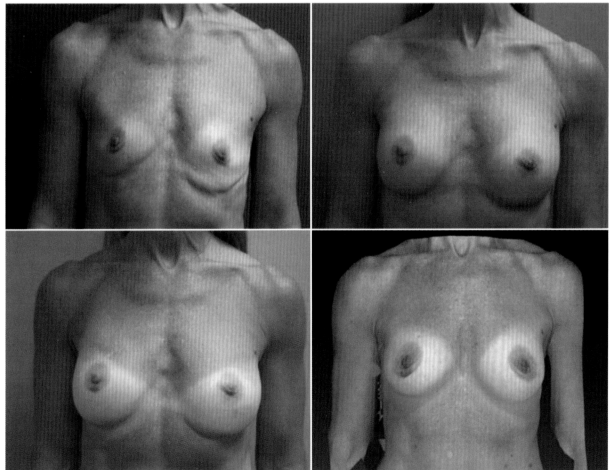

图 10.4　胸壁上乳房足迹不对称患者的术前（A）和术后（B）照片以及 3D 评估测量结果。B. 患者的术前和术后照片以及 3D 模拟图片。IMF：乳房下皱襞；N-IMF：乳头 – 乳房下皱襞距离

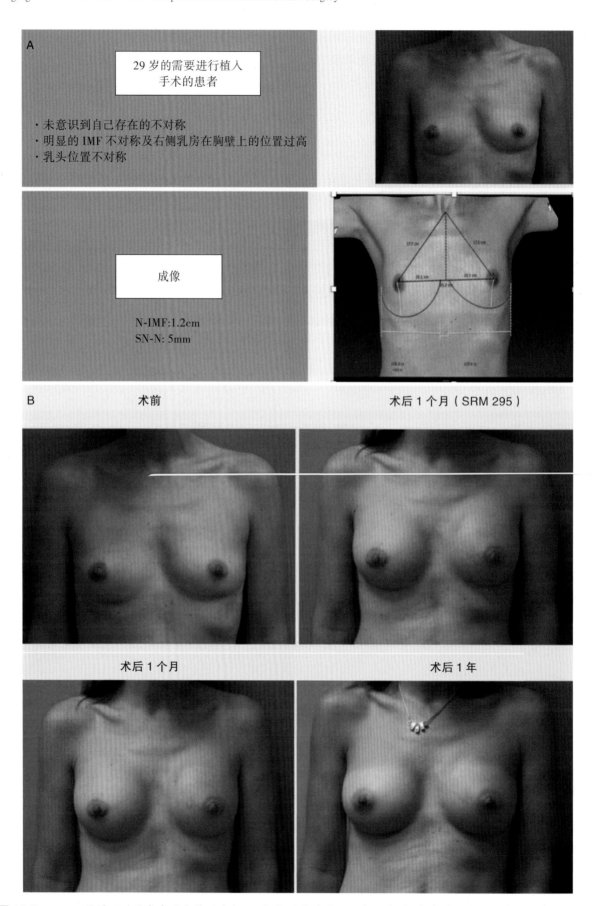

图 10.5 　A、B. 胸壁不对称患者的术前照片和 3D 评估测量结果。注意肋缘（B）术前 1 个月和术后 1 年的不对称

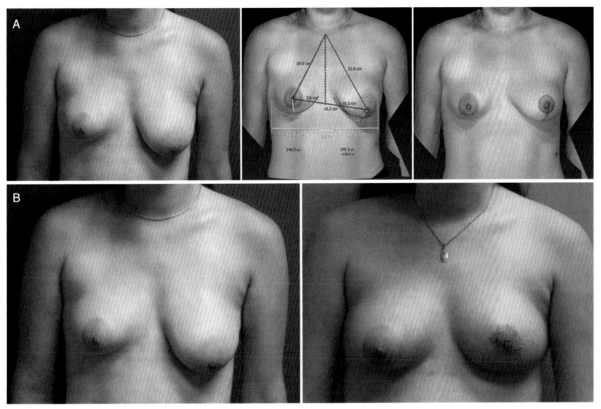

图 10.6　A、B. 患者的术前照片和乳房固定术的 3D 模拟图片。一位 17 岁患者的术后照片，可以清晰地看到乳房不对称，且乳房体积、乳头位置和组织包膜存在差异

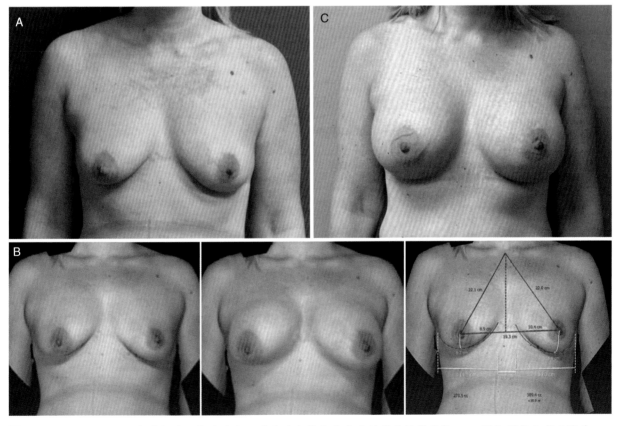

图 10.7　A~C. 一位 32 岁的女性因乳房体积不对称进行美容隆乳术的术前评估照片、3D 模拟图片和术后照片

估。她并不知道自己存在乳房体积不对称。评估结果显示体积存在 30cc 的差异。可以使用相同或不同体积的假体对有轻度体积不对称的患者进行模拟，患者可以看到不同的选项并参与假体的选择。该患者选择了有 30cc 体积差异的假体。照片显示的是患者术后 3 年的结果。

■ 总 结

3D 成像技术是评估患者的乳房不对称以制定手术计划和进行患者教育的有用工具。它不能取代其他工具（例如，2D 照片，参考具有相似解剖结构患者的照片，或在胸罩中使用乳房假体尺寸测量仪）以及详细的体格检查和与患者的交流。对于那些采用视觉方式学习和理解手术结果的患者来说，它便于外科医生进行手术规划和患者教育，也是管理患者期望的重要工具。3D 成像技术的使用具有一定的成本效益和时间效率，从而优化了患者的咨询流程。

（孙星 译）

参考文献

[1] Tebbetts JB. Correction of breast asymmetry does not exist, and the role of 3-dimensional imaging remains a question. Plast Reconstr Surg, 2011, 128(2): 595–596, author reply 596.

[2] Tebbetts JB, Adams WP. Five critical decisions in breast augmentation using five measurements in 5 minutes: the high five decision support process. Plast Reconstr Surg, 2005, 116(7): 2005–2016.

[3] Wan D, Rohrich RJ. Modern primary breast augmentation. Plast Reconstr Surg, 2018, 142(6): 933e–946e.

[4] Adams WP Jr, Mallucci P. Breast augmentation. Plast Reconstr Surg, 2012, 130(4): 597e–611e.

[5] Donfrancesco A, Montemurro P, Hedén P. Three-dimensional simulations in breast augmentation: an investigation of patient's satisfaction and the correlation between prediction and actual outcome. Plast Reconstr Surg, 2013, 132(4): 810–822.

[6] Adams WP Jr, Mckee D. Matching the implant to the breast: systematic review of implant size selection systems for breast augmentation. Plast Reconstr Surg, 2016, 138: 987–994.

[7] Liu C, Luan J, Ji K. The role of three-dimensional scanning technique in evaluation of breast augmentation: a 100-case study. Plast Reconstr Surg, 2010, 126(6): 2126–2132.

[8] Weissler JM, Stern CS, Schreiber JE, et al. Evolution of photography and three-dimensional imaging in plastic surgery. Plast Reconstr Surg, 2017, 139(3): 761–769.

[9] Chang JB, Small KH, Choi M, et al. Three-dimensional imaging surface imaging in plastic surgery: foundation, practical applications and beyond. Plast Reconstr Surg, 2015, 135(5): 1295–1304.

[10] Roostaeian J, Adams WP Jr. Three-dimensional imaging for breast augmentation: is this technology providing accurate simulations? Aesthet Surg J, 2014, 34(6): 857–875.

[11] Overschmidt B, Qureshi AA, Parikh RP, et al. A prospective evaluation of three-dimensional image simulation: patient reported outcomes and mammometrics in primary breast augmentation. Plast Reconstr Surg, 2018, 142(2): 133e–144e.

[12] Rohrich RJ, Hartley W, Brown S. Incidence of breast and chest wall asymmetry in breast augmentation: a retrospective analysis of 100 patients. Plast Reconstr Surg, 2006, 118(7 Suppl): 7S–13S, discussion 14S, 15S–17S.

[13] Schwartz MR. Evidence-based medicine: breast augmentation. Plast Reconstr Surg, 2017, 140(1): 109e–119e.

[14] Adams WP Jr. The process of breast augmentation: four sequential steps for optimizing outcomes for patients. Plast Reconstr Surg, 2008, 122(6): 1892–1900.

[15] Hammond DC. Discussion: three dimensional simulated images in breast augmentation surgery: an investigation of the patient's satisfaction and the correlation between prediction and actual outcome. Plast Reconstr Surg, 2013, 132(4): 823–825.

[16] Choudry U, Kim N. Preoperative assessment preferences and reported reoperation for size change in primary breast augmentation: a survey of ASPS members. Plast Reconstr Surg, 2012, 130(6): 1352–1359.

[17] Brown T. Patient expectations after breast augmentation. Aesth Plast Surg, 2013, 37(6): 114–139.

[18] Yeslev M, Braun SA, Maxwell GP. Asymmetry of inframammary folds in patients undergoing augmentation mammoplasty. Aesthet Surg J, 2016, 36(2): 156–166.

[19] Wesselius TS, Verhulst AC, Vreeken RD, et al. Accuracy of three software applications for breast volume calculations from three dimensional images. Plast Reconstr Surg, 2018, 142(4): 858-865.

[20] Hidalgo DA. Discussion: a prospective evaluation of three-dimensional image simulation: patient reported outcomes and mammometrics in primary breast augmentation. Plast Reconstr Surg, 2018, 142(2): 145e–147e.

[21] Costa CR, Small KH, Adams WP Jr. Bra sizing and the plastic surgery herd effect: are breast augmentation patients getting accurate information? Aesthet Surg J, 2017, 37(4):421–427.

第 11 章

经腋下隆乳手术：防患于未然

手术视频

Lauren M. Mioton, Neil A. Fine, Clark F. Schierle

■ 引 言

内镜技术是 20 世纪后半叶外科技术的革命性进步 [1]。内镜可以使术者通过较小的手术切口进行组织剥离，具有术后疼痛较轻、恢复快且切口外观美化等优点 [2]。与内镜在腹腔和胸腔内的应用不同，在整形外科的应用通常是在密闭的空间内进行广泛的软组织和神经血管分离，因此，有限的手术孔径和封闭的可视空间限制了微创整形手术技术的发展和广泛应用。近年来，内镜设备的改进和广泛使用提高了内镜在整形外科领域的使用率。随着内镜在乳房和其他整形外科领域的广泛应用，外科医生需要对外科内镜的概念有一个基本的了解，包括内镜的光腔原理、支持系统、照明设备、成像技术、切口设计和一些基本的技术 [3-7]。了解这些概念，有助于外科医生在进行经腋窝隆乳手术时更好地预测患者的结局，并减少并发症的发生风险。

■ 光 腔

内镜技术发展的主要难点是光腔的发展

和维持。光腔是由预先存在、潜在的解剖环境形成的，并且可随骨组织和软组织解剖的不同有很大差异。光腔具有空间、支撑、介质和压力等特点。空间是指它们所占据的、潜在的解剖空间。支撑是指由现有的骨组织或软组织通过机械收缩或者光学传导所形成的。光学介质是指腔体内的气体或者液体成分，可用于可见光的投射。在封闭的内镜系统中，腔内压力可以根据外科医生操作空间内的解剖学限制和需求调整。在乳房整形手术中，光腔是一个借机械力维持的解剖空间，主要靠腔内空气传导光源。

■ 支持系统

由于内镜下隆乳手术中的光腔与手术室空气是相连的，因此不能由压力下的光学流体介质提供支撑。另外，光腔支持系统的每个平面都是后来被隔开的，不存在原始的解剖学支持系统。因此，机械牵开器是创造和维持光腔的唯一方法。内部机械牵开器可以在光腔顶部施加一个离心力，这为加深空间提供了条件，以实现最佳的可视化视野和手术操作范围。施加的力必须足以抵消使光腔塌陷的弹力和重力。乳房整形手术的回缩力较小，一个设计良好的同轴牵开器可以使外科医生相对轻松地控制光腔和视野。如有必要，助手可以使用自由牵开器，

L. M. Mioton
Department of Plastic and Reconstructive Surgery,
Northwestern Memorial Hospital, Chicago, IL, USA

N. A. Fine · C. F. Schierle (✉)
Northwestern Specialists in Plastic Surgery, Chicago, IL, USA
e-mail: drschierle@northwesternplastics.com

© Springer Nature Switzerland AG 2021
J. Y. S. Kim (ed.), *Managing Common and Uncommon Complications of Aesthetic Breast Surgery*,
https://doi.org/10.1007/978-3-030-57121-4_11

在手术中特别具有挑战性或者距离较远的部分加强光腔。

■ 照明和成像技术

照明和成像技术方面的一些进步已被证明有助于外科内镜的发展。光导纤维的出现使光能沿着导线传输，允许使用足够明亮的远处光源，为手术提供全光谱照明。

■ 内镜在乳房整形手术中的应用历史

经腋窝隆乳术最早由 Troques 在 1972 年和 Hoehler 在 1973 年报道[8, 9]。这种术式的优点是切口隐蔽，便于直接进入到胸肌下平面[5, 10-12]。早期的手术方式选择乳房下皱褶切口，并且盲目分离胸大肌起始部，导致植入物移位的发生率高。另外，盲目分离使组织暴露局限，特别是胸肌筋膜分离不完全会导致植入物位置过高和乳房下皱褶处发生"双泡"畸形。

20 世纪 90 年代，随着内镜下胆囊切除术在普外科的成功应用，内镜也逐渐应用于乳房手术。1993 年，Emory 小组报道了内镜下经腋窝切口隆乳术的经验，术中他们使用了特殊牵开器和气体导光系统[13]。Ho 曾报道过一种使用甘氨酸灌洗来创建液体填充的光腔技术，但是现在他们使用的也是专门的牵开器和气体填充光腔[14]。通过内镜手术医生能直接观察解剖情况，便于控制胸肌下囊的范围，避免上述腋窝盲法分离导致的许多并发症。Howard 等的报道证明了内镜经腋窝入路的优点，当使用内镜时，植入物错位的发生率从 8.6% 下降到了 2%[15]。

■ 内镜下隆乳手术的基础科学和疾病过程

女性的乳房横跨前胸壁，大约在第 2 肋上方至第 4 肋或第 6 肋下方。它的上半部覆盖胸大肌，下半部覆盖前锯肌，外侧可达腋筋膜，通过悬韧带（Cooper 韧带）与皮肤相连。在发育过程中，乳房是由外胚层形成的，该部位的上皮增生形成了腺体，因此，在肌肉和乳房间的自然平面分离是很容易的，也可以将植入物置入这个空间。乳房的血液供应来自腋动脉分支、肋间动脉和乳内动脉，很少有血管从肌肉穿至腺体。乳房主要受第 4~6 胸前神经前外侧支支配。隆乳手术过程中，常需要保留较大的外侧支神经。

■ 诊断与患者的表述

患者常因平胸或者乳房发育不良就诊。明显的双乳不对称、乳房下垂或者筒状乳房畸形很难通过经腋窝入路的手术方式解决。医生必须在熟练掌握内镜技术和经腋下内镜下手术技术后才可以尝试。

■ 避免并发症

腋下隆乳术的并发症发生率与其他隆乳手术技术相当。通过适当的患者选择、精细的手术操作及适当的术后护理可以降低并发症的发生风险[16-18]。

■ 患者选择

内镜下隆乳手术的适应证包括：希望有一个远距离的切口或乳房下皱褶发育不良的患者，或者需要隐藏下皱褶切口的患者。双乳对称且无下垂的患者是理想的人选，对这类患者在从远处创建植入囊袋时，可以最大限度地减少过度操作和过度解剖。对于乳房下极较窄的患者，因为乳房下皱褶至乳晕的距离短，手术操作难度大，需要术前对乳腺实质径线进行影像学评估。乳房下皱褶过度剥离或者剥离不全会导致植入物下移或者上移。在经验丰富的医生看来，腋窝路径的隆乳方式可以用于这种类型的解剖。筒状乳房畸形对于内镜下腋窝隆乳术来说是巨大的挑战，特别是其乳晕前突无法通过腋下隆乳矫正，筒状乳房畸形更适合经乳晕切口。一定程度的乳房下垂也是经腋下隆乳术的相对或绝对禁忌证。轻度假性下垂和 Regnault Ⅰ度下垂可以选择经腋下内镜下手术，但这种方式需要分离乳房的下皱褶，以控制乳房下垂程度。考虑到存在乳房下皱褶剥离不足或过度的风险，这种情况需要经验丰富的外科医生准确地分离乳房下皱褶，对于经验不足的外科医生，不建议采用这种方式治疗乳房下垂。虽然经腋下通路较狭窄，但是硅胶和盐溶液植入物都可以通过腋下路径引入。容量大于 250cc 的假体植入比较困难，放置时要特别小心，避免植入过程中损伤假体和周围的解剖结构。较大的硅胶假体可以用漏斗或者其他传送装置放置。虽然经腋下植入假体与经乳房下皱褶植入假体的结局相似，但是前者的手术难度更大 [19]。

■ 避免和处理并发症的手术技术

术前准备包括准确标记原始和术后预计的乳房下皱褶位置，以及计划分离的胸大肌范围。沿胸大肌下侧起点腹直肌筋膜分离整个胸大肌。当解剖接近胸大肌内缘、胸骨边缘处时，手术逐渐过渡到了部分松解阶段，直到分离至乳头水平。取患者腋前线的第一个腋窝皱褶处做手术切口。如果使用生理盐水植入物，切口应为 3cm，如果使用硅胶假体，切口为 4.5~5cm。如果手术切口隐蔽在腋窝毛发部位的皮肤皱褶处，患者恢复后，切口不易与原始的皮肤皱褶区分（图 11.1）。另外，对于不常见的不良瘢痕，我们认为腋窝处更加隐蔽，乳房处瘢痕更容易被近距离发现。

虽然内镜下经腋窝隆乳术可以在患者有意识的镇静情况下进行，但是在手术技术和局部麻醉技术成熟前，全身麻醉仍是首选。无论使用何种麻醉方式，都要将利多卡因和肾上腺素注射到腋窝隧道，延伸至胸大肌下方，以及手术解剖范围的外、下、内侧边界（图 11.2）。为减少穿刺点，针头可选择脊髓麻醉针。进针方向与肋骨相切，避免穿透胸腔。在分离过程中，经常会横断血管，肾上腺素可以减少术中出血。内镜下手术可以直视血管，但是血管损伤时的快速出血会影响手术视野和后续的血管烧灼。肾上腺素可以使血管收缩，减少术野出血，有利于后续的烧灼。分离血管时要注意距离胸壁上方 1cm，以避免血管收缩，不易烧灼。利多卡因有助于控制术后疼痛，注射这种溶液将使手术开始时间增加 10~15min，但是对于减少术中出血、改善视野很有意义。

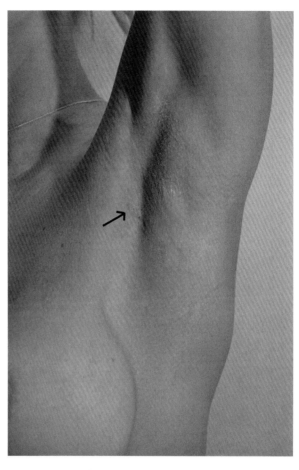

图 11.1　经腋窝切口瘢痕的术后恢复图

于患者腋下皱褶处做切口，放置两个皮肤拉钩，逐层分离皮下组织，深度为 5~10mm。在这个深度，沿胸肌外侧缘继续剥离，形成一个皮瓣，并且沿着这个皮瓣的下表面进入筋膜层，避免损伤肋间神经（图 11.3）。最初剥离时要特别小心，避免产生一个以上的皮下剥离平面。这将大大方便后续插入牵开器、使用器械或者放置植入物。术者插入食指，用手指确定胸大肌的下缘，并穿过筋膜进入肌肉下层（图 11.4）。大多数情况下，这个空间可以用手指钝性分离直接进入。如果筋膜很坚实，胸大肌和胸小肌之间分界不清，可以使用一个狭窄的牵开器扩大视野，直接看到胸外侧筋膜，用剪刀剪开筋膜，暴露肌肉，便于分离胸大肌和胸小肌间的空间。

如果是植入硅胶假体，需要有一个足够宽敞的通道，且隧道不能缩紧。用两个牵开器插入胸肌筋膜的边缘，可以安全地分离出这个空

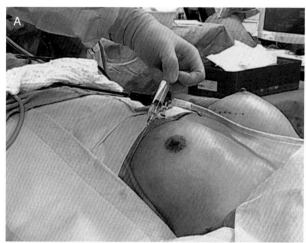
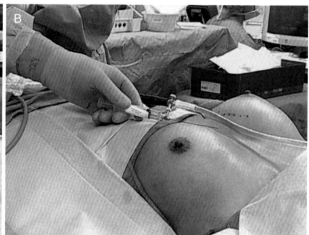
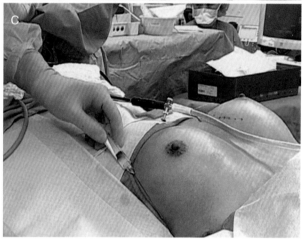

图 11.2　麻醉药注射位置图，分别为乳房的（A）下侧、（B）内侧和（C）外侧。注射的关键是沿着胸壁向下注射，而不是皮下注射，并以与胸部成锐角的方式注射，这样可以避免针头在肋骨上滑脱

间。隧道宽度应与皮肤切口的宽度一致，一直分离到胸肌，以避免硅胶假体植入困难，且便于直接观察胸大肌和胸小肌间的平面。当进入肌肉间平面后，用手指钝性分离空间至乳头乳晕复合体水平。

钝性分离入胸肌间空间后，导入内镜牵开器，然后引入手术内镜。导入顺序首先是牵开器，然后是牵开器中的内镜，这种方式可以最大限度地减少血液接触到内镜和出现遮挡视线的情况。最好是有一个 0° 和 30° 的内镜，这两个角度的内镜可以帮助外科医生从不同的角度和高度观察视野。0° 镜操作简单，光源是直线的，镜头旋转不改变视线。但是 0° 镜缩回需要直接向上，难以在肌肉上获得张力以帮助烧灼或者切断组织血管。30° 镜可以向上调节，又称为"趾高气扬的牵开器（toeing in of the

retractor）"，可以给组织施加远端张力，但是 30° 镜必须保持直立位，否则视角会向侧面移动 30° 而不是预想的向下移动 30°。因为当牵开器向上倾斜 30° 时，正好是垂直视野。基于这一点，我们要记住，为了便于屏幕上显示正确的上下方向，在使用任意一种内镜时，最重要的是保持摄像机处于上下方向。如果术中混淆了上下方向，就有可能把肋间肌当成胸大肌进行分割，进入胸膜腔。如果手术医生从低到高，只以向上的方向分离肌肉，这种问题就可以避免。向上分离肌肉时，要求术者知道视频上正确的上下位置。随着时间的推移和使用内镜的经验，术者自然而然地就可以掌握这项技术。但是在刚开始时，最好通过检测摄影机方向、触诊乳房以及观察皮肤的透光情况来确认上下方，并且确认分离的是胸肌而不是肋间肌。手

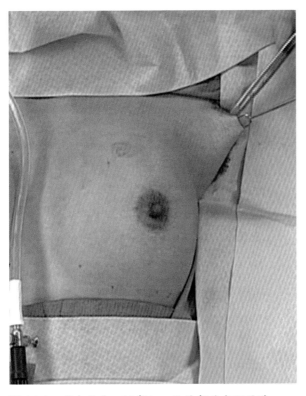

图 11.3　术中照片：腋窝入口至胸部的皮下通道

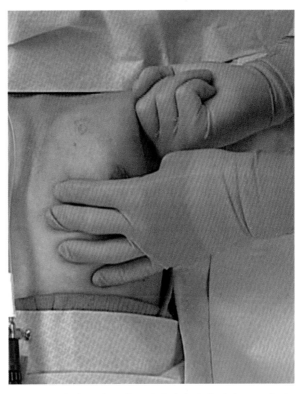

图 11.4　术中照片：胸肌的钝性分离和胸大肌下囊腔

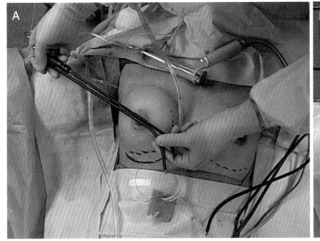
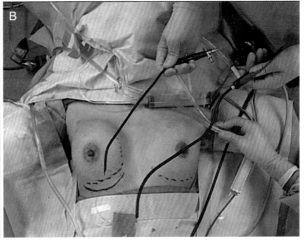

图 11.5　A. 符合右乳囊腔分离人体工程学的电刀。B. 符合左乳囊腔分离的理想电刀。使用时要注意两者的弧度不同。虽然剥离器分为左右两种规格，但是相对简单、单一弧度的右乳囊腔剥离器可以简单地剥离双侧囊腔

术过程中，医生应不断地评估牵开器与乳房外部解剖结构的关系。主要方法是通过观察皮肤的透光情况和操作时组织移动的情况。

　　在建立向上牵引的光腔后，利用单极电刀进行剥离和止血（图 11.5）。牵开器或者电刀剥离器可配一个端口连接吸引器，以便连接抽吸器，在剥离过程中协助排烟。最好使用电刀

剥离器进行抽吸，这样方便开关，打开时可以排烟，但是关闭时应避免光腔坍塌。在剥离过程中，助手可以持牵开器，但是随着经验的积累，术者就可以单独操作。术者可以按照由外到内的顺序进行解剖，完全分离胸大肌下缘，释放部分胸大肌内侧。同时，检测分离方向，并分离上方的胸大肌而不是下方的肋间肌。因为肋

骨较突出，肋间肌走向更"直"，所以在离断肌肉前，一定要打开乳晕后间隙，确认上下位置。完全分离胸肌和胸肌筋膜后，可以清楚地看到皮下黄色的脂肪组织（图 11.6）。胸肌下内侧起源部分变薄对改善乳沟至关重要，但必须注意避免过度剥离，以免导致可见的波纹或共乳。内侧区域也是肋间穿支血管走行的位置。如果剥离时需要离断肋间穿支血管，要在距离胸壁 5~10mm 的位置将其烧灼，并且再次注射肾上腺素溶液，避免出血影响视野。在内镜直视下补充注射肾上腺素和利多卡因，可有助于最大限度地减少出血、改善视野和减少疼痛，如果不是全身麻醉，这一步就很重要。

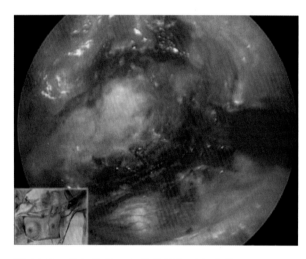

图 11.6　术中截屏：内镜下用电刀分离胸肌

分离出胸大肌下缘后，用电刀烧灼并松解胸大肌下缘，创造出一个双平面的囊袋。在分割胸大肌下缘时，肌肉会自然地向上回缩，并"向上移动"。这可以根据需要进行烧灼，通常是游离到乳头乳晕复合体的平面。由于内镜的角度是向上的，也可以通过垂直方向分割肌肉或者用烧灼的方法分割下方的乳腺组织。随着对内镜技术的熟练掌握，内镜下进行这些操作将变得和直视下一样简单。

仔细止血后，移出内镜，用抗生素灌洗植入袋。根据我们的实践经验，引入局部麻醉导管可以控制术后疼痛，使用时要注意用导引针将导管埋在皮下。这种方式可以避免麻醉药物渗出或者经皮肤转至植入腔内。然后通过腋下

通道放置植入物并且确认位置。同样地，如果放置的是硅胶假体，可以使用漏斗式装置制作一个单独的通道，通过这个通道植入假体。空的盐水假体很容易植入，植入后可以通过盐水灌注密闭的空间使其膨胀。在这一点上，外科医生可以用手指或者大号尿道扩张器进行额外的钝性分离。将患者屈曲至 90°，评估最终植入物的位置和对称性。然后使患者躺平，关闭腋窝切口。如果使用的是盐水冲注式假体，通常不关闭隧道。如果使用的是硅胶假体，并且隧道被过度解剖，可以使用缝线关闭这个空间，防止假体移位。用标准方式闭合腋窝切口皮肤，先用可吸收线缝合深层真皮，然后用永久性单纤维进行皮内缝合。由于腋下切口不方便使用胶带或者无菌条，所以最后用皮肤胶水封闭切口。

术后护理

手术结果如图 11.7 所示。术后使用 ACE 弹性绷带固定乳房。术后鼓励患者下床进行日常活动，包括梳头和刷牙。2 周后可以恢复低强度的有氧运动。4~6 周内不可以进行剧烈的活动，比如举重。

大多数腋下隆乳术后假体移位多为假体上移，但是假体下移且突出底盘的情况更难处理，对这种情况不能通过远处切口路径处理，需要取乳腺下皱褶切口。腋窝切口处腋下束带的发生可能与瘢痕增生、淋巴管或血栓性静脉炎（Mondor disease，蒙多病）有关。尽管内镜下手术可以更仔细地止血，但是仍有少数患者发生腋窝血肿。已有文献显示，经腋下隆乳术发生包囊挛缩和假体紧缩的概率与其他手术方式类似。这种并发症的处理方法也与经其他不同切口进行隆乳手术的患者相似。

并发症的最佳处理方法是避免发生并发症。术中可以避免气胸，方法是注射药物时与胸部成锐角注射，使针头无法穿过肋骨，分离肌肉时远离胸壁，维持向上的角度分离，确保分离的是胸肌而不是肋间肌。通过注射含肾上腺素的局部麻醉药，可以避免过度出血以及因视野不佳带来的后续问题。如果不幸发生了包囊挛缩，可以应用标准的治疗方案处理。如果治疗需要广泛切除包

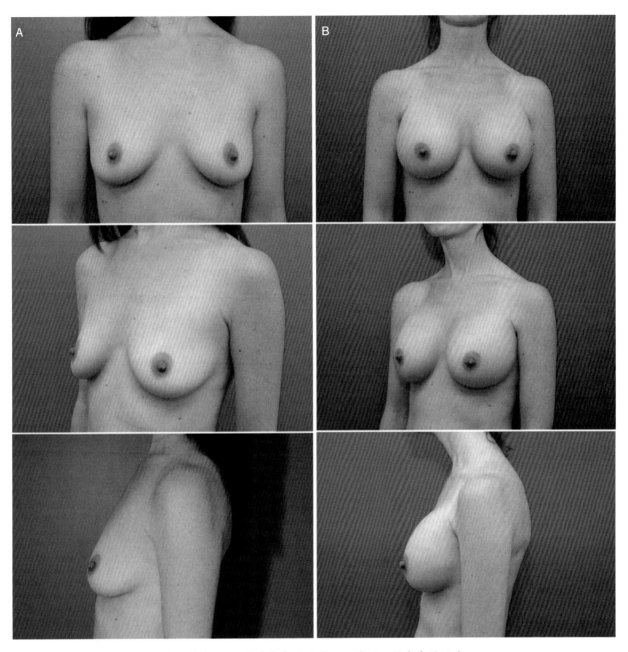

图 11.7　内镜下硅胶植入物隆乳手术。A. 术前患者的照片。B. 术后 2 周患者的照片

囊，可以考虑采用乳房下皱褶切口。简单的包膜调整可以通过腋窝切口翻修，但是更大范围的翻修需要使用其他方法。

医生不适合选择这类患者。对于植入物较大和乳房下皱褶严重不对称需要矫正的患者，需要谨慎考虑该手术方式。

■ 总　结

经腋窝隆乳手术与标准的经乳房下皱褶切口或经乳晕切口隆乳手术相比，具有潜在的优势。但是，这项技术有一个学习曲线，并且要特别注意患者的选择。乳房下垂和筒状乳房的治疗需要使用更先进的技术，经验较少的外科

（周旭婕　译，陈嘉健　审校）

参考文献

[1]　Paige KT, Eaves FF 3rd, Wood RJ. Endoscopically assisted plastic surgical procedures in the pediatric

patient. J Craniofac Surg, 1997, 8(3): 164–169.

[2] Cho BC, Lee JH, Ramasastry SS, et al. Free latissimus dorsi muscle transfer using an endoscopic technique. Ann Plast Surg, 1997, 38(6): 586–593.

[3] Nahai F, Eaves F. Fundamentals of endoscopic plastic surgery//Nahai F, Saltz R. Endoscopic plastic surgery. 2nd. St Louis: Quality Medical, 2009, Good overview of endoscopic principles for plastic surgery.

[4] Delmar H. Axillary approach for endoscopically assisted breast augmentation// Nahai F, Saltz R. Endoscopic plastic surgery. 2nd. St Louis: Quality Medical, 2008, General discussion of endoscopic breast augmentation.

[5] Nahai F, Eaves F. Submuscular breast augmentation// Nahai F, Saltz R. Endoscopic plastic surgery. 2nd. St Louis: Quality Medical, 2008. Specific considerations for the submuscular approach.

[6] Strock L. Transaxillary breast augmentation// Spear S. Surgery of the breast. 3rd. Philadelphia: Wolters Kluwer Lippincott Williams & Wilkins, 2001. Well-illustrated overview of the surgical technique.

[7] Berger A, Krause-Bergmann A. Use of endoscopy in plastic surgery. Langenbecks Arch Chir, 1996, 381(2): 114–122.

[8] Troques R. Implantation of mammary prosthesis by axillary incision. Nouv Press Med, 1972, 1(36): 2409–2410.

[9] Hoehler H. Breast augmentation: the axillary approach. Br J Plast Surg, 1973, 26(4): 373–376.

[10] Price CI, Eaves FF 3rd, Nahai F, et al. Endoscopic transaxillary subpectoral breast augmentation. Plast Recon Surg, 1994, 94: 612–619.

[11] Benito-Ruiz J. Transaxillary subfascial breast augmentation. Aesthet Plast Surg, 2003, 23: 480–483.

[12] Graf RM, Bernardes A, Auersvald A, et al. Subfascial endoscopic transaxillary augmentation mammaplasty. Aesthet Plast Surg, 2000, 24: 216–220.

[13] Eaves FF 3rd, Price ZCI, Bostwick J 3rd, et al. Subcutaneous endoscopic plastic surgery using a retractor-mounted endoscopic system. Perspect Plast Surg, 1993, 7: 1–22.

[14] Ho LC. Endoscopic assisted transaxillary augmentation mammaplasty. Br J Plast Surg, 1993, 46: 332–336.

[15] Howard PS, Oslin BD, Moore JR. Endoscopic transaxillary submuscular augmentation mammaplasty with textured saline breast implants. Ann Plast Surg, 1996, 37: 12–17.

[16] Kolker AR, Austen WG Jr, Slavin SA. Endoscopic-assisted transaxillary breast augmentation: minimizing complications and maximizing results with improvements in patient selection and technique. Ann Plast Surg, 2010, 64(5): 667–673.

[17] Vasconez LO. Expert commentary. Perspect Plast Surg, 1993, 7: 23–26.

[18] Vasconez LO, Core GD, Oslin B. Endoscopy in plastic surgery. An overview. Clin Plast Surg, 1995, 22(4): 585–589.

[19] Lee DW, Kim SJ, Kim H. Endoscopic transaxillary versus inframammary approaches for breast augmentation using shaped implants: a matched case-control study. Aesthet Plast Surg, 2019. https: //doi. org/10. 1007/s00266-019-01324-6. [Epub ahead of print].

双层包膜的处理

Yoav Barnea, Daniel J. Kedar

手术视频

■ 引　言

根据乳房假体制造商提交给美国 FDA 的核心数据，包膜挛缩和假体移位是乳房假体植入术后再次手术的主要原因[1, 2]。乳房假体表面设计纹理的最初目的是使假体在乳房腔隙中保持稳定，尽量减少相对于胸壁和周围组织的移动。长期积累的数据显示，与光面乳房假体相比，毛面乳房假体的包膜挛缩发生率更低[3-6]。

很多技术在制造过程中可以对初始的光面假体进行纹理化。艾尔建的 Biocell 假体（Allergan, Inc., Dublin, Ireland）纹理化是采用"脱盐技术"，通过将假体外壳压在一层细盐上实现，制成了宽 200~500 μm 和深 100~200 μm 的长方体形孔，称为"宏纹理"。Mentor Siltex 假体（Mentor Worldwide LLC, Irvin, CA, USA）表面是通过纹理泡沫的负接触压印形成的，这会产生高度为 40~100 μm、直径为 50~150 μm 的结节，这种表面被称为"微

纹理"，与艾尔建的 Biocell 表面相比，它被认为是一种温和的纹理化形式[6-10]。

在纤维囊形成过程中，假体表面对假体和乳房之间的相互作用具有关键影响。组织黏附是通过假体周围包膜组织向内生长到纹理外壳表面的细孔中来实现的，从而基本上将假体固定到周围的乳房组织上。表面纹理越粗糙，组织向内生长得越好[6-10]。

当乳房假体周围形成两个不同的层次时，就会出现双层包膜，一层是牢固附着在假体装置上的内层，另一层是附着在周围乳房组织上的外层（图 12.1）[6-12]。包膜层由包膜间空间（intercapsular space，ICS）隔开。这种双层包膜现象可能是部分的，也可能是完全的。在完全型中，整个假体周围形成双层包膜（图 12.1）。因此，毛面型假体本质上表现为光面型假体，并且由于内膜层和外膜层之间新出现的更光滑的接触面，可能导致假体移位和旋转（视频 12.1）[6-12]。此外，内膜紧紧包裹着假体，并可能导致假体感觉变硬，类似于包膜挛缩。

双层包膜中与 ICS 接触的两层的光面微微活动，除了具有错位风险之外，这种动态关系使得临床中滑膜化生、慢性感染、晚期血清肿和可能的乳房假体相关间变性大细胞淋巴瘤（BIA-ALCL）的风险增加[7]。

Y. Barnea (✉)
Plastic and Reconstructive Breast Surgery Unit, Plastic Surgery Department, Tel-Aviv Sourasky Medical Center, Sackler Faculty of Medicine, Tel-Aviv, Israel

D. J. Kedar
Plastic and Reconstructive Surgery Department, Tel-Aviv Sourasky Medical Center, Sackler Faculty of Medicine, Tel Aviv, Israel

© Springer Nature Switzerland AG 2021
J. Y. S. Kim (ed.), *Managing Common and Uncommon Complications of Aesthetic Breast Surgery*, https://doi.org/10.1007/978-3-030-57121-4_12

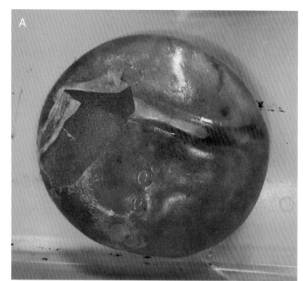

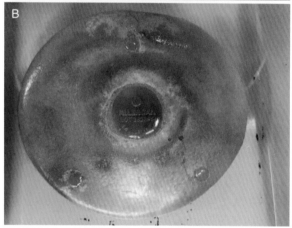

图 12.1　艾尔建的 Biocell 宏纹理假体上的完整双包膜。内层包膜完全覆盖假体，除了标记（A）光滑面中 6 点钟位置外还标记（B）光滑面充填点及后部

▣ 病理生理学

双层包膜形成的病理生理机制尚未明确，但很可能是多因素的。一种可能的途径涉及假体表面的宏纹理，例如在 Biocell 假体中看到的，与其他纹理或光面假体相比，具有更高的双层包膜发生率。Biocell 宏纹理形态促进细胞向内生长，包膜的组织学分析表明假体表面几乎是镜面印记 [10]，最终结果是假体黏附到周围的乳房组织并减少其活动。组织向内生长的破坏以及假体的整合可能导致形成两个平行的包膜。

最近的文献已经描述了关于双层包膜形成的几个假设。第一个是基于假体在偏大的腔隙内的移动。假体的宏观和微观运动阻止了毛面假体表面与周围组织的黏附，导致形成双层包

膜 [11]。第二个假设涉及机械病因，其中施加到假体包膜复合体的剪切力迫使假体远离包膜，这种分离导致随后产生与假体直接接触的新包膜内层。对 Biocell 扩张器上双层包膜的组织学研究表明，所有测试标本从扩张器的侧面都存在包膜断裂。胶原基质中的这些断裂与炎症反应的迹象同时发生，正如 ICS 上充满巨噬细胞所证明的那样 [12]。

第三个假设是，在假体周围形成浆液性液体，随后会导致新包膜的形成。一些作者提出了双层包膜和晚期血清肿之间的这种关联 [13-15]。另有假设毛面假体外壳和原始包膜之间的持续摩擦会导致积液聚集。将源自该液体的细胞二次接种到假体表面，导致了新的黏附内层包膜的发育 [16, 17]。浆液性渗出液的来源可能是感染性、过敏性或出血性 [7]。Spear 等发现 96% 的晚期血清肿形成病例发生在 Biocell 毛面假体中，这进一步支持了这种关联 [13]。血清肿的形成可归因于细菌以生物膜的形式黏附在假体表面 [18]。正如 Burkhardt 等首先假设的那样，亚临床感染可以导致包膜挛缩 [19]，后来也通过其他研究的结果得到验证 [20–22]。此外，有人推测假体周围的慢性细菌激活可能在间变性大细胞淋巴瘤（ALCL）的发展中起作用。Hu 等猜想慢性生物膜感染与猪和人类的 T 细胞增生有关，并且可能与 ALCL 相关 [18]。这与毛面假体而非光面假体尤其相关，因为较大的表面积增加了形成生物膜的风险。最近的一项多中心研究报告了 26 例患者存在与 ALCL 相关的乳房假体周围生物膜 [23]。根据目前的数据推测双层包膜、晚期血清和 BIA-ALCL 之间可能存在相关性。

第四个假设也是基于机械原因，并表明剪切力导致假体包膜复合体从周围的乳房组织脱离，从而使原始包膜与毛面假体交织在一起。然后形成新的外膜层，从而产生双层包膜现象 [24–26]。电子显微镜在 Biocell 扩张器的双层包膜样品中的发现支持这一假设，与在假体界面（即假体和内层包膜之间）反复观察到的细菌相比，ICS 中的细菌负荷和生物膜存在非常低。这一发现表明假体界面和 ICS 没有共同的体液流动，而其他三个假设中必然会出现这种情况 [27]。

双层包膜的发生率

文献中关于双层包膜实际发生率的数据很少，因为大多数文献报道是由于其他原因再次手术时偶然发现。大多数文献描述了在具有宏纹理的 Biocell 假体中出现的双层包膜，很少出现在微纹理假体或光面假体中。使用 Trilucent（大豆油填充）乳房假体报告了 2 例双层包膜[28]。

艾尔建的 3 年批准后研究报告称，使用 Biocell 植入物的双层包膜发生率非常低（2/10 000）。Robinson 报道在 100 例使用 Biocell 假体进行的首次腺体下隆乳手术中，双层包膜发生率为 2%[26]，Maxwell 等在 7 000 多例使用 Biocell 假体的患者中观察到双层包膜发生率约为 1%[7]。相反，Hall Findley 描述了 105 例发生双层包膜的患者中有 14 例（13.3%）初次隆乳术采用的是 Biocell 毛面型假体，是由于其他原因（如尺寸改变、假体错位、包膜挛缩和晚期血清肿），在再次手术期间发现了双层包膜[16]。Van Slyke 等报道称，在对 123 例因各种原因移除 Biocell 假体的病例为期 13 年的研究中，双层包膜的发生率很高（36.6%），并指出，在临床上没有观察到使用任何其他假体类型出现双层包膜[29]，这些双层包膜病例通常是单侧的。

处理措施

由于大多数双层包膜病例无症状且不伴有任何并发症，因此不需要采用任何手术或非手术干预措施。在患者出现有症状的包膜挛缩或晚期血清肿的情况下，需要根据常规治疗方案进行管理，包括术前评估，采用涉及假体的手术（移除或更换），对植入部位（新腔隙）、包膜（包膜切除术、包膜切开术）的管理，以及适当的术后管理[13, 17, 30, 31]。此外，还要对包膜和液体进行病理学和细菌学分析。其他管理程序可以与手术管理相结合，包括脂肪移植、添加补片（生物或合成补片）以及其他手术和非手术程序。

由双层包膜引起的假体错位和假体与周围组织未发生粘连的情况，需要手术干预进行矫正。虽然在没有双层包膜形成的情况下，宏纹理假体可能会出现不粘连，但更大的组织粘连会降低血清肿发生的可能性。Maxwell 等发表了关于使用 Biocell 宏纹理假体促进组织黏附的推荐共识列表[6]。手术建议包括，采用乳房下皱襞皮肤切口创建精确容纳假体的胸肌下腔隙，使用无创伤手术技术和细致的止血，留置引流管以最大限度地减少积液；术后管理强调假体和周围组织的固定长达 3 个月。这些建议是基于减少假体移动和摩擦的理念，以促进组织黏附。

如果需要将假体更换为新的和类似的宏纹理假体，就需要将假体放置在新腔隙中，并留置引流管。一种选择是将乳腺下假体转移到胸大肌后方，而将胸肌后方假体转移到下层肌肉和旧假体包膜前表面之间形成的新的胸肌后间隙[32]。另一种选择是更换微纹理或光面假体，以减少双层包膜复发的可能性。选择后者可以在切除旧包膜后将假体放入先前形成的腔隙中。将假体更换为具有更光滑纹理表面的假体可减少假体的组织黏附量，因此可能需要用补片或脱细胞真皮基质装置进行支撑和组织加固，以降低假体错位的风险[6, 7, 33-35]。

总 结

双层包膜主要发生在宏纹理假体上，通常没有症状，偶然发现，不一定与并发症相关。一般仅对出现并发症和其他有症状的病例进行干预，干预措施包括更换假体和进行假体腔移位。

（钟明 译，李永平 审校）

参考文献

[1] Center for Devices and Radiological Health & U. S. Food and Drug Administration. FDA update on the safety of silicone gel-filled breast implants, 2011 at, http: //www. fda. gov/downloads/MedicalDevices/ ProductsandMedicalProcedures/ImplantsandProsthetics/ BreastImplants/UCM260090. pdf.

[2] Caplin DA, Vargo JM, Canady J, et al. Long-term clinical performance of memoryShape silicone breast implants in breast augmentation: prospective data through 9 years. Plast Reconstr Surg, 2014, 134(4S-1): 92-93.

[3] Pollock H. Breast capsular contracture: a retrospective

study of textured versus smooth silicone implants. Plast Reconstr Surg, 1993, 91(3): 404–407.

[4] Collis N, Coleman D, Foo IT, et al. Ten-year review of a prospective randomized controlled trial of textured versus smooth subglandular silicone gel breast implants. Plast Reconstr Surg, 2000, 106(4): 786–791.

[5] Brown MH, Shenker R, Silver SA. Cohesive silicone gel breast implants in aesthetic and reconstructive breast surgery. Plast Reconstr Surg, 2005, 116(3): 768–779.

[6] Maxwell GP, Scheflan M, Spear S, et al. Benefitsand limitations of macrotextured breast implants and consensus recommendations for optimizing their effectiveness. Aesthet Surg J, 2014, 34(6): 876–881.

[7] Maxwell GP, Brown MH, Oefelein MG, et al. Clinical considerations regarding the risks and benefits of textured surface implants and double capsule. Plast Reconstr Surg, 2011, 128(2): 593–595.

[8] Barr S, Hill E, Bayat A. Current implant surface technology: an examination of their nanostructure and their influence on fibroblast alignment and biocompatibility. Eplasty, 2009, 9: e22.

[9] Spear SL, Elmaraghy M, Hess C. Textured-surface saline-filled silicone breast implants for augmentation mammaplasty. Plast Reconstr Surg, 2000, 105(4): 1542–1552.

[10] Danino A, Rocher F, Blanchet-Bardon C, et al. A scanning electron microscopy study of the surface of porous textured breast implants and their capsules. Description of the "velcro" effect of porous-textured breast prostheses. Ann Chir Plast Esthet, 2001, 46(1): 23–30.

[11] Góes JC, Landecker A. Optimizing outcomes in breast augmentation: seven years of experience with the subfascial plane. Aesthet Plast Surg, 2003, 27(3): 178–184.

[12] Efanov JI, Giot JP, Fernandez J, et al. Breast-implant texturing associated with delamination of capsular layers: a histological analysis of the double capsule phenomenon. Ann Chir Plast Esthet, 2017, 62(3): 196–201.

[13] Spear SL, Rottman SJ, Glicksman C, et al. Late seromas after breast implants: theory and practice. Plast Reconstr Surg, 2012, 130(2): 423–435.

[14] Pinchuk V, Tymofii O. Seroma as a late complication after breast augmentation. Aesthet Plast Surg, 2011, 35(3): 303–314.

[15] Mazzocchi M, Dessy LA, Carlesimo B, et al. Late seroma formation after breast surgery with textured silicone implants: a problem worth bearing in mind. Plast Reconstr Surg, 2010, 125(4): 176e–177e.

[16] Hall-Findlay EJ. Breast implant complication review: double capsules and late seromas. Plast Reconstr Surg, 2011, 127(1): 56–66.

[17] Steiert AE, Boyce M, Sorg H. Capsular contracture by silicone breast implants: possible causes, biocompatibility, and prophylactic strategies. Med Devices (Auckland NZ), 2013, 6: 211–218.

[18] Hu H, Jacombs A, Vickery K, et al. Chronic biofilm infection in breast implants is associated with an increased T-cell lymphocytic infiltrate: implications for breast implant-associated lymphoma. Plast Reconstr Surg, 2015, 135(2): 319–329.

[19] Burkhardt BR, Fried M, Schnur PL, et al. Capsules, infection, and intraluminal antibiotics. Plast Reconstr Surg. 1981, 68(1): 43–49.

[20] Pajkos A, Deva AK, Vickery K, et al. Detection of subclinical infection in significant breast implant capsules. Plast Reconstr Surg, 2003, 111(5): 1605–1611.

[21] Tamboto H, Vickery K, Deva AK. Subclinical (biofilm) infection causes capsular contracture in a porcine model following augmentation mammaplasty. Plast Reconstr Surg, 2010, 126(3): 835–842.

[22] Adams WP Jr, Rios JL, Smith SJ. Enhancing patient outcomes in aesthetic and reconstructive breast surgery using triple antibiotic breast irrigation: six-year prospective clinical study. Plast Reconstr Surg, 2006, 117(1): 30–36.

[23] Hu H, Johani K, Almatroudi A, et al. Bacterial biofilm infection detected in breast implant-associated anaplastic large-cell lymphoma. Plast Reconstr Surg, 2016, 137(6): 1659–1669.

[24] Matteucci P, Fourie le R. Double capsules related to dynamic malrotation of breast implants: a causal link? Br J Plast Surg, 2004, 57(3): 289.

[25] Pandya AN, Dickson MG. Capsule within a capsule: an unusual entity. Br J Plast Surg, 2002, 55(5): 455–456.

[26] Robinson HN. Breast implant complication review: double capsules and late seromas. Plast Reconstr Surg, 2011, 128(3): 818.

[27] Giot JP, Paek LS, Nizard N, et al. The double capsules in macro-textured breast implants. Biomaterials, 2015, 67: 65–72.

[28] Colville RJ, McLean NR, Cross PA. True double capsules in oil-based(Trilucent) breast implants. Br J Plast Surg, 2002, 55(3): 270–271.

[29] Van Slyke AC, Carr M, Carr NJ. Not all breast implants are equal: a 13-year review of implant longevity and reasons for explantation. Plast Reconstr Surg, 2018, 142(3): 281e –289e.

[30] Wan D, Rohrich RJ. Revisiting the management of capsular contracture in breast augmentation: a systematic review. Plast Reconstr Surg, 2016, 137(3): 826 –841.

[31] Clemens MW, Nava MB, Rocco N, et al. Understanding rare adverse sequelae of breast implants: anaplastic large-cell lymphoma, late seromas, and double capsules. Gland Surg, 2017, 6(2): 169 –184.

[32] Maxwell GP, Gabriel A. The neopectoral pocket in revisionary breast surgery. Aesthet Surg J, 2008, 28: 463– 467.

[33] Chopra K, Gowda AU, Kwon E, et al. Techniques to repair implant malposition after breast augmentation: a review. Aesthet Surg J, 2016, 36(6): 660 – 671.

[34] Suri S, Bagiella E, Factor SH, et al. Soft tissue adjuncts in revisionary aesthetic breast surgery. Ann Plast Surg, 2017, 78(2): 230 –235.

[35] Becker H, Lind JG 2nd. The use of synthetic mesh in reconstructive, revision, and cosmetic breast surgery. Aesthet Plast Surg, 2013, 37(5): 914 –921.

第13章

乳房下皱襞相关问题及解决方案

手术视频

Charles Randquist, Robert Cohen

■ 解剖学因素

■ 乳房下皱襞的解剖

乳房由纤维脂肪组织和腺体组织混合而成，导管由深部的乳腺实质向乳头乳晕复合体（NAC）汇集，乳房被浅筋膜的浅层和深层包绕，并通过 Cooper 韧带固定[1]。Cooper 韧带强度因个体而异，可因体重增加、激素变化、衰老和妊娠引起乳房变化而受到损害。

美丽、年轻的乳房是乳头乳晕复合体位于乳房中央略偏外侧，乳房上极到乳头乳晕复合体处存在线性的坡度，乳房下极曲度柔和且没有下垂，符合斐波纳奇曲线（Fibonacci curve）和黄金比率（Golden Ratio）（图 13.1）。因患者的文化背景和偏好差异，乳头乳晕复合体上方及下方的理想乳房凸度迥异，但总体上相当于 50%/50% 或 45%/55% 的比例。与乳头位置一样，理想的乳房间距离会根据个人的审美而异，但是通常显示出 2~3cm 的间隔。从侧面看，乳房应在 AP 视图上略微超出外侧胸壁，以展现凹凸有致的曲线。

乳房下皱襞（IMF）是乳房的重要解剖特征之一，对其的合理处理是隆乳手术成功的关键。它是人体乳房下方和腹部的交界处，界限清楚、稳定的乳房下皱襞是乳房轮廓美的重要组成部分。形成乳房下皱襞的解剖结构包括乳房筋膜的融合点及胸壁浅筋膜系统的凝结点。

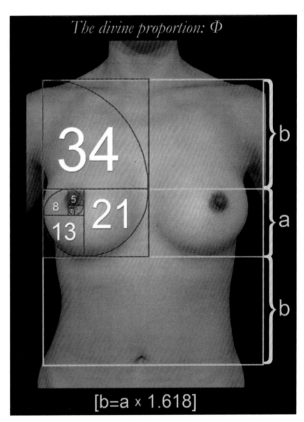

图 13.1 人体乳房的最佳比例。图片由 Charles Randquist 博士提供

C. Randquist (✉)
Department of Plastic and Reconstructive Surgery, Victoriakliniken, Saltsjobaden, Sweden
e-mail: charles.randquist@victoriakliniken.com

R. Cohen
Scottsdale Center for Plastic Surgery, Paradise Valley, AZ, USA

© Springer Nature Switzerland AG 2021
J. Y. S. Kim (ed.), *Managing Common and Uncommon Complications of Aesthetic Breast Surgery*,
https://doi.org/10.1007/978-3-030-57121-4_13

具体来说，组织学研究表明，乳房下皱襞是由固有的皮肤组织和规则排列的胶原蛋白组成，通过浅筋膜系统的致密区与下胸肌筋膜交界融合，常集中于第 5 肋骨上 [2, 3]。

乳房下皱襞和乳房下极的解剖变异

多数情况下乳房下皱襞紧密地固定于第 5 肋骨上方，但是不同患者的乳房下皱襞强度和位置存在巨大差异，因此在进行乳房整形手术前必须对其进行评估和处理，例如结节性乳房和乳房下极收缩，这种情况下乳房下皱襞较正常情况更紧缩，起始位置也高于典型位置（图 13.2）[4]。另一方面，一些患者存在先天性乳房韧带松弛，导致乳房下皱襞位置较低或边界不清，腹部皮肤很容易向上被拉起并附着于乳房上（图 13.3）。导致乳房弹性和韧带支撑改变的因素，如体重的明显减轻及妊娠，可能是下皱襞位置降低或消失的因素，在分析和评估各种术后并发症（如植入物膨出和异位）发生风险时必须考虑这些因素。

尽管有限的乳房下皱襞异位程度可通过手术处理，但是外科医生应始终意识到理想的乳房下皱襞位置，并应尽可能稳定地重建该位置。此外，还要注意处理好下皱襞的不对称，尽可能地保证其平衡（图 13.4~ 图 13.6）。

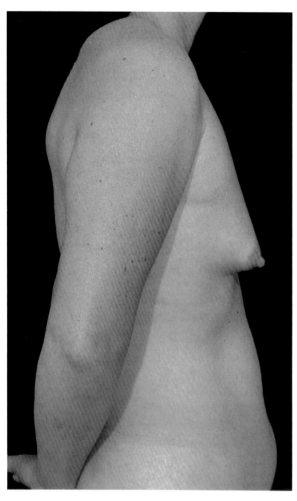

图 13.2 乳房下极收缩。图片由 Charles Randquist 博士提供

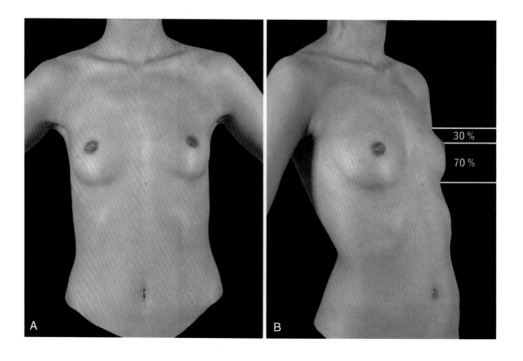

图 13.3 乳房下皱襞位置降低和边界不清，前视图和 45° 视图。图片由 Charles Randquist 博士提供

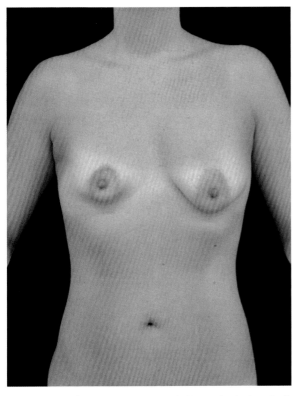

图13.4 乳房下皱襞和胸壁不对称，下极收缩，乳房下垂。图片由 Charles Randquist 博士提供

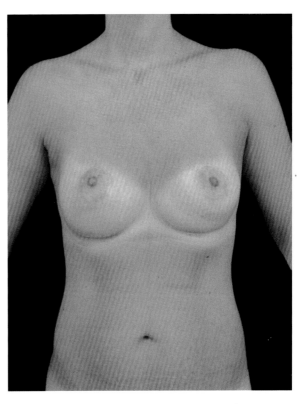

图13.6 患者手术后9个月的效果。图片由 Charles Randquist 博士提供

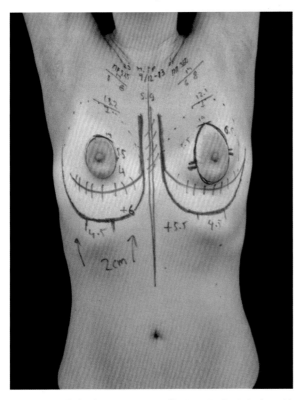

图13.5 手术计划：双侧乳晕周围乳房固定术，植入不同形状和大小的解剖型植入物，右侧525g，左侧360g，乳房下皱襞降低，重塑和重新定位胸壁组织。图片由 Charles Randquist 博士提供

◼ 合理的术前计划

◼ 乳房下皱襞理想位置的确定

本章不涉及既定患者的最佳植入物选择，已有许多文献对此进行了详细介绍[5,6]，进行过隆乳手术的外科医生应该熟悉这些内容。一旦根据个体尺寸选择了植入物规格，就可以确定并设置合适的乳房下皱襞位置以进行手术。在放置植入物期间将乳房下皱襞正确定位是一个关键环节，可能需要降低（或提升）先前的乳房下皱襞。计算方法涉及乳头至乳房下皱襞（N-IMF）距离、植入物宽度以及患者固有的特征（如组织弹性和腺体厚度）。

为了实现测量的一致性，患者取站立位，对 N-IMF 距离的评估和乳房下皱襞的调整应始终在最大皮肤拉伸状态下进行。一些外科医生可能会担心对乳房下皱襞的这种调整，他们认为这种操作具有不可预测性，实际上，恰当的N-IMF 距离对美观度至关重要，许多患者先天并没有最佳的 N-IMF 距离，直到手术医生建立这种最佳距离。本章将介绍的乳房下皱襞"Lucky 8 字"固定技术，将极大地减少此类担忧。

在确定既定患者的植入物理想 N-IMF 距离时，常采用模棱两可或基于"艺术"的方法来确定乳房下皱褶位置，外科医生在选择最佳的下皱褶切口时，常将"看起来恰当"作为选择依据。确实，在某些情况下理想的乳房下皱襞位置已经存在，但是为了获得最佳的假体植入位置，多数情况下，乳房手术时需要注意控制乳房下皱襞的位置下降。

2005 年，作者经过多年的学习和观察，非常重视规范的技术，以培训外科医生，并开发了一个简单且易于学习的系统——Randquist 指南——根据任何既定植入物的基底宽度计算乳房下皱襞的位置，不需要考虑高度、凸度或腹曲长度。

可以通过 Randquist 公式确定最佳的乳房下皱襞位置，理想的位置应该在术后 6 个月稳定且固定。具体公式为：

（组织挤压试验 /2）+（植入物宽度 / 黄金比率 1618）= 最大皮肤拉伸下乳头到乳房下皱襞的距离（N-IMF）

Randquist 指南是将该公式进行简化、提炼后转换为更易于使用的方法（图 13.7）。在该公式中，植入物的基底宽度决定了合适的 N-IMF 距离和乳房下皱襞的新位置。选择植入物的基底宽度作为参数使手术医生能够正确地定位新的乳房下皱襞位置，不需要考虑植入物的凸度，因此，必要时可使用不同凸度的植入物矫正双侧乳房不对称。

满足上述公式后，再考虑植入物基底宽度以外的因素，如皮肤弹性、腺体厚度和乳房上极凸度等。

例如，对于基底直径为 12cm 的 macro-/micro 毛面假体或聚氨酯假体，手术医生将从假体宽度中减去 3.5cm，并确定下皱褶位置为距离乳头下最大拉伸时 8.5cm(±0.5cm) 处。对于光面型假体，由于假体囊袋内移动度较高，并且在随后的包膜拉伸过程中与周围组织无整合或摩擦，这时将从假体基底宽度中减去 4cm，确定下皱褶位置为距离乳头下最大拉伸时 8cm(±0.5cm) 处。假体基底宽度每增加 0.5cm，乳房下皱襞位置需降低 0.5cm，相反，假体基底宽度每减少 0.5cm，乳房下皱襞位置需提升 0.5cm。

如前所述，影响下皱褶最佳位置的其他因素包括腺体厚度和皮肤弹性。关于腺体厚度，乳房下极 >3cm 的腺体（最可能拉伸的区域），乳房下皱襞应额外再降低 0.5cm，而腺体较薄的患者，考虑未来的组织拉伸，乳房下皱襞下降位置应在预计基础上扣除 0.5cm。对于皮肤弹性差，皮肤囊袋紧的患者，例如乳房结节畸形者，乳房下皱襞下降位置需要再增加 0.5cm。相反，皮肤松弛、薄弱的患者（如产后或减肥患者），乳房下皱襞下降位置应在预计基础上扣除 0.5cm。

这个公式及其补充测量方法似乎较难记忆。需要强调的是，尽管这些补充调整提供了最高程度的美学精度，但应用该公式的最简单形式，仍然可以实现乳房下皱襞位置的高美观度（从毛面假体基底宽度中减去 3.5cm 或从光面假体基底宽度中减去 4cm，可以确定乳房下

植入物宽度		扣除		IMF 的理想位置	
11.0	光滑的	4.0 cm	=	7.0 cm ± 0.5	
	带纹理的	3.5 cm	=	7.5 cm ± 0.5	
11.5	光滑的	4.0 cm	=	7.5 cm ± 0.5	- 0.5 cm = 皮肤囊袋松弛
	带纹理的	3.5 cm	=	8.0 cm ± 0.5	+ 0.5 cm = 皮肤囊袋紧张
12.0	光滑的	4.0 cm	=	8.0 cm ± 0.5	- 0.5 cm = 腺体周围
	带纹理的	3.5 cm	=	8.5 cm ± 0.5	+ 0.5 cm ≥ 3cm PT（凸度）
12.5	光滑的	4.0 cm	=	8.5 cm ± 0.5	- 0.5 cm ≥ 上极丰满
	带纹理的	3.5 cm	=	9.0 cm ± 0.5	+ 0.5 cm ≥ 下极丰满
13.0	光滑的	4.0 cm	=	9.0 cm ± 0.5	
	带纹理的	3.5 cm	=	9.5 cm ± 0.5	

图 13.7 Randquist 指南。IMF：乳房下皱襞。图片由 Charles Randquist 博士提供

极最大拉伸时的 N-IMF 距离）。

对于具有相同基底宽度、不同外形的植入物，测量方法保持不变，从而增加了测量的简单易用性。更高外形的植入物会增加体积分布、动度和凸度扩张[7]，从而成比例地拉长 N-IMF 距离。可通过选择不同的植入物高度或凸度，并根据患者的喜好对乳房上极丰满度进行调整。也就是说，植入物的选择对上极的影响最直接。对于体形偏瘦的患者（BMI 较低），希望上极看起来更自然，可以选择解剖型植入物或更柔软、外形更适中的植入物。对于那些喜欢乳房上极饱满的患者，则可以选择更圆、更高外形轮廓、内聚性更强的植入物（图 13.8）。

通过术前手术计划预防下极并发症

使用标准化的手术方案可以避免许多潜在的并发症。下极最显著的并发症往往是植入物向下和向侧边移位，导致出现植入物底部膨出外观、高骑跨瘢痕，以及不能控制的下极组织延伸、波纹、双乳畸形和乳房抽动畸形（breast hyperanimation deformity）/ 窗户阴影（window-shading）等问题（图 13.9~ 图 13.12）。

移位和皱褶畸形通常是由于植入物不稳定、植入物尺寸大于组织可承受的尺寸或这两个问题同时存在所导致。双泡畸形通常是由于对高、紧密的乳房下皱褶认识不足，或在降低下皱褶时对皱褶结构松解不充分所致（图 13.13~ 图 13.16）。乳房抽动畸形 / 窗户阴影通常是由肌肉活动强烈、双平面松解不佳、肌肉减弱和变薄和（或）不利的包膜形成共同引起，也可能是由于在上位方向对胸肌下内侧起点过度分离引起。

隆乳术后限制植入物和植入物囊袋是手术远期成功的关键，应尽可能保持最大的限制。例如，对更大、更高凸度的植入物，尤其是光面型植入物，因其对组织施加更多的力，从而增加了组织过度拉伸的风险[7]，尤其是那些皮肤质量差、弹性较低的患者。因此，在为既定患者选择植入物时，必须考虑这些因素。此外，应注意平衡每个患者的乳房外形需求与其组织实际可以承受的范围，这也是生物维度计划的本质，外科医生应在隆乳手术中对此进行详细研究。

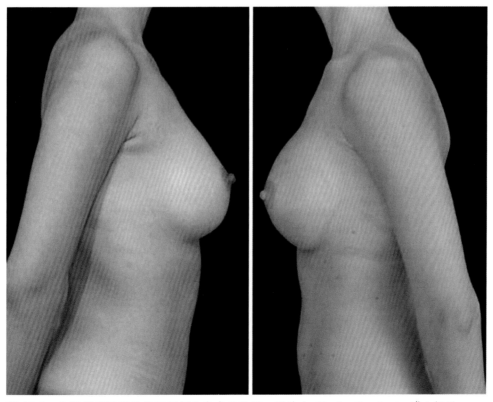

图 13.8 使用解剖型假体与圆形假体患者的比较。图片由 Charles Randquist 博士提供

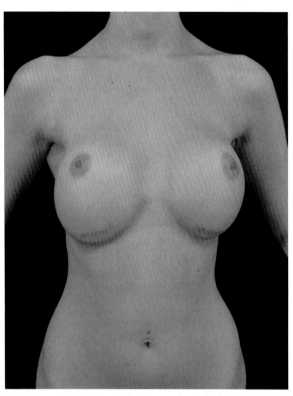

图 13.9 乳房底部突出外观，高骑跨瘢痕。图片由 Charles Randquist 博士提供

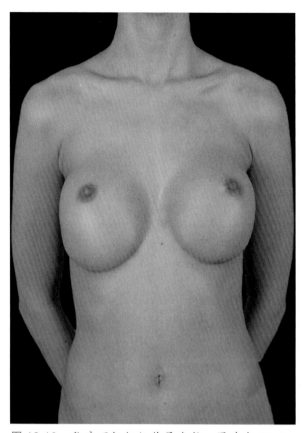

图 13.10 乳房下极组织伸展失控。图片由 Charles Randquist 博士提供

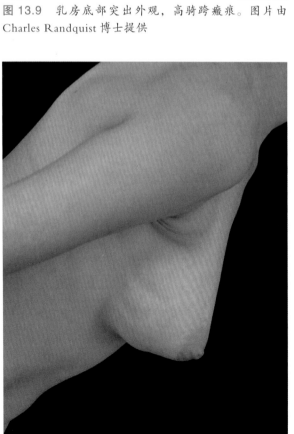

图 13.11 波纹。图片由 Charles Randquist 博士提供

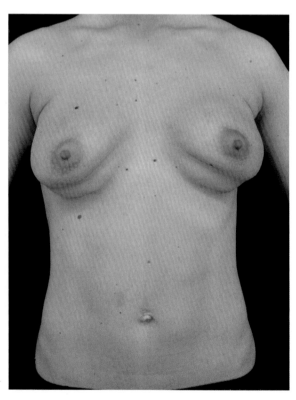

图 13.12 乳房抽动畸形 / 窗户阴影。图片由 Charles Randquist 博士提供

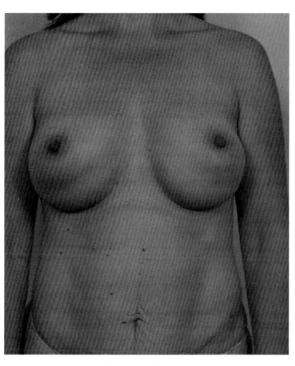

图 13.13　翻修前的乳房双泡畸形，前视图。图片由 Robert Cohen 博士提供

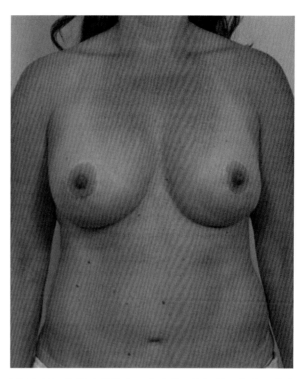

图 13.14　翻修后的乳房双泡畸形，前视图：采用双平面法，使用光面圆形硅胶植入物，行爆米花式下外侧囊袋紧缩、缝线加固和内上镜像包膜松解。对双侧乳晕周围紧缩的前内乳组织进行评分。图片由 Robert Cohen 博士提供

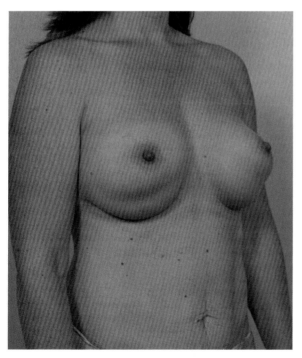

图 13.15　翻修前的双乳畸形，45° 角视图。图片由 Robert Cohen 博士提供

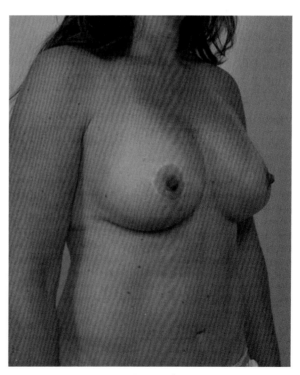

图 13.16　翻修后的乳房双泡畸形，45° 角视图：采用双平面法，使用光面圆形硅胶植入物，行爆米花式下外侧囊袋紧缩、缝线加固和内上镜像包膜松解。对双侧乳晕周围紧缩的前内乳组织进行评分。图片由 Robert Cohen 博士提供

在选择植入物时，除了选择正确的尺寸和轮廓外，还可以选择其他特征，例如毛面植入物是为了将植入物稳定在囊袋中[8]，尤其是那些乳房胸廓坡度美观度不佳、组织薄弱或想要更大尺寸乳房外观的患者。因担心发生乳房植入物相关间变性大细胞淋巴瘤或其他原因而选择光面型植入物的外科医生和患者[9,10]，必要时可以添加脱细胞真皮基质（ADM）或补片等材料进行加固，增强植入物囊袋的强度和稳定性[11,12]。

对于下极位置高或者紧缩的患者，需要显著降低乳房下皱襞，应尽可能预测和避免双泡畸形的风险。当乳房下皱襞的结缔组织发生预期的扩张时，通常会出现双泡畸形，原因多为对乳房下皱襞的松解不足和（或）植入物的形状和内聚性选择不当。对乳房下极进行组织评分，使用双平面 2 或者 3 游离，对预计可能出现双泡畸形的患者，可使用具有更高黏性的毛面解剖型植入物，以便更优先和更可控地扩张下极，并使用双平面 2 或 3 的解剖。在这些情况下，双平面 2 或 3 的优点是植入物和腺体之间的直接接触更大，有助于形成足够的下极轮廓和控制组织扩张。此外，可以计划进行乳晕周围乳房固定术[13]，以改善乳房的形状，并将乳房隆起处的组织绷得更紧，也可以在下极进行脂肪移植，以平衡组织厚度的偏移或轮廓不一致[14]。

双乳畸形一般是由于下极扩张不足和先前存在的乳房下皱襞所致，与双乳畸形相反，"植入物膨出"或下极皱褶畸形是由于乳腺下极"组织伸展失控"所致。同样，使用毛面植入物有助于控制植入物的运动和稳定，从而降低皱褶畸形的风险。

如前所述，控制是关键，乳房下极组织较弱的患者如果不使用毛面植入物，应考虑使用加固材料，当然，植入物的大小和重量应根据组织可承受的安全范围制定详细的计划。

■ 最佳手术技术

■ 术中技术：解剖和植入物放置

作者首选的植入物放置方式是通过乳房下皱褶切口，将来自乳管或腋窝的腺体对植入物的污染风险降至最低[15]，从而降低包膜挛缩的风险。切开前用乳头保护罩覆盖乳头乳晕复合体。乳房下皱襞的切口位置标记是基于之前提到的 Randquist 指南。切口长度取决于植入物的尺寸、类型和结构，手术医生的经验和技术水平，以及漏斗器械的使用。光面、较小、低黏附的植入物，相比毛面、较大、高黏附的植入物需要的切口长度短。通过真皮、皮下脂肪和 Scarpa 筋膜垂直游离直至胸壁，并确定胸大肌的下缘。

如果计划将植入物放置于肌肉后方（双平面），可在以下位置垂直于肌纤维切开肌肉。胸壁上插入点上方约 5mm 的一个点。在附着点处留下细条状肌纤维可防止肌肉内的血管（通常是肋间穿支）收缩到下层组织中。抬高胸大肌，并在胸肌后间隙的白色网状薄膜组织中进行分离，以便根据植入物尺寸和术前标记创建精确的双平面囊袋。在解剖过程中应注意保持胸小肌和前锯肌向下，以减少出血。应小心电凝所有的血管，以保持植入物囊袋清洁、干燥。

打开囊袋空间后，用电刀完全分离胸大肌的腹侧和尾侧胸肋肌的起源，右侧至 4 点钟位置，左侧至 8 点钟位置。除需对双侧胸肌下缘充分松解外，还需额外打薄胸大肌的起点，以削弱肌肉运动。将患者的肌纤维部分游离至右侧的 2 点钟位置，左侧的 10 点钟位置。松解和削弱肌肉至关重要，目的是充分扩张乳房下极，满足合适的植入物位置，避免术后发生乳房抽动畸形 / 窗户阴影等并发症（图 13.17）。分别

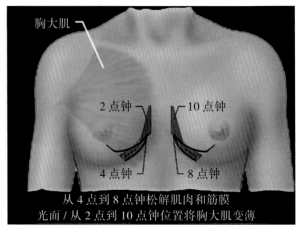

图 13.17　行双平面松解和使胸大肌变薄以减少肌肉挛缩。图片由 Charles Randquist 博士提供

在右乳4点、左乳8点钟位置上方行全肌肉解剖，以尽量减少肌肉的乳房抽动畸形 / 窗户阴影和随着时间的推移植入物的可见性。胸骨上应该保留一个3cm的"无接触"区（每侧距中线1.5cm），避免形成内侧波纹。

完成双侧囊袋游离后，手术医生应注意用食指触诊植入物囊袋，评估其对称性，确保表面均匀，并确认植入物前方组织游离后囊袋足够宽。植入前建议使用抗生素和（或）碘基冲洗，以尽量减少细菌污染或形成生物膜的风险[16]。放置植入物前应仔细止血。手术医生应更换手套，可使用漏斗装置或皮肤隔离袋放置植入物，避免放置期间与皮肤细菌接触。最后进行评估，确保植入物的外观平滑、对称。

■ 术中技术：下皱褶的缝合和固定，"Lucky 8字"缝合

正确关闭切口不是手术后的事儿，相反，它是外科手术的关键组成部分，可以保持植入物的长期稳定性，并维持下皱褶的形态锐利、美观。理想情况下，通过缝合植入物上方的多个软组织层，可以尽量减少植入物触及或暴露的风险。将乳房下皱襞牢固地固定在胸壁上，也可以使瘢痕直接保持在皱褶中，以尽量减少瘢痕的可见度。稳定的乳房下皱襞将大大减少植入物向下移位。

在上、下两层皮瓣上，将 Scarpa 筋膜和皮下脂肪缝合到胸壁所需位置上（该位置是基于 Randquist 指南进行的测量定位），将其缝合在胸壁的骨膜或软骨膜上，可使稳定性达到最佳。

可以使用多种缝合技术和材料，但应遵守缝合的基本原则。不同医生使用的缝合技术略有不同，但为了描述简洁，将详细介绍 CR 医生的"Lucky 8字"缝合技术。一开始先放置3根2.0 Vicryl 缝线，根据新选定的乳房下皱襞位置，将其缝合到胸壁坚固的软骨膜、骨膜和（或）肌肉筋膜（该位置是基于 Randquist 指南进行的测量定位）。足侧皮瓣从深至浅缝合（包括 Scarpa 筋膜），随后对头侧皮瓣也进行相同的缝合，避免针尖朝向植入物方向，形成"8字形"环，将坚固的皮下组织部分旋转到新的乳房下皱襞中（图13.18，视频13.1）。

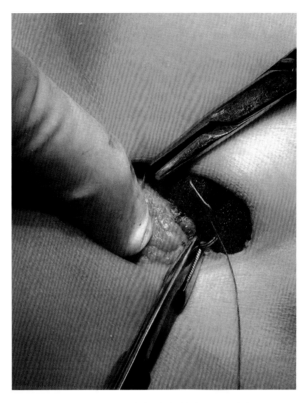

图13.18 "Lucky 8字"缝合技术。图片由 Charles Randquist 博士提供

在缝合皮肤之前，应将该处皮肤固定在乳房下皱襞中所需的折叠位置，并关闭切口。使用可吸收缝线（而不是永久性缝线），避免远期出现不规则或扁平的缝合区域。随着 Vicryl 线的吸收，Lucky 8字缝线处的乳房下皱襞轻度变形将在术后3周左右消失，但这些缝合对于固定植入物和形成植入物早期囊膜非常重要。

缝合的最后一层，将一排3根倒置的3-0可吸收缝线穿过 Scarpa 筋膜浅表的皮下脂肪，进入真皮深层，并返回到浅表的皮下脂肪中。使用2-0直针和不可吸收尼龙缝线缝合皮下组织层，术后2~3周拆线。

■ 术中技术：乳房下皱襞的绷带包扎和外部固定

尽管术区护理因不同的手术医生而存在差异，但术后护理最重要的是在愈合时适当固定乳房下皱襞。具体来说，在愈合过程中，应使用支持性胸罩（必要时额外使用胶带）为乳房下皱襞进一步提供强度支撑。此外，术后6周内，应避免向下按摩植入物，或避免进行可能破坏

乳房下皱襞的持重物或冲击运动。通常应避免按摩植入物囊袋，因为很少有数据支持其在预防包膜挛缩中起作用，并且在包膜形成的过程中可能会过度拉伸包膜。

◼ 术中其他注意事项

目前的研究数据强调正确游离和植入物/组织处理的重要性，以尽可能减少移位和包膜挛缩等并发症[17]。手术医生必须尽可能减少组织损伤和出血。应在光线充足的直视情况下进行分离，切开皮肤后，应几乎完全使用电刀（如单极电刀）进行分离。应避免用手指钝性分离或锐性剪刀或手术刀分离，并且必须小心地止血，以尽可能减少术后疼痛、水肿，避免血肿形成或增加包膜挛缩风险。使用抗菌[抗生素和（或）碘基]囊袋冲洗，特别注意所使用的抗生素应覆盖革兰氏阴性菌，这对于远期手术的成功也非常重要[18]。

◼ 乳房下皱襞修复技术

◼ 初步评估和计划

进行乳房美容手术的医生应重点遵循精细、科学的隆乳方法以避免并发症的发生，然而，并发症仍然无法避免。此外，我们也希望能够矫正由其他手术医生造成的乳房下极降低和乳房下皱襞并发症问题。由于先前不利的瘢痕位置、瘢痕组织过多、不恰当的解剖和组织皱褶畸形等问题，常常会给外科医生进行修复手术带来独特的挑战。先了解这些问题是如何发生的，将有助于外科医生逆转并防止再次发生这些问题。

乳房下皱褶问题通常与植入物和乳房囊袋失控有关，原因主要是外科医生对植入物大小计算错误或类型选择不当，尤其是关于植入物的选择和囊袋剥离，或缺乏乳房下皱襞固定。患者术后的行为和活动依从性差也可能是植入物手术失败的一个因素。其他原因包括先天性组织薄弱被低估或未被识别，以及妊娠或体重变化。对于患有特定结缔组织疾病（如 Ehlers-Danlos）的患者，必须告知患者并与之讨论相关风险后才能进行手术，对这类患者应格外谨慎，应尽量减少植入物的重量。对于已知有结缔组织疾病的患者，通常使用网片或 ADM 进行内部加固，以减轻软组织中植入物的重量。

在对有乳房下皱襞问题的翻修患者进行初步评估时，为了避免重复上次的错误，深入了解先前的乳房手术非常重要，包括了解既往植入物的类型和体积，既往乳房手术次数，既往解剖平面和切口位置，网片或 ADM 的使用情况，以及既往并发症（如出血、感染或血清肿）。

应对现有的植入物进行评估，确定其大小和基底宽度是否符合患者的解剖结构。检查乳房组织和皮肤的组织厚度和弹性程度，是否有下垂和不对称。需对将植入物放置于腺体后还是胸大肌后进行正确评估，如果是腺体后，判断该组织是否非常脆弱（这是导致乳房下极/乳房下皱襞问题的根本原因）；如果放置于胸大肌后，应评估肌肉的力量，明确胸大肌是否促使植入物向下外侧移位。评估时患者处于站立位和仰卧位时的准确度最佳，当仰卧位时，某些患者的胸壁不对称或移位可能更明显。完成上述详细的评估和检查后再制定乳房矫正和固定的综合计划。

◼ 翻修手术中新植入物的选择

乳房下极和乳房下皱褶相关的问题和并发症通常是由于组织评估不佳及植入物选择不当造成的。盐水扩张器和更软、填充不足的硅胶植入物可能会导致出现不规则改变，如波纹。过大的植入物则会引起移位、乳房下极拉伸畸形和牵拉波纹，尤其是在组织质量较差的乳房中。光面植入物，尤其是患者的组织质量较差或胸壁解剖结构不清晰时，会引起植入物移位发生率增加。Macro 毛面植入物，除非被放置于精确匹配的囊袋中（保证具有足够的术后稳定性），否则由双囊引起的黏附缺乏和血清肿形成会导致植入物移位发生率更高。必须了解导致并发症的原因，以便可以通过翻修手术避免这些问题。

如前所述，应将二维尺寸的计划和植入物选择一起使用，以使植入物与每个患者的理想基底宽度精确匹配，避免组织过度拉伸。尽可能提高植入物质量，例如，尽可能将盐水扩张器更换为硅胶植入物。对于有囊袋拉伸和植入物移位问题的患者，如果需要，也可以通过创建精确匹配的新囊袋[19]或使用爆米花技术（popcorn technique）调整囊袋大小，或将光面植入物改为毛面或聚氨酯植入物（图 13.19~ 图 13.24）[20,21]。

■ 通过植入物囊袋控制乳房下皱襞和乳房下极

乳房囊袋决定了植入物和患者之间的动态关系，乳房下皱襞和下极的许多并发症是由于对乳房囊袋失去控制所致。

过大或拉伸的囊袋通常会引起植入物异位和拉伸变形，因此区分清楚这两个问题非常重要。当乳房下极移位时，乳房下皱襞失去稳定性，这使得植入物在皱褶下方留下了高高的瘢痕。拉伸畸形也称为"乳房下极组织伸展失控"，当乳房下皱襞和乳头之间的皮肤拉伸和延长时，皱褶位置可以保持固定，这两种情况可以合并出现。通过恢复乳房下皱襞的稳定性，缩短乳头到下皱褶的距离，可以矫正这个问题。

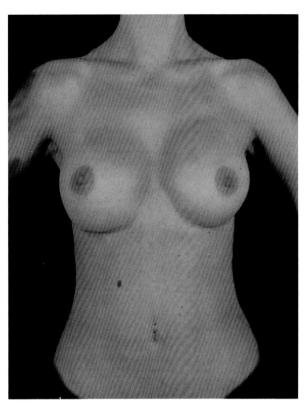

图 13.20　翻修手术后使用 PU 植入物的患者，前视图。图片由 Charles Randquist 博士提供

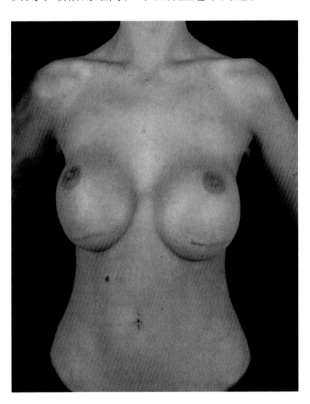

图 13.19　翻修手术前使用 PU 植入物的患者，前视图。图片由 Charles Randquist 博士提供

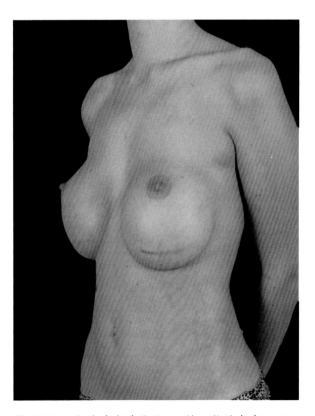

图 13.21　翻修手术前使用 PU 植入物的患者，45°角视图。图片由 Charles Randquist 博士提供

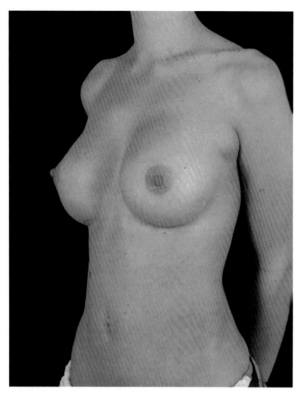

图 13.22　翻修手术后使用 PU 植入物的患者，45°角视图。图片由 Charles Randquist 博士提供

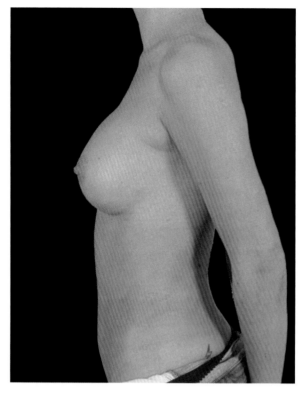

图 13.24　使用爆米花技术和 Macro 毛面植入物进行翻修后的患者，侧视图

尽管已经报道了多种减小植入物囊袋尺寸的技术，包括囊袋缝合术、材料加固、平面转换和其他类似的选择，但是笔者很大程度上依赖于由 CR 开发的简单有效的囊袋紧固方法——爆米花技术 [20]。该技术是通过在囊袋内将薄包膜从胸壁支起，使用单极电刀或具有 3mm 宽尖端的"隔离式电刀"进行烧灼，以避免切伤组织；囊袋将显著收缩为白色的水泡，囊袋收紧；随着水泡的形成，气体被释放出来，并产生巨大的爆裂声，因此命名为爆米花技术。在需要减小囊袋尺寸的地方，以约 1cm 的间隔对囊袋进行点状烧灼（图 13.25~ 图 13.27，视频 13.2）。

该技术最常用于下侧和侧方囊袋，必要时整个囊袋都可以用这种方式收紧，适用于囊袋的过度拉伸时 [21]。爆米花技术的收缩程度取决于囊袋的质量，因为特别薄或厚的囊袋往往会降低收缩程度。囊袋需要进一步加固时，可根据手术医生的偏好、植入物及其表面类型，选择可吸收补片或 ADM 进行加固。如果决定不使用原来的植入物位置，推荐的替代方案是使用毛面植入物与新囊袋结合，可以重建和更好地

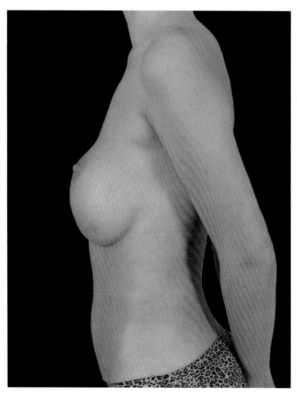

图 13.23　乳房底部膨出，侧视图（继发于植入物尺寸过大）

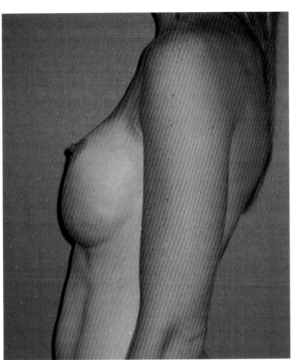

图 13.25　植入物过大引起的底部膨出，侧视图。图片由 Robert Cohen 博士提供

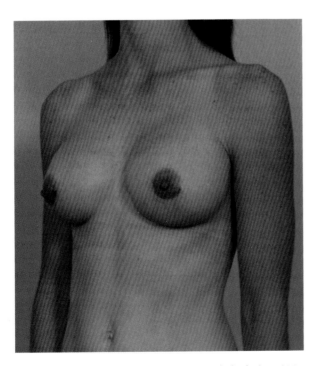

图 13.26　使用爆米花技术翻修后的底部膨出，侧视图：采用双平面法，使用尺寸更小的光面圆形硅胶植入物，行爆米花式下外侧囊袋紧缩、缝线加固和上内侧镜像包囊松解。术后 1 年的乳房外观。图片由 Robert Cohen 博士提供

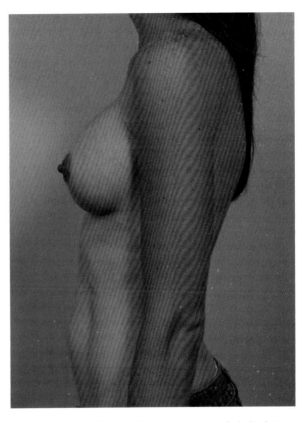

图 13.27　使用爆米花技术翻修后的乳房底部外观，45° 角视图：采用双平面法，使用尺寸更小的光面圆形硅胶植入物，行爆米花式下外侧囊袋收紧、缝线加固和上内侧镜像包囊松解。术后 1 年的乳房外观。图片由 Robert Cohen 博士提供

控制植入物位置。一旦确立囊袋准确的位置、尺寸和乳房下皱襞定位，就必须将乳房下皱襞重新固定缝合。正如前文所述，如果手术医生认为有必要，也可使用加固材料。当强度和稳定性是首要考虑的问题时，我们推荐首选加强补片，因为其韧度强，使用方法简单（图 13.28）。当柔软度和预防包膜挛缩作为主要考量因素时，就可选择 ADM 补片。

软组织覆盖对乳房下皱襞、下极翻修术和短乳房下皱襞的影响

软组织覆盖对下极和乳房下皱褶翻修手术具有重要影响。组织变弱会增加拉伸变形、移位和波纹的发生风险。相反，如果软组织向下旋转超过稳定的植入物和乳房下皱襞位置，乳房组织较重且皮肤松弛的患者发生瀑布畸形的风险更高[22]。

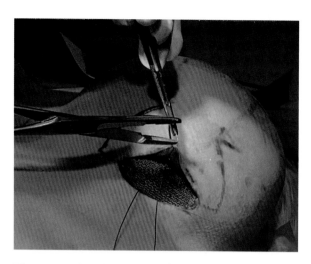

图 13.28　使用生物可吸收单丝支架进行的乳房翻修手术。图片由 Charles Randquist 博士提供

对于组织过薄的患者，可通过组织强化和脂肪移植来稳定乳房和改善乳房下极外观。对于组织过厚的患者，由于乳房组织从植入物上旋转，导致下垂和瀑布畸形的风险较高，手术医生可以选择小尺寸、低凸度的植入物，切除多余的组织，必要时使用乳房固定术收紧和重新覆盖乳房皮肤。

■ 乳房下皱襞或下极翻修手术中的组织加固

组织弹性差是移位或伸展畸形患者常出现的问题。减轻植入物的重量和除去多余组织有助于减少负荷。然而，在某些情况下，最佳选择是通过加固材料来增加额外强度，限制植入物位置。市场上有许多不同的补片和 ADM，补片和 ADM 的利弊可见本书的其他章节。任何施行翻修手术的外科医生除了应该熟悉每种材料的独特优缺点外，还应熟练掌握使用这些材料的手术技术。虽然增加额外的材料使患者的治疗费用增加了，但相比于额外的、不必要的手术，其实花费更少。而且，当医生认为组织可能会出现反复的拉伸畸形或移位风险时，应考虑使用材料进行加固。

■ 皮肤囊袋调整

在植入合适的植入物、调整囊袋和进行组织加固后，应重新评估患者的皮肤假体囊袋，检查残留囊袋的松弛度。使用乳房固定术可以收紧皮肤，通过乳房下皮肤切除术可以减少乳头到下皱褶处多余的皮肤，且可以使乳头乳晕在乳房隆起处居中，必要时可以调整对应的乳晕直径。

■ 总　结

乳房下皱襞和乳房下极是保证乳房美观度的关键要素，如果手术过程中处理不当，二者通常最先出现问题。手术医生可以通过了解乳房的解剖结构和功能来预测和避免此类并发症，如正确的植入物剥离方法、正确的植入切口选择和精准的囊袋游离。当手术出现问题时，或需要处理其他手术医生造成的相关并发症时，外科医生应对患者的 IMF 和乳房下极进行仔细分析，并结合各种技术，重新调整乳房的美观度，以获得更好的翻修结局和进一步降低远期并发症的风险。

（李培　译，陈嘉健　审校）

参考文献

[1]　Cooper AP. On the anatomy of the breast. London: Longmans, 1845.

[2]　Bayati S, Seckel BR. Inframammary crease ligament. Plast Reconstr Surg, 1995, 95(3): 501–508.

[3]　Boutros S, Kattash M, Wienfeld A, et al. The intradermal anatomy of the inframammary fold. Plast Reconstr Surg, 1998, 10(4): 1030–1033. https: //doi.org/10. 1097/00006534-199809040-00017. PMID 9734420.

[4]　Von Heimburg D, Exner K, Kruft S, Lemperle G. The tuberous breast deformity: classification and treatment. Br J Plast Surg, 1996, 49: 339–345.

[5]　Tebbetts JB. Breast implant selection based on patient tissue characteristics and dynamics: the TEPID approach. Plast Reconstr Surg, 2002, 190(4): 1396–1409.

[6]　Tebbetts JB, Adams WP. Five critical decisions in breast augmentation using five measurements in 5 minutes: the high five decision support process. Plast Reconstr Surg, 2005, 116: 2005–2016.

[7]　Tebbetts JB, Teitelbaum S. High-and extra-high-projection breast implants: potential consequences for patients. Plast Reconstr Surg, 2010, 126: 2150–2159.

[8]　Calobrace M, Schwartz M, Zeidler K, et al. Long-term safety of textured and smooth breast implants. Aesthet

Surg J, 2017, 38(1): 38– 48. https: //doi. org/10. 1093/ asj/sjx157.

[9] Deva AK. Reply: breast implant-associated anaplastic large cell lymphoma in Australia and New Zealand: high-surface- area textured implants are associated with increased risk. Plast Reconstr Surg, 2018, 141(1): 177–178.

[10] Seiser DA, Adams WP. What's your micromort? A patient-oriented Anaysis of breast implant-associated anaplastic large cell lymphoma(BIA-ACCC). Aesthet Surg J, 2017, 37(8): 887–891.

[11] Maxwell GP, Gabriel A. Use of the acellular dermal matrix in revisionary aesthetic breast surgery. Aesthet Surg J, 2009, 29(6): 485–493.

[12] Spear SL, Seruya M, Clemens MW, et al. Acellular dermal matrix for the treatment and prevention of implant-associated breast deformities. Plast Reconstr Surg, 2011, 127: 1047–1058.

[13] Cohen R. Periareolar Mastopexy, breast augmentation and Mastopexy// Calobrace MB, Kortesis, and Bharti. Springer Nature. Publication pending.

[14] Delay E, Garson S, Tousssoun G, et al. Fat injection to the breast technique, results and indications based on 880 procedures over 10 years. Aesthet Surg J, 2009, 29: 360–376.

[15] Stevens WG, Nahabedian MY, Calobrace MB, et al. Risk factor analysis for capsular contracture: a 5-year Sientra study analysis using round, smooth, and textured implants for breast augmentation. Plast Reconstr Surg, 2013, 132(5): 1115–1123.

[16] Adams WP Jr, Rios JL, Smith SJ. Enhancing patient outcomes in aesthetic and reconstructive breast surgery using triple antibiotic breast irrigation: six-year prospective clinical study. Plast Reconstr Surg, 2006, 117: 30–36.

[17] Mladick R. "No-touch" submuscular saline breast augmentation technique. Aesth Plast Surg, 1993, 17: 183–192.

[18] Pajkos A, Deva AK, Vickery K, et al. Detection of subclinical infection in significant breast implant capsules. Plast Reconstr Surg, 2003, 111: 1605–1611.

[19] Spear SL, Dayan JH, Bogue D, et al. The "neosubpectoral" pocket for the correction of symmastia. Plast Reconstr Surg, 2009, 124: 695–703.

[20] Cohen R, Randquist C. Popcorn Capsulorrhaphy: a key technique in aesthetic breast revision surgery [manuscript in preparation].

[21] Calobrace, MB, Mays C, Wilson R, et al. Popcorn Capsulorrhaphy in revision aesthetic breast surgery. Aesth Surg J, 2019: sjy324. , https: //doi. org/10. 1093/ asj/sjy324.

[22] Frame J. The waterfall effect in breast augmentation. Gland Surg, 2017, 6(2): 193–202.

第14章

乳房美容手术中血清肿和血肿的处理

Blair A. Wormer, Timothy M. Rankin, Kent K. Higdon

■ 引 言

乳房美容手术的总体并发症发生率差异很大，总体发生率为1.8%，而乳房缩小术的并发症发生率可高达54%[1-3]。尽管高达一半的病例可能会出现轻微的并发症（Clavien-Dindo Ⅰ级），如伤口溃烂或难看的瘢痕，但很少需要手术干预[1, 2, 4, 5]。手术或其他外科方式干预通常与积液并发症有关，如血清肿和血肿。对包含73 608例行乳房美容手术患者的大样本分析显示，血肿的发生率为0.99%[6]。血清肿发生率在不同文献中有所不同，现有的样本量最大的报告来自为期10年的硅胶植入物安全性试验，发生率为0.2%~1.6%[7, 8]。虽然血清肿可能只需要经皮引流[4]，但已证明血肿是需要手术干预（Clavien-Dindo Ⅲ级）的常见并发症，发生率高达2.9%[2]。因此，外科医生和患者都必须充分了解乳房美容手术后延迟的血清肿和血肿的危险因素、临床表现和处理方法，本章将对这些内容进行详细讨论。

■ 危险因素

在讨论手术并发症时，评估患者的病情和所采用的手术技术的潜在风险至关重要，可以对这些因素进行调节以改善手术结果。本节讨论的是，在评估手术并发症、降低血肿和血清肿风险，以及制订策略时，预防是重中之重。

就广泛的范围而言，美容手术的血肿发生率是罕见的，但可能需要手术干预，给患者带来痛苦。一项对129 007例美容手术患者的研究表明，乳房手术的血肿发生率高于身体、四肢或面部手术（RR=1.81）。此外发现复合性美容手术是血肿的独立危险因素（RR=1.68）[9]。外科医生和患者必须做好乳房美容手术的各项准备工作，如果再同时增加其他类型的美容手术，比如现在流行的"妈咪整容术（mommy makeover surgery）"中伴随的腹部整形或抽脂手术，血肿发生率会更高。

许多研究已经明确，主动吸烟、较长的手术时间和医生的手术技术是增加血肿发生率的危险因素[1, 2, 4, 10]。此外，患者术前的乳房体积、体重指数（BMI）和切除重量（行乳房缩小术时）都被证明会增加血肿的发生率，这种情况可以理解，因为这3个因素通常是一致增加的。Cunningham等对这一过程进行了深入分析，发现切除重量每增加10倍，并发症的风险就会增加4.8倍[1]。这些发现表明了患者术前进行减肥咨询的重要性，也强调了术前咨询时医生告知的重要性。

较少讨论的血肿相关危险因素包括潜在的血

B. A. Wormer・T. M. Rankin・K. K. Higdon (✉)
Department of Plastic Surgery, Vanderbilt University Medical Center, Nashville, TN, USA
e-mail: kent.higdon@vumc.org

© Springer Nature Switzerland AG 2021
J. Y. S. Kim (ed.), *Managing Common and Uncommon Complications of Aesthetic Breast Surgery*,
https://doi.org/10.1007/978-3-030-57121-4_14

液学疾病。一份报告显示了可怕的并发症结果：一位年轻女性在服用维生素 K 拮抗剂治疗抗磷脂综合征时，出现了大量血肿和乳房皮肤坏死[11]。由于组织丢失，需要对患者进行负压创面治疗和植皮，随后还要进行乳房重建。筛查已知或未知的血液学疾病是每个整形外科医生评估将要或正在进行乳房美容手术患者的重要步骤。

值得注意的是，某些患者危险因素似乎并不影响血肿或血清肿发生率。一项关于美容手术的患者年龄的研究发现，年轻人和老年人的总体并发症发生率没有显著差异，年龄对血清肿或血肿的发生率没有影响[12, 13]。由于性激素水平的波动，行乳房缩小术时的排卵期也与某些并发症有关。Lopez 等[14]的研究发现，排卵期后的时期（末次月经周期后第 15~28 天）乳房手术并发症发生率较高，但对血肿或血清肿发生率无明显影响。

在讨论乳房美容手术的血清肿和血肿的处理策略时，认为重要的治疗手段是引流，这根据具体的手术类型不同而证据各异。例如，现在有足够的证据质疑乳房缩小术后引流效果及其对术后血清肿和血肿的预防作用[15-20]。两个随机对照试验表明，引流对血清肿或血肿的发生率没有影响，反而是有害的，会导致患者术后出现不适感以及术后住院时间延长[16, 17]。2018 年的一项研究重新评估了这一误解，对行乳房缩小术的患者平均随访 10 个月[20]，发现引流对迟发性血清肿或血肿的形成没有影响。我们术前会常规告知患者，乳房缩小术后的常规引流不会影响他们早期或迟发性血清肿或血肿的发生风险。在乳房美容手术中，当进行包膜切除或使用脱细胞真皮基质来预防血清肿时，经常使用引流管，然而，4 年后仍发现了迟发性血清肿[21, 22]。所以引流管可能有助于早期引流，但在晚期引流中（对血肿或血清肿的预防）的作用值得怀疑。

最后，关于乳房手术中的一个常见误区是酮咯酸注射剂（Toradol™）对出血和血肿发生率的影响。由于担心出血或血肿增加，多年来的病例报道影响了外科医生在围手术期使用酮

咯酸止痛。一项针对乳腺癌切除术后植入假体的 522 例患者的系列研究发现，接受酮咯酸治疗没有增加血肿形成的风险[23]。Nguyen 等于 2018 年还发表了系列研究结果，显示接受酮咯酸治疗的患者（4%）与没有接受酮咯酸治疗的患者（3.2%）的血肿发生率没有差异[5]。此外，对于行乳房缩小术的患者，使用低分子量肝素（LMWH）预防静脉血栓栓塞似乎不会带来更高的出血风险[24]。然而，关于 LMWH 在乳房美容手术中的风险和益处的争议仍持续存在。酮咯酸已经成为多模式医疗机构中减少术后阿片类药物使用的重要方法，并且可以在不增加乳房美容人群血肿发生率的情况下安全使用。此外，使用 LMWH 预防静脉血栓形成时的血肿发生率与既往报道的相似，可以安全使用[24]。

临床表现

手术后残腔内积液仍是专科医生应避免的问题。乳房美容手术后最常见的积液成分是血液（血肿）和浆液性液体（血清肿）。如前文所述，这些常见的并发症会出现在手术后的不同时间段。由于急性血肿表现通常发生在术后即刻，对清除手术的反应最佳，因此本节将集中讨论迟发性血肿和血清肿。

迟发性血清肿通常出现在手术后最初几周。当积液袋积聚时，患者报告的局部坠胀感因闭合或开放性手术切口而有所不同。闭合手术伤口通常在运动时会伴有乳房内液体流动的声音和感觉。随着手术后血清肿腔在数周内成熟，较大的血清肿表现为压力感或与硬度有关的感觉。开放性手术切口可伴有浆液引流的额外征象，可通过积聚到血清肿腔内而从伤口引流。这一点特别值得注意，因为缺乏认识和治疗不当可能会造成带有血清肿的局部皮肤菌群定植，并导致局部软组织感染和继发脓肿。如果没有感染迹象，那么血清肿或其引流液中的液体颜色可以从透明的黄色浆液到颜色较深的浆液。

患者的体格检查通常表现为乳房内触诊波动感，常发生在外下象限和侧胸 / 腋窝处，是由于存在潜在无效腔和其未被植入物或乳房组

织填充所致。如果血清肿腔经几周到几个月已经成熟，检查时空腔就会触及局部变硬。硅胶假体可能有延迟破裂的现象，可能会迁移到植入物周围、乳房甚至更远的身体部位[25]。这是体格检查时要考虑的因素，另外，还需要对可触及的肿块的性质进行鉴别诊断。

延迟出现的乳房血肿的内容物主要成分与血清肿有所不同。由于血肿靠近乳房皮肤和软组织，血肿部位的乳房皮肤通常有明显的瘀斑（图 14.1）。这与血清肿有很大的不同，血清肿与血肿相比症状更少，最初的皮肤表现也不太明显。因此，在手术后最初几周的患者体格检查中，血肿通常不会有液体声或触及波动感，因为其内部通常为血凝块。几周后，血肿开始液化，人体会重新吸收血肿，此时看起来更像血清肿，因为瘀肿已经消退，只剩下深黑色或浆液性积液，积液类型取决于血肿成分在腔内的分解程度。在图 14.2A 中，患者隆乳术后出现迟发性左侧乳房血清肿。图 14.2B 显示了典型的术后慢性血肿、包膜炎症和反应。这些情况可能需要行血肿清除和囊膜切除术。图 14.3 显示了图 14.2A 中患者矫正手术后的切面。慢性血肿已经排空，一些多余的皮肤已经从乳房下皱褶中切除，包膜缝合术矫正了先前存在的乳房下皱褶的显著不对称。

放置植入物与数年后出现的迟发性血肿有关[26, 27]。临床表现为植入物手术后数年出现的隐匿性局部肿胀或局部硬感，患者会先发现，随后可以寻求进一步评估。通常为单侧肿胀，一系列报道指出，显微镜和肉眼观察显示这些迟发性血肿是包膜内形成的小血管引起的急性出血所致[28, 29]。有植入物手术史的患者终生都需要注意这一点，因为有植入物放置 26 年后出现迟发性血肿的病例报道[30]。

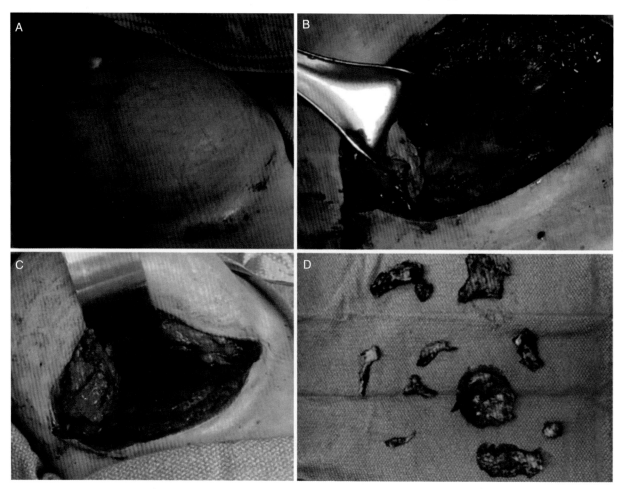

图 14.1　血肿的延迟临床表现，有明显的组织瘀斑和肿胀。A. 右侧乳房隆乳术后的迟发性血肿。B. 血肿清除、植入物取出后的积液囊腔。C. 包膜囊切除后的乳房袋。D. 在囊膜切除过程中切除的部分包膜

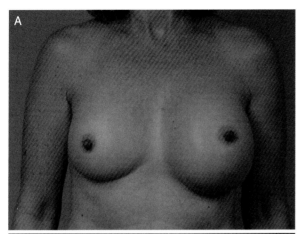

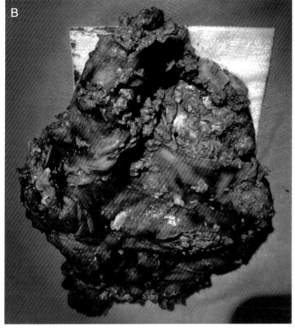

图 14.2　A. 患者隆乳手术 1 年后，假体出现慢性左侧软组织肿胀和假体周围积液，并怀疑有血肿。B. 另一位患者的术中标本显示慢性血肿碎片和相关的包膜钙化。图片由 John Kim 博士提供

对于有隆乳手术史的患者，比起迟发性血肿，更令人担忧的是在假体植入 6 个月后出现迟发性血清肿。毛面假体相关的间变性大细胞淋巴瘤（BIA-ALCL）通常在术后 9 个月至 28 年内会出现隐匿性单侧肿胀和血清肿，从假体植入到 BIA-ALCL 诊断的平均时间为 8 年 [31, 32]，需要行包膜切除术和浆液细胞学检查来诊断和处理。无论如何，在乳房美容手术后超过 6 个月出现的血清肿都应该引起外科医生的注意，以确保没有潜在的病理改变或未诊断的乳腺癌。

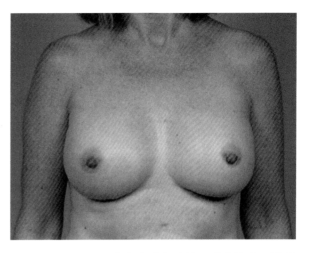

图 14.3　图 14.2A 中患者的乳房矫正手术结果。慢性血肿已经被清除，已经将一些多余的皮肤扩张从乳房下皱襞（IMF）切除，采用囊膜缝合术矫正了先前存在的严重 IMF 不对称。图片由 John Kim 博士提供

■ 处理措施

一旦发现并确定患者出现了延迟性血肿或血清肿，就可以遵循适当的原则进行治疗（图 14.4）。初始治疗是基于症状出现的时间，其临床特征上文已经讨论过了。如果患者行乳房缩小术后最初几天至几周的肿胀与瘀斑有关，应怀疑是否有血肿存在。这一点应引起重视，因为最初的处理方式是经皮引流，如果由于凝血而出现亚急性血肿，会导致皮下引流不畅。凝结的血肿可能需要时间逐步液化，如果血肿很大或有症状，可能需要清除。可以在诊室用 22 号或更小的蝴蝶针（butterfly needle）通过手术伤口的无知觉部分进行经皮引流，进入积液区。在插入蝴蝶针之前，应对该区域的皮肤进行消毒，将蝴蝶针连接到 60mL 注射器上进行抽吸。在对亚急性积液进行处理过程中，可以将排出的液体丢弃。建议对患者使用加压胸罩和棉垫对该区域进行加压。抽吸后患者应避免运动和活动，以防积液反复。

值得注意的是，有证据证实血肿与包膜挛缩和感染倾向有更密切的关系，因此，许多外科医生倡导立即手术清除早期血肿或更积极地治疗迟发性血肿以防止后续并发症。

正如前文所述，血清肿的出现时间往往较

晚，如果在最初的非手术治疗后血清肿复发，在伤口愈合的最初几周内，需要重复经皮引流，因为在成熟的包膜形成之前，空腔仍有可能坍塌。在进行手术干预之前，积液抽吸的次数和频率取决于外科医生的判断及患者的舒适度。

在重复抽吸过程中，可以将蝶形针留在适当的位置，然后注入硬化剂，希望有助于瘢痕化缩小血清肿残腔，防止残腔复发[如图 14.5 所示的曲安奈德（Kenalog）]。常用的抽吸手术辅助药物为多西环素和类固醇[曲安奈德或曲安

图 14.4 乳房整形手术后延迟出现的血清肿或血肿的治疗原则。A. 术后乳房血清肿的治疗原则。B. 术后乳房血肿的治疗原则。BIA-ALCL：乳房植入物相关间变性大细胞性淋巴瘤
† 如果相关的瘀斑或迟发性创伤怀疑有血肿风险，考虑到包膜挛缩和感染的风险，应采取比血清肿更积极的治疗方案
* 在术后最初几周出现血清肿时，由于凝血，经皮引流可能不成功，如果血清肿很大或有症状，可能需要排出血肿
α 经皮穿刺引流可重复多次，这取决于外科医生的判断和患者的耐受性
β 硬化剂，如多西环素或类固醇，可在引流后注入腔内，以防止复发

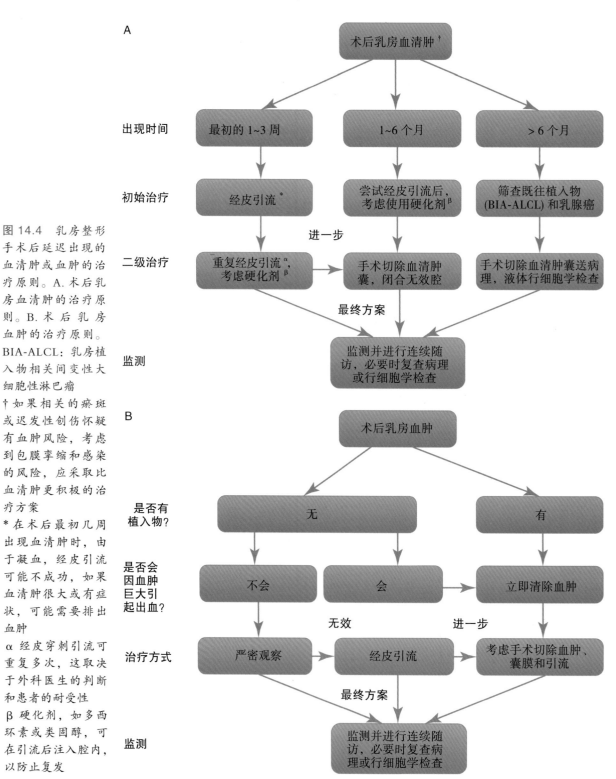

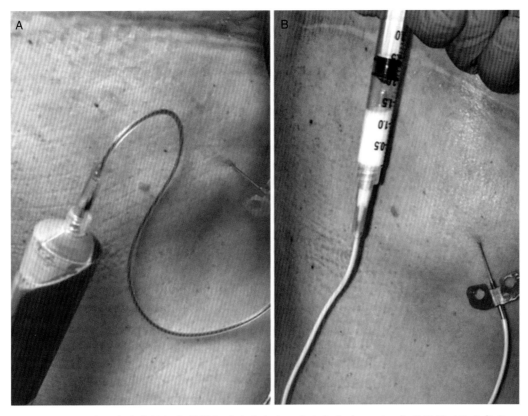

图 14.5 延迟性血清肿病例经皮穿刺抽吸后腔内注入曲安奈德（Kenalog）类固醇以防止复发

西龙（triamcinolone）] [33-38]，这两种药物在乳房美容手术中都有效果，可以防止残腔复发，几乎不增加其他风险或患者的不适感。积液抽吸期间，患者仍然感觉有积液或体检时感觉有更多液体，需考虑是否存在残腔分隔，在血清肿腔的位置可能需要多通道穿刺，争取完全引流。超声引导可以帮助定位较深或肥胖患者的积液。

多次抽吸失败或超过 1 个月的积液腔可能会出现成熟包膜，使得残腔无法闭合。在这些情况下，抽吸或硬化剂治疗可能不会有效，应计划手术切除积液腔，需要将血清肿腔完全切除，并填充无效腔。通常需要对患者进行全身麻醉，根据缺损的大小，用多层可吸收缝线或与邻近乳房组织进行容积置换来闭合残腔。除非有残腔或邻近组织的可疑征象，对于乳房美容手术后 6 个月内出现的积液腔，没有必要对再次手术标本进行病理学检查。对于乳房美容手术后超过 6 个月出现的新血清肿，外科医生应注意是否存在潜在的病理学改变。虽然这

种情况不常见，但外科医生必须确保患者没有毛面假体植入史，以便对 BIA-ALCL 进行及时调查。还要对患者重新进行乳腺癌筛查，包括再次行乳房检查和区域淋巴结检查，并检查有无全身症状。鉴于对 BIA-ALCL 认识的不断深入，目前建议将包膜腔切除标本送细胞学检查（CD30 免疫染色）和病理学检查，关于这一点，已经发表了一些特殊的处理原则，本书的其他部分也对此进行了讨论 [39]。

■ 总 结

乳房美容手术可能会因延迟发生的血肿或血清肿而变得复杂，虽然很少需要手术处理，但是整形外科医生还是有必要根据症状出现的时间和处理原则提供最佳的处理方案。识别这些并发症的风险因素很重要，同时也要认识到，经引流管引流或不使用酮咯酸并不是预防这些并发症的影响因素。在乳房美容手术后最初几周到几个月内出现的这类并发症，可以在门诊对患者进行经皮引流和注射硬化剂治疗。必须

要注意的是，考虑到包膜挛缩和血肿感染的倾向，对亚急性期或延迟期发生的血肿应考虑采用更紧急的处理方式。对于反复抽吸仍然存在的难治性血清肿或者延迟出现并伴有成熟残腔的血清肿，可能需要手术处理。在BIA-ALCL不断发展的现代，对乳房手术的迟发性血清肿还需要进一步的研究，包括假体植入、影像学检查以及潜在的细胞学和活组织检查。

（欧江华　译）

参考文献

[1] Cunningham BL, Gear AJ, Kerrigan CL, et al. Analysis of breast reduction complications derived from the BRAVO study. Plast Reconstr Surg, 2005, 115(6): 1597–1604.

[2] Winter R, Haug I, Lebo P, et al. Standardizing the complication rate after breast reduction using the Clavien-Dindo classification. Surgery, 2017, 161(5): 1430–1435.

[3] Hanemann MS Jr, Grotting JC. Evaluation of preoperative risk factors and complication rates in cosmetic breast surgery. Ann Plast Surg, 2010, 64(5): 537–540.

[4] Manahan MA, Buretta KJ, Chang D, et al. An outcomes analysis of 2142 breast reduction procedures. Ann Plast Surg, 2015, 74(3): 289–292.

[5] Nguyen BN, Barta RJ, Stewart CE, et al. Toradol following breast surgery: is there an increased risk of hematoma? Plast Reconstr Surg, 2018, 141(6): 814e–817e.

[6] Gupta V, Yeslev M, Winocour J, et al. Aesthetic breast surgery and concomitant procedures: incidence and risk factors for major complications in 73, 608 cases. Aesthet Surg J, 2017, 37(5): 515–527.

[7] Stevens WG, Calobrace MB, Alizadeh K, et al. Ten-year core study data for Sientra's Food and Drug Administration-approved round and shaped breast implants with cohesive silicone gel. Plast Reconstr Surg, 2018, 141(4S Sientra Shaped and Round Cohesive Gel Implants): 7S–19S.

[8] Collis N, Coleman D, Foo IT, et al. Ten-year review of a prospective randomized controlled trial of textured versus smooth subglandular silicone gel breast implants. Plast Reconstr Surg, 2000, 106(4): 786–791.

[9] Kaoutzanis C, Winocour J, Gupta V, et al. Incidence and risk factors for major hematomas in aesthetic surgery: analysis of 129007 patients. Aesthet Surg J, 2017, 37(10): 1175–1185.

[10] Karamanos E, Wei B, Siddiqui A, et al. Tobacco use and body mass index as predictors of outcomes in patients undergoing breast reduction mammoplasty.

Ann Plast Surg, 2015, 75(4): 383–387.

[11] de Runz A, Zuily S, Gosset J, et al. Particular catastrophic antiphospholipid syndrome, on the sole surgical site after breast reduction. J Plast Reconstr Aesthet Surg, 2013, 66(11): e321–324.

[12] Shermak MA, Chang D, Buretta K, et al. Increasing age impairs outcomes in breast reduction surgery. Plast Reconstr Surg, 2011, 128(6): 1182–1187.

[13] Yeslev M, Gupta V, Winocour J, et al. Safety of cosmetic procedures in elderly and octogenarian patients. Aesthet Surg J, 2015, 35(7): 864–873.

[14] Lopez MM, Castillo AC, Kaltwasser K, et al. Surgical timing and the menstrual cycle affect wound healing in young breast reduction patients. Plast Reconstr Surg, 2016, 137(2): 406–410.

[15] Arrowsmith J, Eltigani E, Krarup K, et al. An audit of breast reduction without drains. Br J Plast Surg, 1999, 52(7): 586–588.

[16] Collis N, McGuiness CM, Batchelor AG. Drainage in breast reduction surgery: a prospective randomised intra-patient trail. Br J Plast Surg, 2005, 58(3): 286–289.

[17] Corion LU, Smeulders MJ, van Zuijlen PP, et al. Draining after breast reduction: a randomised controlled inter-patient study. J Plast Reconstr Aesthet Surg, 2009, 62(7): 865–868.

[18] Ngan PG, Iqbal HJ, Jayagopal S, et al. When to use drains in breast reduction surgery? Ann Plast Surg, 2009, 63(2): 135–137.

[19] Vandeweyer E. Breast reduction mammaplasty. Shall we drain?Acta Chir Belg, 2003, 103(6): 596–598.

[20] Vidali N, Chevet-Noel A, Ringenbach P, et al. Should surgeons keep performing drainage after breast reduction? Ann Chir Plast Esthet, 2019, 64(1): 54–60.

[21] Spear SL, Rottman SJ, Glicksman C, et al. Late seromas after breast implants: theory and practice. Plast Reconstr Surg, 2012, 130(2): 423–435.

[22] Cheng NX, Zhang YL, Luo SK, et al. Late hematoma, seroma, and galactocele in breasts injected with polyacrylamide gel. Aesthet Plast Surg, 2011, 35(3): 365–372.

[23] Mikhaylov Y, Weinstein B, Schrank TP, et al. Ketorolac and hematoma incidence in postmastectomy implant-based breast reconstruction. Ann Plast Surg, 2018, 80(5): 472–474.

[24] Lapid O, Pietersen L, van der Horst CM. Reoperation for haematoma after breast reduction with preoperative administration of low-molecular-weight heparin: experience in 720 patients. J Plast Reconstr Aesthet Surg, 2012, 65(11): 1513–1517.

[25] Dean RA, Glener AD, Thomas AB, et al. Silicone migration and late hematoma following silicone implant rupture: case report and literature review. Plast Reconstr Surg Glob Open, 2018, 6(8): e1849.

[26] Hsiao HT, Tung KY, Lin CS. Late hematoma after aesthetic breast augmentation with saline-filled, textured silicone prosthesis. Aesthet Plast Surg, 2002, 26(5): 368–371.

[27] McArdle B, Layt C. A case of late unilateral hematoma and subsequent late seroma of the breast after bilateral

breast augmentation. Aesthet Plast Surg, 2009, 33(4): 669–670.

[28] Grippaudo FR, Renzi L, Costantino B, et al. Late unilateral hematoma after breast reconstruction with implants: case report and literature review. Aesthet Surg J, 2013, 33(6): 830–834.

[29] Peters W, Fornasier V, Howarth D. Late unilateral hematoma after breast augmentation. Plast Surg (Oakv), 2014, 22(1): 18–21.

[30] Kim L, Castel N, Parsa FD. Case of late hematoma after breast augmentation. Arch Plast Surg, 2018, 45(2): 177–179.

[31] Grana Lopez L, Vazquez Caruncho M, Villares Armas A. Management of late seroma in patients with breast implants: the role of the radiologists. Breast J, 2016, 22(6): 705–707.

[32] Ronchi A, Montella M, Argenzio V, et al. Diagnosis of anaplastic large cell lymphoma on late peri-implant breast seroma: management of cytological sample by an integrated approach. Cytopathology, 2018, 29(3): 294–299.

[33] Taghizadeh R, Shoaib T, Hart AM, et al. Triamcinolone reduces seroma re-accumulation in the extended latissimus dorsi donor site. J Plast Reconstr Aesthet Surg. 2008, 61(6): 636–642.

[34] Axelsson CK, Quamme GM, Lanng C, et al. Local injection of methylprednisolonacetat to prevent seroma formation after mastectomy. Dan Med J, 2012, 59(9): A4482.

[35] Seo BF, Kang IS, Jeong YJ, et al. A huge Morel-Lavallee lesion treated using a quilting suture method: a case report and review of the literature. Int J Low Extrem Wounds, 2014, 13(2): 147–151.

[36] Qvamme G, Axelsson CK, Lanng C, et al. Randomized clinical trial of prevention of seroma formation after mastectomy by local methylprednisolone injection. Br J Surg, 2015, 102(10): 1195–1203.

[37] Khan MA. Effect of preoperative intravenous steroids on seroma formation after modified radical mastectomy. J Ayub Med Coll Abbottabad, 2017, 29(2): 207–210.

[38] Al Daoud F, Thayer A, Sachwani Daswani G, et al. Management of chronic abdominal wall seroma with Doxycycline sclerotherapy using a Negative Pressure Wound Therapy System KCI-V. A. C. Ulta: a case report. Int J Surg Case Rep, 2018, 51: 25–28.

[39] Bengtson B, Brody GS, Brown MH, et al. Managing late periprosthetic fluid collections (seroma) in patients with breast implants: a consensus panel recommendation and review of the literature. Plast Reconstr Surg, 2011, 128(1): 1–7.

第 15 章

植入物移位畸形的病因、分类和治疗

John Y. S. Kim, Megan Fracol, Wen-Kuan Chiu

■ 植入物移位畸形的解剖和病理生理学

造成乳房假体植入后不对称或假体移位的原因可能是被动的，也可能是假体本身具有一定活动度导致。本章重点讨论了假体活动度导致的乳房不对称及其最显著的临床表现——移位畸形。10%~15% 的隆乳术后可见中、重度植入物移位畸形[1]。除胸大肌后假体植入外，运动也可能是乳房假体植入术后移位畸形的危险因素[2]。已知乳房移位畸形重建手术的相关风险因素包括双侧乳房重建、光面型植入物以及术中游离胸大肌[3]。电脑辅助成像对植入物动线视频的分析显示，乳头主要位移角度与胸大肌下方肌纤维由剑突向肩峰的走行方向一致，向上外侧呈 62° 矢量角（图 15.1，图 15.2）。

胸大肌的神经支配模式一直备受争议，原因主要有两个，一是解剖结构的个体差异，二是神经支配是根据其臂丛来源还是周围神经止点的不同描述方式。大多数作者认为，2~3 个神经分支参与胸大肌的神经支配，且具有阶段性，这说明胸大肌在锁骨段、胸骨段以及胸肋段的神经支配各不相同[4-6]。

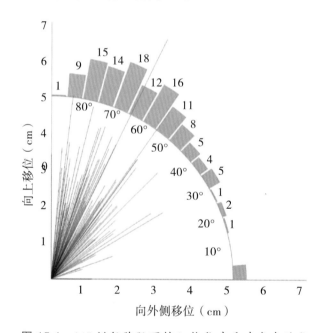

图 15.1 145 例行胸肌下植入物乳房重建患者的乳头在胸壁的移位方向。每一条线代表一例乳头静止时（零位移）和胸大肌完全收缩时向上及外侧方向的净位移。柱状图（蓝色条）为在该角度发生移位的乳头例数，0° 表示横向移位。平均移位角度是上侧方向 62.5° ±20.6°

J. Y. S. Kim (✉)
Feinberg School of Medicine, Northwestern University,
Chicago, IL, USA
e-mail: john.kim@nm.org

M. Fracol
Department of Surgery, Northwestern University, Feinberg
School of Medicine, Chicago, IL, USA

W.-K. Chiu
Department of Surgery, Taipei Municipal Wanfang Hospital,
Taipei City, Taiwan

© Springer Nature Switzerland AG 2021
J. Y. S. Kim (ed.), *Managing Common and Uncommon Complications of Aesthetic Breast Surgery*,
https://doi.org/10.1007/978-3-030-57121-4_15

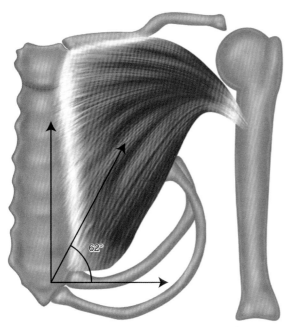

图 15.2 乳头移位的平均矢量角为上外侧方向 62°，与胸大肌最下方的肌束运动方向大致平行，表明了其在移位畸形中的关键作用

临床上移位畸形的主要过程是胸大肌松解后导致的肌肉向头侧位移[7]，随后肌肉顺势黏附在乳房下方并形成瘢痕，发生粘连。在发生肌肉收缩时，上覆皮肤随即发生协调运动（图15.3）。当植入物包膜被黏连物牵拉移动时，即表现为明显移位。我们可以想象，由于缺少组织内生和植入后产生的"松弛"的包囊，滑面假体植入后可能产生更为明显的移位畸形。

那么肌肉收缩的幅度越大，瘢痕在乳房组织中形成的面积越广，植入物的移位畸形也就越明显。有假说认为移位畸形常常伴随疼痛，但近来的研究认为两者的相关性并不明确。使用BREAST-Q 问卷调查后，我们发现出现严重移位畸形的患者在 BREAST-Q 中表现的疼痛反应较低，尤其表现为更少出现乳房不适感、牵拉感和疼痛[8]。换言之，松解胸大肌虽然与移位畸形的严重程度呈正相关，但与术后疼痛呈负相关。通过松解胸大肌，植入物包膜扩张和胸大肌的收缩更加不受限制，肌肉没有固定的牵引点。因此，与具有完整解剖结构的胸大肌活动时产生较大的牵拉不同，不受限制的胸大肌在运动时会产生更少的疼痛。从理想的角度考虑，存在严重移位畸形与对应较轻的疼痛相比，畸形程度较轻且肌肉相对固定时，肌肉牵拉阻力相应增大，术后疼痛越轻。

■ 移位畸形的分类

目前常用的评估移位畸形程度的分级方式有两种，分别由 Becker 和 Vidya 提出[9, 10]。两个分级系统均将移位畸形分为 4 个等级，Ⅰ级程度最轻，Ⅳ级程度最重。Becker 量表中将乳房外形改变、植入物侧向移位及皮肤皱缩的情况纳入分级标准（表15.1）。Vidya 量表中将乳房外形改变、假体移位及患者对畸形的主观评价纳入分级标准（表 15.2）。

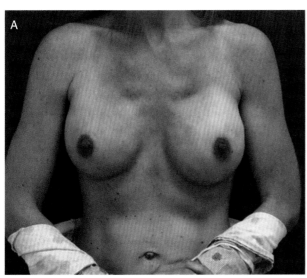
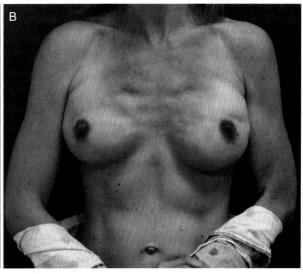

图 15.3 因移位畸形导致的乳房假体植入后不对称病例。A.静止时乳房假体所在位置。B.胸大肌收缩时乳房假体位置的改变

表 15.1　乳房移位畸形 Becker 量表分级标准 [1]

分级	乳房外形改变	侧向移位	皮肤皱缩
I	轻度	轻度	轻度
II	中度	中度	轻度
III	中 – 重度	中 – 重度	明显
IV	重度	重度	严重

表 15.2　乳房移位畸形 Vidya 量表分级标准 [3]

分级	乳房外形改变或假体移位	患者认知
II	无	N/A
II	轻度	未察觉
III	中度	察觉
IV	重度	困扰

N/A：未知

　　在此基础上，笔者建立了一个量化的分级体系，并据此将移位畸形的严重程度分为 3 级（表15.3）[3]。该量表纳入了两个评价指标，一是乳头移位距离，二是胸大肌收缩时乳房表面皮肤的皱缩面积相对乳房隆起部分总面积的百分比。乳头移位 <2cm，且皮肤皱缩面积占比 <25% 者，为 I 级；乳头移位 >2cm 或皮肤皱缩面积占比 >25% 者，为 II 级；乳头移位 > 2cm，且皮肤皱缩面积占比 >25% 者，为 III 级（图 15.4，图 15.5）。

■ 移位畸形的处理

　　虽然有建议肉毒杆菌可作为移位畸形的保守治疗方法，但这终究不是长久之计 [11]。背阔肌皮瓣重建术后联合胸背神经切断术可作为矫正移位畸形的有效手段 [12]。也有人建议使用胸大肌神经阻断术矫正该问题，但是由于支配胸大肌的神经较多，该技术的应用具有一定挑战性，仍需进一步改进 [13]。完全修复植入物的移位畸形通常需要手术修复植入物的包膜。尽管有多种手术方式可以选择，但所有手术都需要重建原有的胸大肌与下胸壁的连接，从而实现植入物包膜的重塑。在不干扰位于另一个解剖平面植入物的基础上，手术或许可以部分恢复胸大肌的收缩功能。此外，分离胸大肌与浅表皮肤和真皮后，处于上覆皮肤和植入物中间的胸大肌还可进一步发挥缓冲功能（图 15.6）。

表 15.3　乳房移位畸形 Kim 等的量表量化分级标准 [5]

分级	乳头移位距离	皮肤皱缩面积占比
I	< 2 cm	< 25%
II	> 2 cm < 2 cm	< 25% > 25%
III	> 2 cm	> 25%

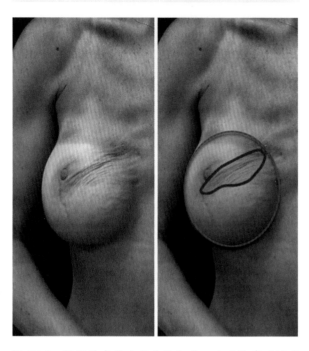

图 15.4　根据作者提出的分级标准，皮肤轮廓不规则区域（红色阴影）占总乳房面积（蓝色阴影）的百分比即为乳房轮廓不规则比例。将其是否超过 1/4 作为临界值用于该分级标准中对轮廓不规则严重程度的评估，并以此为依据将患者分为 I 级、II 级或 III 级（表 15.3）

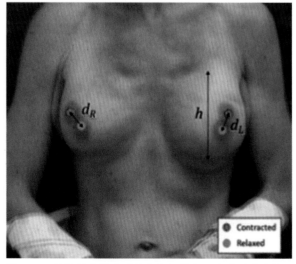

图 15.5　根据作者提出的量化分级量表，通过测量胸大肌收缩时乳头移位的距离，量化移位畸形的严重程度，即乳头移位 > 2cm 时，被定义为 II 级或 III 级畸形（表 15.3）

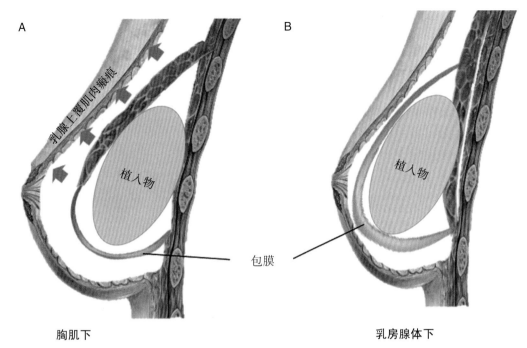

图 15.6　A.肌肉下隆乳术中，胸大肌最下方肌纤维被分离并与上方覆盖的乳腺组织形成瘢痕，导致胸大肌收缩时的移位畸形。B.通过将植入物转换至乳房腺体下，植入物及其包膜隔断了胸大肌与乳房浅表软组织的相互作用，从而修复了胸大肌收缩导致的移位畸形

已知有多种手术方式能够转换植入物包囊所在的位置，重建胸壁与胸大肌的原始结构，包括分离胸大肌的双平面形成术、乳腺腺体下平面假体移位术和筋膜下平面假体移位术。下面将分别讨论各手术方式的技术细节以及笔者推荐的手术方式[14]。

■ 分离胸大肌的双平面技术

该手术方法需分离胸大肌，并在剥离后的局部肌肉下方放置植入物[15-18]。本手术通过解剖胸大肌前部，为植入物的下极构建一个新的包囊。在胸大肌中部和下部 1/3 交界处，在肌肉下方按照胸大肌肌纤维走行的方向对其进行分离（图 15.7）[15]。这一术式的优势在于保证植入物的上极始终被肌肉覆盖，从而减少假体边缘显露或皮肤皱缩的发生率。通过去除胸大肌下部肌纤维，进一步减少移位畸形的可能。需要注意的是，根据胸大肌分离的程度，由于胸大肌上部纤维维持了其余乳房上极底部软组织的解剖关系，因此仍有可能导致移位畸形。

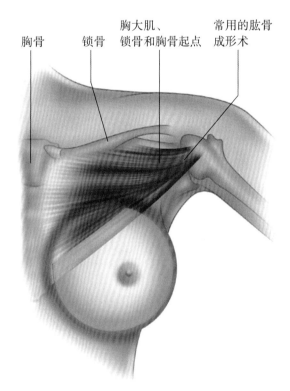

图 15.7　分离胸大肌的双平面法示意图，植入物上极仍被胸肌覆盖，但去除下极的胸肌覆盖（自原位置改至植入物后方）

133

■ 乳腺腺体下平面假体移位术

矫正移位畸形最直接的方法就是去除胸大肌，将植入物放置于乳腺腺体下。为此，需将乳房组织与下方肌肉分离开，使胸大肌紧贴胸壁，并在两者中间放置假体（图15.8）。需要注意的是，由于将植入物位置转换到腺体下的手术过程需要对皮下组织进行分离，应注意乳房下皱襞的位置，避免将其破坏。作为修复手术，同时也是对相应支撑组织的二次干预，植入物位置的改变可能会进一步导致假体"触底"，为改善这一情况，联合植入物包囊修复术尤为重要。同时，在植入物下方放置生物或合成补片，也是防止植入物因重力下垂破坏乳房下皱襞的必要手段（图15.9）。研究显示，使用该方法对乳房假体移位畸形矫正的成功率高达100%[19-23]。Levasoy 及其同事对36例接受胸大肌下隆乳术后发生假体移位并改行乳房腺体下平面假体植入术的患者进行随访。结果显示，

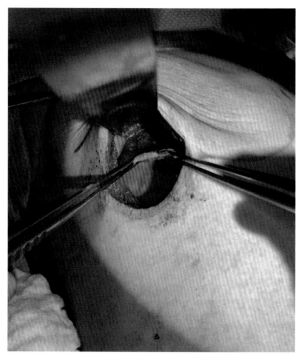

图 15.8　术中分离胸大肌及上覆的乳房组织。旧的假体植入腔位于胸大肌下方，但在胸大肌恢复至紧贴胸壁的解剖位置后，新的假体植入腔将位于胸大肌上方

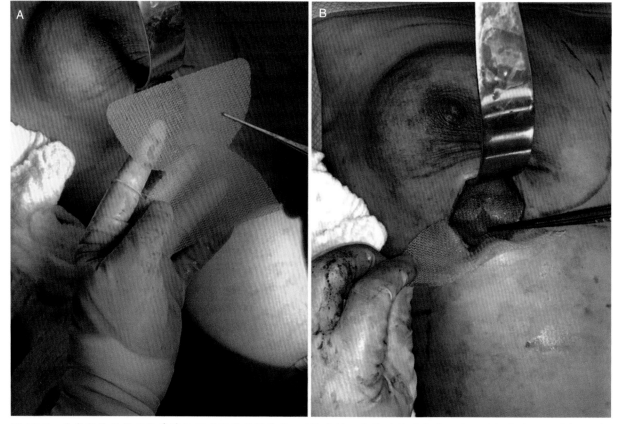

图 15.9　改变假体位置至乳房腺体下后需要放置补片，以防止植入物随时间因重力下垂而破坏乳房下皱襞（IMF）。A. 蝴蝶状补片更受欢迎，将其一侧的翅膀固定在胸壁上，补片中央固定在 IMF 平面，另一侧翅膀固定在假体前方，紧贴乳腺实质（B），从而形成类似吊床的结构，辅助支撑假体并维持 IMF

平均随访时间 20 个月时，全部 36 例患者的移位畸形均被矫正[19]。Gabriel 等也报道了 102 例在行胸肌下假体植入后发生移位畸形的患者，通过本手术方式联合异种脱细胞真皮基质强化使移位畸形得到完全矫正（平均随访时间 17 个月）[23]。然而，对移位畸形改善情况的评估仍需要更多半定量方式的研究。

虽然将植入物从胸肌下转移至乳腺腺体下平面能够消除胸大肌对假体的牵拉，但腺体下假体植入术常伴随着较高的包膜挛缩发生率，且对皮肤组织量要求较高[24, 25]。筋膜下平面（位于胸大肌上方、胸肌筋膜深面）在皮肤和假体中间创造了另外一个解剖平面，通过利用胸大肌筋膜进一步包裹假体上极，避免其边缘向外突出。此外，通过隔开假体与乳腺腺体，筋膜下平面假体植入能够进一步减少纤维膜形成和包膜挛缩。然而，直接对比腺体下假体植入和筋膜下假体植入手术的研究极少。筋膜下平面假体植入的缺点在于对肌纤维的额外解剖可能会造成出血风险升高。

■ 笔者推荐的手术方式

对于修复乳房假体植入后移位畸形的手术，作者推荐的手术方式是腺体下假体植入联合放置可吸收补片。这一方法在腺体的中部、外部和下部可能存在较不安全的边界，因此操作时需小心，防止过度切除。由于应用更广泛的滑面假体较易发生细微移动，并进一步破坏原有术中的解剖边界，因此，不对称、假体外突以及外侧移位都与假体所在腺体下解剖平面的改变有关。联合放置可吸收补片是有助于固定假体所在位置的明智之举。假体移位畸形偶尔伴双泡的产生，此时对胸肌筋膜进行矫正和释放的同时，还应对浅表的乳房组织行冷凝术（详情请参阅第 1 章）。

■ 总　结

胸大肌后乳房假体植入术后常发生移位畸形，原因是软组织和肌肉的生物力学改变。将胸大肌与其下方和深面的组织分离后，会不同程度地与上方乳腺组织粘连并形成囊袋。因此，胸大肌收缩时，乳房表面解剖结构和假体位置就会随之发生改变。基于其典型的病理生理学特征，对其严重程度我们提出了一种解剖学评级标准。临床发现的移位畸形通过将假体改置于胸大肌表面，联合胸大肌与下胸壁结构重塑的手术方式，能够轻松进行有效的修复。

（桑雨廷　译，陈嘉健　审校）

参考文献

[1] Spear SL, Schwartz J, Dayan JH, et al. Outcome assessment of breast distortion following submuscular breast augmentation. Aesthet Plast Surg, 2009, 33(1): 44–48.

[2] Cheffe MR, Valentini JD, Collares MVM, et al. Quantifying dynamic deformity after dual plane breast augmentation. Aesthet Plast Surg, 2018, 42(3): 716–724.

[3] Kim JYS, Qiu CS, Chiu WK, et al. A quantitative analysis of animation deformity in prosthetic breast reconstruction. Plast Reconstr Surg, 2019, 144(2): 291–301.

[4] David S, Balaguer T, Baque P, et al. The anatomy of the pectoral nerves and its significance in reast augmentation, axillary dissection and pectoral muscle flaps. JPRAS, 2012, 65: 1193–1198.

[5] Beheiry EE. Innervation of the pectoralis major muscle: anatomical study. Ann Plast Surg, 2012, 68(2): 209–214.

[6] Tobin GR. Pectoralis major segmental anatomy and segmentally split pectoralis major flaps. Plast Reconstr Surg, 1985, 75: 814–824.

[7] Fracol M, Feld LN, Chiu WK, et al. An overview of animation deformity in prosthetic breast reconstruction. Gland Surg, 2019, 8(1): 95.

[8] Fracol M, Qiu C, Chiu WK, et al. The relationship between animation deformity and patient-reported outcomes: application of the BREAST-Q to a quantitative stratification of animation severity. Plast Reconstr Surg, 2020, 145(1): 11–17.

[9] Becker H, Fregosi N. The impact of animation deformity on quality of life in post-mastectomy reconstruction patients. Aesthet Surg J, 2017, 37(5): 531–536.

[10] Vidya R, Tafazal H, Salem F, et al. Management based on grading of animation deformity following implant-based subpectoral breast reconstruction. Arch Plast Surg, 2018, 45: 185–190.

[11] Figus A, Mazzocchi M, Dessy LA, et al. Treatment of muscular contraction deformities with botulinum toxin type A after latissimus dorsi flap and sub-pectoral

implant breast reconstruction. J Plast Reconstr Aesthet Surg, 2009, 62: 869–875.

[12] Lopez CD, Kraenzlin F, Frost C, et al. Latissimus denervation: a review of evidence. J Reconstr Microsurg, 2019, 35(8): 609–615.

[13] Bernini M, Casella D, Mariotti C. Selective pectoralis major muscle denervation in breast reconstruction: a technical modification for more effective and cosmetic results. Gland Surg, 2017, 6(6): 745–750.

[14] Alnaif N, Safran T, Viezel-Mathieu A, et al. Treatment of breast animation deformity: a systematic review. J Plas Reconstr Aesthetic Surg, 2019, 72(5): 781–788.

[15] Khan UD. High transverse capsuloplasty for the correction of malpositioned implants following augmentation mammoplasty in partial submuscular plane. Aesthet Plast Surg, 2012, 36(3): 590–599.

[16] Khan UD. Muscle-splitting breast augmentation: a new pocket in a different plane. Aesthet Plast Surg, 2007, 31(5): 553–558.

[17] Khan UD. Muscle-splitting, subglandular, and partial submuscular augmentation mammoplasties: a 12-year retrospective analysis of 2026 primary cases. Aesthet Plast Surg, 2013, 37(2): 290–302.

[18] Baxter RA. Update on the split-muscle technique for breast augmentation: prevention and correction of animation distortion and double-bubble deformity. Aesthet Plast Surg, 2011, 35(3): 426–429.

[19] Lesavoy MA, Trussler AP, Dickinson BP. Difficulties with subpectoral augmentation mammaplasty and its correction: the role of subglandular site change in revision aesthetic breast surgery. Plast Reconstr Surg, 2010, 125: 363–371.

[20] Hammond DC, Schmitt WP, O'Connor EA. Treatment of breast animation deformity in implant-based reconstruction with pocket change to the subcutaneous position. Plast Reconstr Surg, 2015, 135: 1540–1544.

[21] Lentz RB, Piper ML, Gomez-Sanchez C, et al. Correction of breast animation deformity following prosthetic breast reconstruction. Plast Reconstr Surg, 2017, 140: 643e–644e.

[22] Sbitany H. Management of the post-breast reconstruction "hyperanimation deformity". Plast Reconstr Surg, 2014, 133: 897e–898e.

[23] Gabriel A, Sigalove S, Sigalove NM, et al. Prepectoral revision breast reconstruction for treatment of implant-associated animation deformity: a review of 102 reconstructions. Aesthet Plast Surg, 2018, 38(5): 519–526.

[24] Namnoum JD, Largent J, Kaplan HM, et al. Primary breast augmentation clinical trial outcomes stratified by surgical incision, anatomical placement and implant device type. J Plast Reconstr Aesthet Surg, 2013, 66: 1165–1172.

[25] Baxter RA. Subfascial breast augmentation: theme and variations. Aesthet Surg J, 2005, 25(5): 447–453.

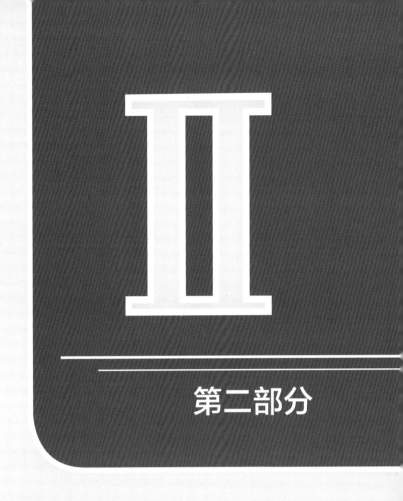

乳房缩小术、乳房固定术和乳房增大固定术

第 16 章

乳房缩小术中组织蒂的选择原则：避免血管损伤

David W. Grant, Austin Y. Ha, Marissa M. Tenenbaum,
Terence M. Myckatyn

■ 引　言

乳房缩小成形术，又称乳房缩小术，是一种非常常见的乳房美容整形手术。2017 年美国进行了超过 102 000 例乳房重建（59 200 例）及乳房美容（43 600）手术[1]，其中包含 330 000 例隆乳手术、105 000 例乳房上提术和 106 000 例乳房重建手术 [美国整形外科学会（ASPS）][1]。

乳房肥大会对女性的身体和生活造成很大的负担，研究数据证实，乳房肥大对女性的影响与其他严重慢性疾病相当[2, 3]。乳房缩小术可以显著改善女性的生活质量，减轻其背部疼痛、颈部疼痛、胸罩带沟槽、皮肤不适以及社会心理困扰等[4-7]。事实上，与隆乳术一样，乳房缩小术是一种患者满意度非常高的手术[8-10]。

成功的乳房缩小术需要达到以下目标中的前 3 个，理解这 3 个独立的目标，就可以更好地避免血管损害：

（1）美观：具有合适的乳头乳晕复合体（NAC）位置、实质形状和可接受的瘢痕。

（2）乳头乳晕复合体存活，并保留色素沉着。

（3）乳头乳晕复合体有触觉感知。

（4）保留哺乳功能。虽然这是未生育女性行乳房缩小术的特殊目标，不属于本章的讨论范围，但是最近的文献回顾发现，保留乳晕下柱状乳腺组织可以大大提高行乳房缩小术女性术后母乳喂养的机会，也是进一步评估疗效的依据[11]。

乳房缩小术中的血管损伤意味着什么？血管损伤既可以造成轻微并发症，也可以导致严重并发症。出现轻微并发症的手术结果也可能实现了上述 3 个目标，包括术后手术部位感染（通常采用非手术治疗），局部伤口裂开（对切口进行处理），表皮脱落（不包含乳头乳晕复合体脱色），以及局部脂肪坏死。所有这些并发症既与患者自身存在的风险因素有关，如吸烟和糖尿病[12]，也有外科医生技术方面的因素，如乳房缩小术中组织切除量的多少及供血血管的保留。因此，了解乳房的血流分布，特别是避免血管损伤，有助于预防这些轻微并发症，即使这类并发症并不会妨碍手术的成功。

严重并发症会干扰我们实现上述目标，包括美学目标（即实质形状、乳头乳晕复合体位置、瘢痕[13]），乳头乳晕复合体的存活及其感觉。在评估血管损害时，要重点评估其对 3 个目标的损害程度：实施基于组织蒂的乳房缩小术时发生的血管损伤可能仅影响乳头乳晕复合体本身的存活——导致 3 个目标中的 2 个（乳头乳晕复合体的功能及感觉）失败[14]，也可能影响整个蒂部——说明具有潜在的重大并发症，

D. W. Grant · A. Y. Ha · M. M. Tenenbaum · T. M. Myckatyn (✉)
Division of Plastic and Reconstructive Surgery, Department of Surgery, Washington University School of Medicine, St. Louis, MO, USA
e-mail: myckatyn@wustl.edu

© Springer Nature Switzerland AG 2021
J. Y. S. Kim (ed.), *Managing Common and Uncommon Complications of Aesthetic Breast Surgery*,
https://doi.org/10.1007/978-3-030-57121-4_16

导致整个乳腺实质明显扭曲和不对称，相当于3个目标均失败（即整体美学形状）。换句话说，失去乳头乳晕复合体导致乳房缩小术的3个目标失败2个，但失去蒂部会导致3个目标全部失败。对这种情况进行修复非常困难，通常需要行重建手术，患者也会因此产生新的瘢痕。因此，外科医生在对患者行乳房缩小术时需要做出选择——是尝试实现3个目标，还是做出妥协，选择更可靠地实现其中2个目标。当然，和其他整形手术一样，这也取决于患者的选择。一项系统综述发现，部分乳头坏死的发生率为0~13.1%，大多数研究表明，部分乳头坏死率为5%以下，全乳头坏死很少报道[15]。因此，了解和避免血管损伤对成功实施乳房缩小术至关重要。

乳房缩小术的常用技术：血液供应和安全提示

据报道，有多种技术可以成功缩小乳房，其中最常用的技术包括：

（1）吸脂乳房缩小术——单独使用或与以下方法结合使用。

（2）乳腺实质楔形切除术。

（3）组织蒂技术。

（4）游离乳头移植技术，包括组织蒂技术和无蒂技术。

所选的手术技术应符合患者的目标和期望，对并发症和再手术的耐受性，外科医生的熟练程度和其对患者采用各项技术的评估，还要考虑乳房缩小术成功的3个目标：①美观；②乳头乳晕复合体存活；③乳头乳晕复合体的感觉。

当针对某个患者选择适合的乳房缩小手术技术时，最重要的考虑因素是患者的目标及实现目标的可能性。我们可以合理地假设，所有行乳房缩小术的女性都想要实现全部3个目标——有血流灌注和感觉的乳头乳晕复合体以及美观的乳房。外科医生要做的是，筛选出为了实现全部三个目标可能导致手术计划失败的患者（由于血管损伤），因此，对目标的适当妥协是很有必要的。

一般情况下，在乳房缩小术中，需要切除的乳房组织量越多，所需要的技术力度也越大。因此，开展乳房缩小术的重点是医生对乳头乳晕复合体的位置、乳腺实质重塑和皮肤重塑的可控程度。

（1）切除中等量乳房组织、可控程度较低的乳房缩小术技术包括：①吸脂式乳房切除术；②楔形切除术；

（2）切除中等量以上的乳房组织（重度肥大及巨乳症）、可控程度高的缩乳技术包括：①基于蒂的技术；②游离乳头移植技术。

可控程度较低的乳房缩小术技术相对较安全，因为血管损害的可能性较小。由于乳头乳晕复合体和乳腺实质是由多个蒂供血，因此选择合适的患者至关重要——患者必须有中等程度的乳房肥大，需要进行中度矫正。医生应先确定患者是否存在明显的假性下垂，并根据情况选择抽吸式乳房切除术（吸脂术）联合或不联合楔形切除术。

可控程度高的乳房缩小术技术虽然有血管损伤的可能性，但可以较大程度地改善乳房的外观。随着所切除的乳房组织量的增加，从带蒂技术到游离乳头移植，安全性将逐渐降低。

吸脂乳房缩小术

吸脂乳房缩小术是一种非常有价值的缩乳技术，可以单独使用，也可以作为乳房缩小术的辅助技术。外科医生采用吸脂乳房缩小术时可以更加容易地掌控乳头乳晕复合体的位置和形态，保证乳头乳晕复合体存活和其感觉。如果使用吸脂乳房缩小术去除了足够的脂肪，就可以缓解患者的症状，甚至有报道吸脂手术经验丰富的外科医生采用这种方法成功改变乳头乳晕复合体位置的案例。Lawrence Gray 分别在 1998 年和 2001 年报道了自己的经验[16, 17]，他使用吸脂术进行了 204 例乳房缩小手术，每侧乳房去除的组织容积为 300~2 250mL，平均去除组织容积为 850mL。报告显示患者的症状100% 缓解；乳头位置改善距离为 2~12cm，平均改善距离为 6cm；术后 6 个月患者的情况稳定，无感染或皮肤缺损病例，尽管没有报告，但是预计无乳头乳晕复合体缺失病例；患者的乳房 X 线摄影显示没有钙化性微小结节。这些数据表明，对于经过适当选择的病例，采用吸脂术缩小乳房是一个不错的选择，这项技术可以保守地矫正乳房下垂，使冗余皮肤较少，且技术学习曲线较短。

吸脂乳房缩小术也可以作为一种辅助手段，用于首次和二次乳房缩小术，可以允许更少的蒂骨骼化，从而减少血管损害的风险。

■ 乳腺实质楔形切除术

对于仅有乳房假性下垂（pseudoptosis）、不需要提高乳头乳晕复合体位置的患者，可以采用乳房下极楔形切除术，这是一种简单且安全的手术技术，可以减少乳房体积，通过第 2 个和第 3 个内乳动脉穿支维持主要的血供，并将瘢痕隐藏在乳房下极位置[18]。此外，除了乳房下极楔形切除术外，还有乳房外侧楔形切除术[19]。由于带有乳头乳晕复合体的较窄的组织蒂血管未被骨骼化，血供损伤可能性较低，因此，选择假性下垂而不是真性下垂病例至关重要。乳房下极楔形切除术是非常有用的乳房缩小术技术，稍后将对此进行讨论。

■ 蒂状瓣乳房缩小术

根据 2014 年的认证数据[8]，大多数整形外科医生在进行乳房缩小手术时会采用蒂状瓣技术缩小乳房。蒂状瓣技术使外科医生可以完全控制乳腺实质的形状、乳头乳晕复合体位置和皮肤重新塑形，并能显著改善乳房的外观。笔者更倾向于采用蒂状瓣技术进行初级乳房缩小术。我们的策略是确定那些可能由于组织蒂太长而导致蒂状瓣失败的女性，对其进行游离乳头移植技术。要在实现目标（1）美丽的外观和（2）具有活力的乳头乳晕复合体，以及（3）有触觉感知的乳头乳晕复合体之间进行权衡。大多数患者都可以实现这三个目标，医生的职责是确定必须要对部分目标进行妥协的患者，对于这些患者，为了实现有灌注的乳头乳晕复

合体及美学重建目标，可能需要牺牲乳头乳晕复合体的触觉感知，在这种情况下，我们会选择游离乳头移植技术。

一般情况下，当患者存在以下情况时不应使用蒂状瓣技术：

（1）切除的乳房组织量 > 1 000g，该建议范围从 700g[20]、1 500g[21]，到 > 2 500g[22] 不等。

（2）或者蒂的长度超过（20~25）cm。需要考虑到下蒂长度的问题，下蒂长度指乳头到乳房下皱襞（IMF）的距离。对于上蒂或上内侧蒂来说，组织蒂来源于第 2 或第 3 肋间，对应于胸乳距，为 35~40cm。需要注意的是，对于同一个患者，下蒂的设计长度通常比上蒂或上内侧蒂长。

在乳房缩小手术中，外科医生会根据自己的偏好选择使用上内侧蒂或下蒂技术，有证据表明这两种选择的结果基本相同[23, 24]。也有证据显示，术后 1 年的测量[25]结果显示，上蒂或上内侧蒂技术在乳房凸度、轮廓和总体满意度方面具有长期优势。我们所进行的大多数乳房缩小手术选择的是上内侧蒂，术后发现患者会出现假性下垂，较少发生真性下垂，因此，笔者更喜欢使用上内侧蒂技术。

■ 下蒂组织瓣技术

很多整形外科医生喜欢使用基于下蒂的组织瓣技术及皮肤切除[8, 26]，这也是下蒂组织瓣技术相关数据较多的原因。关于哪些测量在基于下蒂的乳房缩小术中最重要——是标本的重量，SSN-N（胸乳距），还是蒂的长度？目前还存在争议很多已发表的文献报告的标本重量是乳头乳晕复合体坏死的关键变量。和其他作者一样，我们也认为，整形手术的基本原则决定了蒂长度是最重要的：在我们能更好地确定带蒂组织瓣血管之前，皮瓣是随机的，受长宽比的限制。当我们采用基于下蒂组织瓣的乳房缩小术时，需要考虑的最重要的因素不是 SSN-N，其不测量组织蒂的长度，而是乳头到乳房下皱襞（N-IMF）的距离，已有证据显示其变化小于 SSN-N[27]。

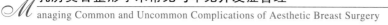
有证据表明，当切除的乳房组织量接近700g 时，为确保安全需要行游离乳头移植术。Hawtof 等回顾了 268 例接受下蒂组织瓣乳房缩小术与游离乳头移植技术的患者[20]，他们专门观察了切除乳房组织量 >700g（268 人中的 54 例）的患者，其中 35 例接受下蒂组织瓣技术的患者在大幅缩乳方面更加安全[20]。但是该研究没有区分乳头乳晕复合体损失及切口裂开，也没有患者满意度报告。值得注意的是，有和无部分乳头缺失患者的胸乳距的差距只有2cm。

也有数据表明，乳房缩小手术中切除组织量 > 1 000g 的患者无需行游离乳头移植术。Al-shaham[28] 报道了一项包含 66 例患者和 132个乳房的系列研究，双侧下蒂缩乳量每侧 > 1 000g，基底距离为 8~10cm。本研究的目的是了解乳房缩小手术中切除组织量 > 1 000g 时乳头坏死的原因。2 例患者（4 个乳房，占3.03%）在术中出现乳头乳晕复合体血管损害，转为游离乳头移植术。缺血性乳头乳晕复合体与非缺血性乳头乳晕复合体不同：缺血性乳头乳晕复合体的切除乳房组织量更重，为 1 950~2 250g，也是作者所切除的最高组织量，只有 4个乳房切除组织重量超过 2 000g，大多数切除组织重量 < 1 500g；缺血性乳头乳晕复合体的蒂长度更长，为 23~25cm，也是笔者所切除病例的最大值，大多数距离为 17~20cm。本研究表明，当使用基底宽度为 8~10cm 的下蒂技术时，标本重量为 1 000g 的传统乳头移植手术教学可能过于保守。研究还表明，当蒂长度 > 20cm 时，可以识别出存在乳头乳晕复合体坏死转行游离乳头移植术的病例。同样值得注意的是，使用下蒂技术时，外科医生可以在术前测量蒂的长度，并与患者讨论可能存在的风险，以及需要转换为游离乳头移植术的方案调整。

在我们的实践中，下蒂组织瓣技术所采用的基底宽度为 8cm，误差较小，可能会有点违反直觉，以防止在关闭过程中过度弯曲。如果乳头与乳房下皱襞（IMF）的距离 > 25cm，就可以告知患者需要行游离乳头移植术。也有作者认为乳头与 IMF 的距离 > 28cm 也是安全的。游离乳头移植术是在术中做出的决策，游离瓣的长度为 15~20cm，待皮瓣关闭后将乳头移植到最合适的位置，关于其风险及并发症将在下文进行讨论。

■ 上内侧蒂组织瓣技术

蒂的长度与 SSN-N 不同，前者比较短，且缺乏感觉，只有使用带蒂技术可以保持乳头的感觉。蒂不是来自 SSN，而是来自第 2 或第 3肋间穿支，文献中通常不报告蒂的长度，而是报告最终的切除标本重量，医生很难明确做出上内侧蒂技术与游离乳头移植术哪个更优的决定。因此，对预期切除量和实际切除量的临床经验积累非常重要。

Brownlee 等回顾了行上内侧蒂乳房缩小术的 135 个乳房的单中心研究，发现切除组织量 ≤ 1 200g 组的乳头乳晕复合体坏死率为 0，切除组织量 > 1 200g 组的乳头乳晕复合体坏死率为2.3%（n=1），研究结果没有统计意义。作者得出结论，即使增加乳房缩小术中的组织切除重量，高达 2 569g，也不会增加乳头乳晕复合体坏死[15]的风险。

在我们的实践中，根据文中其他位置描述的血管解剖结构，可以安全地将带蒂组织瓣制作成 2~3cm 厚，修薄蒂部的乳腺实质（其不需要继续附着在乳头乳晕复合体下的胸壁上）。乳房缩小术标本最终是一个 C 形，保持内侧区丰满（图 16.1）。

□ 游离乳头移植术

对于需要大容积缩乳的患者来说，游离乳头移植术是一种有用的技术。手术过程包括将乳头乳晕复合体作为全厚皮肤移植物（full-thickness skin graft，FTSG），修薄乳头下组织，并将其转移到去表皮受体部位。术后需要对患者进行标准护理。这种手术技术很少发生乳头丢失，可以获得良好的手术结果[20]。其优势是外科医生可以完全控制重塑乳腺实质，使用较短的蒂且不用担心蒂血管损害，因为已经将蒂

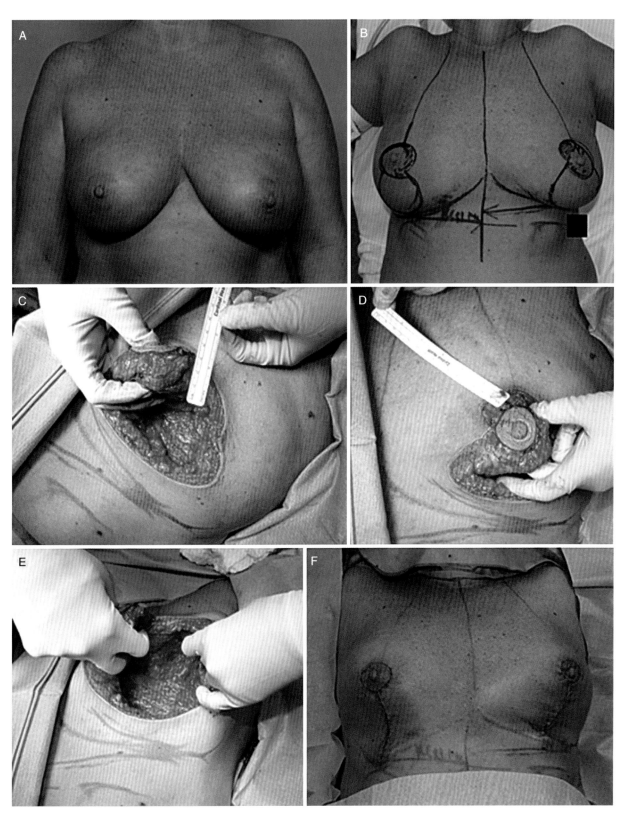

图 16.1 垂直切口乳房切除术。A. 术前患者的站立位照片。B. 手术切口设计，显示右乳内侧蒂，中等程度提高乳头乳晕复合体的高度，标记处为左乳上内侧蒂，更多地提高左侧乳头乳晕复合体的高度。注意乳房下皱襞（IMF）存在不对称，左侧比右侧高，为了提高 IMF，右侧需要更薄、更长的组织瓣。C. 带蒂组织瓣厚度为 2~3cm。D. 蒂的长度距第 2 肋间 12~14cm，对应于上内侧蒂的主要血管供应。E. 行 C 形乳腺实质切除。F. 手术台上效果

缩短到更安全的长度，或所使用的技术不用蒂，如广泛下楔形切除术，其至乳房切除术。

患者需要特别注意的问题包括：

（1）色素沉着障碍。游离乳头移植术的一个重要缺点是乳头乳晕复合体会出现永久性色素沉着风险。这与全厚皮肤移植物的愈合阶段不同，包括表皮脱落和脱色，给人一种移植失败的错觉，所以需要对患者进行相关术前谈话，并在愈合阶段通过换药来维护。色素沉着经过一年时间最终会恢复，斑点可能永久留存，乳头文身可以解决这个问题。

（2）游离乳头移植术可能会使患者产生麻木感，这一点需要在术前谈话中告知患者，以减轻患者的困扰。

（3）乳头凸度较小。游离乳头的凸度比手术前的乳头凸度小得多，一般来说，凸度小的乳头乳晕复合体将是对称的。

（4）不能母乳喂养。如果患者进行带蒂组织瓣乳房缩小术的风险太高，仍希望在手术后进行母乳喂养，建议推迟手术，直到母乳喂养结束，因为游离乳头移植物不允许母乳喂养。

■ 特殊注意事项

■ 再次乳房缩小术

在再次乳房缩小术中，最重要的考虑因素是确定患者选择二次乳房缩小术的原因。常见原因如下：

（1）对乳房的外形和尺寸不满意。

（2）对乳房的形状不满意。

（3）对乳头乳晕复合体的位置不满意。

（4）不对称。

（5）胸部过于丰满。

（6）存在扩散的瘢痕。

首先，外科医生要通过乳房 X 线检查或者必要时转诊给肿瘤外科医生以排除乳腺癌，这对于初次乳房缩小术获得了满意的乳房缩小术结果但多年后出现复发性巨乳症的妇女最为重要，需要根据患者的具体症状进行治疗。

考虑到血管损伤及其预防，存在以下两种需要特别注意的情况。

（1）再次乳房缩小术：其特征是初次乳房缩小术后待水肿消退，患者对结果不满意。

（2）乳房上提术：其特征是患者一开始对初次乳房缩小术的结果感到满意，但多年后出现乳房下垂或假性下垂。乳房缩小术后出现复发性乳房下垂一般很常见[29]。

进行二次乳房缩小术最重要的考虑是手术的主要目标，即美学外观，包括乳腺实质和乳头乳晕复合体的位置。

（1）是形状还是体积方面的问题？仅减少容积，不调整乳头乳晕复合体的位置，能否实现患者的目标？

（2）是乳头乳晕复合体位置的问题吗？是否需要移动乳头乳晕复合体，其至需要进行移位手术，或者可以通过局部皮肤切除或重新排列来解决问题？

如果只是容积问题，可以通过吸脂术或楔形切除术来减小容积。一般情况下，如果女性是因为假性下垂对体积和形状不满意，采用下楔形切除术就可以解决问题，这种情况下，乳头乳晕复合体无需重新移位，因此在进行楔形切除时不破坏乳头乳晕复合体，并可在乳头乳晕复合体[18]附近进行吸脂术，从而避免损害血管。因此，医生通过术前评估区分真性下垂和假性下垂非常重要，因为正确诊断可以避免乳头乳晕复合体重新移位和由此导致的固有血管损伤风险。

如果必须调整乳头乳晕复合体，通常是提高其位置，最重要的考虑因素是即往蒂的位置。如果原蒂的位置已知，可以将其重新提高，并促使外科医生进行二次乳房缩小术。如果原蒂位置未知，对此各位作者的意见不一致，有人建议进行游离乳头移植术，因为完全乳头乳晕复合体丢失率很高[29]，有的作者则使用与既往不同的带蒂组织瓣进行二次乳房缩小术，并报告了 10 个 [30] 无长期并发症病例。Austin、Ahmad 和 Lista 最近发表了一篇评论 [31]，对 40 多个原蒂位置未知的患者行重建手术，采用了基于内乳动脉（IMA）的穿支技术并取得了成功。

作者认为，即使原蒂位置未知，对患者进行再次乳房缩小术也是安全可行的。如果外科医生缺乏相关经验，可以先与患者讨论其对游离乳头移植术的浅在需求，进行小范围的二次乳房缩小术，并且要排除吸烟者或正在行乳房放疗的患者。

■ 血管损伤的处理

对血管损伤的管理主要取决于损伤的时机，如果能早期识别血管损伤，就有可能逆转损伤。在处理策略中，早期处理基本上是考虑抢救无效后能否转行游离乳头移植术。如果不能识别早期损伤，并且出现了明显的组织坏死，就表示为晚期血管损伤，需通过重建技术进行处理。通常情况下，在手术室或恢复区都会发现"早期"血管损伤，如果在恢复区确认血管损伤，通常建议与患者讨论后使其返回手术室，首先确定损伤是动脉血供不足还是静脉淤血。术中动脉灌流的原因包括：

•灌注不足，确保患者的血压充足，产生尿液，补液充分，注意保温。

•可以通过拆除所有的缝合线来排除这个可能性。

– 如果乳头乳晕复合体灌注不足，可以尝试缝合固定蒂部，以防止扭结和再凝。

– 可以用无菌敷料松散地覆盖损伤处，等待几天，水肿消退后再闭合损伤。

•蒂血流截断，在这种情况下，与患者讨论后切除无灌注蒂，在对侧进行必要的对称手术及转换为游离乳头移植术是最安全的选择。

识别静脉功能不足应提醒外科医生出现压迫现象：

•血肿：返回手术室，清除血肿，拆除所有缝合线。

•蒂扭结：去除所有缝合线或缝合钉，几分钟后重新检查切口，然后仔细缝合，确保蒂不会扭结。

•皮肤张力太高：松开缝合处，如果成功，很可能这就是组织水肿的原因，等待几天，再重新关闭切口。

通常情况下，医生可以通过临床查体识别出晚期血管损伤。患者就诊时如果存在明显的乳头乳晕复合体坏死，外科医生应该清楚手术结果不理想，应对患者进行局部伤口护理以防止感染（我们的做法是对患者使用西尔瓦丁，每天 2 次），保持切口卫生并持续观察，直到确定全部的组织损伤程度。如果初次乳房缩小术的三个目标未完全实现，可以根据手术结果计划进行二次重建。

•存活但无感觉的乳头乳晕复合体。当患者没有乳腺实质损失时，必须对伤口进行局部护理，乳头乳晕复合体将自行恢复到可接受的程度 [14]。如果这种方法不成功，最简单的治疗方法可能是充分清创和短疗程局部伤口护理，然后是全厚皮肤移植，由此可使乳头乳晕复合体与对侧的形状相似，但颜色可能会有差异，且可能不支持乳头重建，可以通过文身处理，现在的 3D 文身技术的效果非常美观。如果患者希望进行游离乳头重建术，将面临两种选择，一是合适的患者可以在皮肤移植术后数月接受乳头分享手术（nipple sharing procedure）；二是对伤口进行清创，移植健康的乳房实质和皮肤来关闭缺损，对于这种情况下的重建目标是将乳房变形程度降到最低，将瘢痕全部置于乳晕环内，在乳头重建后通过标准技术进行乳头文身。

•再造乳头失败或乳腺实质明显损失。如果乳腺实质损失的容积很大，不适当的清创和闭合将导致明显的形状和体积差异。作者认为，最好是清创并闭合乳房，使乳房体积变小但形状正常，然后通过二次缝合让伤口愈合。虽然我们的目标是最小限度地减少组织坏死量，并最大限度地提高由此产生的对称性，但是瘢痕收缩会导致扭曲，比外科医生二次乳房重建的难度要高得多。随后根据匹配的体积和形状进行术后乳房重建，即对侧乳房缩小术和（或）

同侧脂肪移植、假体植入或局部组织瓣手术。脂肪移植可能会使患者获得美学上的乳房外观，但是如果容积损失严重将需要多次注射，会有脂肪坏死及出现乳房肿块的风险。理论上讲，假体植入是修复容积不对称的最直接方式，但很难获得保险报销，我们对此也没有经验。局部肋间穿支，如肋间动脉穿支（intercostal artery perforator，ICAP）皮瓣可以用来增加体积，同时隐藏类似 Wise 模式的切口。

▇ 乳腺实质脂肪坏死的处理

20 世纪 90 年代的报道显示，乳房缩小手术后乳腺实质脂肪坏死发生率很低，但也强调，这种并发症非常危险，因为很难与乳腺癌相区别[32]。较新的研究表明，脂肪坏死的发生率为 2.7%~8.4%，再手术率低至 1.4%[33-35]。对于乳腺实质内脂肪坏死，能通过良好的手术技术避免是最好的，如果出现，则需根据出现的时机指导治疗。最好对患者进行密切观察，如果症状持续 6 个月，需要进行诊断性和治疗性切除活检[36]。

▇ 未来发展方向

确定患者乳头乳晕复合体血流灌注的方法包括激光多普勒血流测定[37]和血管造影[38]，是在蒂分离和乳头乳晕复合体插入后进行的。

作者认为，对于三级乳房下垂和胸乳距过长的女性，在选择乳房缩小术之前有可能确定乳头乳晕复合体的血流灌注情况。如果血流灌注不足，可能转为游离乳头移植术或者实现三个目标中的两个；如果血流灌注充足，可以采取更安全的带蒂技术，实现这三个目标。现有的手术技术很少出现乳头乳晕复合体损失，医生在选择时应考虑到该技术的廉价性、无创性、准确性和可靠性，并最好能够在手术室外完成。

（欧江华　译）

参考文献

[1] 2017 Plastic Surgery Statistics/American Society of Plastic Surgeons. Available at: https: //www. plasticsurgery. org/news/plastic-surgery-statistics?sub=2017+Plastic+Surgery+Statistics. Accessed 1 Mar 2019.

[2] Kerrigan CL, Collins ED, Kneeland TS, et al. Measuring health state preferences in women with breast hypertrophy. Plast Reconstr Surg, 2000, 106: 280–288.

[3] Kerrigan CL, Collins ED, Striplin D, et al. The health burden of breast hypertrophy. Plast Reconstr Surg, 2001, 108: 1591–1599.

[4] Davis GM, Ringler SL, Short K, et al. Reduction mammaplasty: long-term efficacy, morbidity, and patient satisfaction. Plast Reconstr Surg, 1995, 96: 1106–1110.

[5] Dabbah A, Lehman JA, Parker MG, et al. Reduction mammaplasty: an outcome analysis. Ann Plast Surg, 1995, 35: 337–341.

[6] Miller AP, Zacher JB, Berggren RB, et al. Breast reduction for symptomatic macromastia: can objective predictors for operative success be identified? Plast Reconstr Surg, 1995, 95: 77–83.

[7] Gonzalez F, Walton RL, Shafer B, et al. Reduction mammaplasty improves symptoms of macromastia. Plast Reconstr Surg, 1993, 91: 1270–1276.

[8] Greco R, Noone B. Evidence-based medicine: reduction mammaplasty. Plast Reconstr Surg, 2017, 139: 230e–239e.

[9] Boschert MT, Barone CM, Puckett CL. Outcome analysis of reduction mammaplasty. Plast Reconstr Surg, 1996, 98: 451–454.

[10] Goulart R, Detanico D, Vasconcellos RP, et al. Reduction mammoplasty improves body posture and decreases the perception of pain. Can J Plast Surg, 2013, 21: 29–32.

[11] Kraut RY, Brown E, Korownyk C, et al. The impact of breast reduction surgery on breastfeeding: systematic review of observational studies. PLoS One, 2017, 12: e0186591.

[12] Simpson AM, Donato DP, Kwok AC, et al. Predictors of complications following breast reduction surgery: a National Surgical Quality Improvement Program study of 16, 812 cases. J Plast Reconstr Aesthetic Surg, 2019, 72: 43–51.

[13] Pers M, Nielsen IM, Gerner N. Results following reduction mammaplasty as evaluated by the patients. Ann Plast Surg, 1986, 17: 449–455.

[14] Calderon W, Eulufi A, Borel C, et al. Total nipple-areola complex necrosis in inferior pedicle breast reduction. Plast Reconstr Surg, 2006, 118: 292–293.

[15] Brownlee P, Chesire D, Crandall M, et al. Superomedial pedicle reduction mammaplasty: increased resection weight does not increase nipple necrosis. J Surg Res, 2017, 219: 158–164.

[16] Gray LN. Update on experience with liposuction breast reduction. Plast Reconstr Surg, 2001, 108: 1006-1010, discussion 1011–1013.

[17] Gray LN. Liposuction breast reduction. Aesthet Plast Surg, 1998, 22(3): 159–162.

[18] Ahmad J, McIsaac SM, Lista F. Does knowledge of the

initial technique affect outcomes after repeated breast reduction? Plast Reconstr Surg, 2012, 129: 11–18.

[19] Schatten WE, Hartley JH, Crow RW, et al. Further experience with lateral wedge resection mammaplasties. Br J Plast Surg, 1975, 28: 37–41.

[20] Hawtof DB, Levine M, Kapetansky DI, et al. Complications of reduction mammaplasty: comparison of nipple-areolar graft and pedicle. Ann Plast Surg, 1989, 23: 3–10.

[21] Robbins TH. Reduction mammaplasty by the Robbins technique. Plast Reconstr Surg, 1987, 79: 308–309.

[22] Georgiade NG, Serafin D, Riefkohl R, et al. Is there a reduction mammaplasty for "all seasons"? Plast Reconstr Surg, 1979, 63: 765–773.

[23] Antony AK, Yegiyants SS, Danielson KK, et al. A matched cohort study of superomedial pedicle vertical scar breast reduction (100 breasts) and traditional inferior pedicle wise-pattern reduction (100 breasts): an outcomes study over 3 years. Plast Reconstr Surg, 2013, 132: 1068–1076.

[24] Kemaloğlu CA, Öocak H. Comparative outcomes of inferior pedicle and Superomedial pedicle technique with wise pattern reduction in gigantomastic patients. Ann Plast Surg, 2018, 80: 217–222.

[25] Makboul M, Abdelhamid M, Al-Attar G. Long term follow up and patient satisfaction after reduction mammoplasty: superomedial versus inferior pedicle. World J Plast Surg, 2017, 6: 82–87.

[26] Kerrigan CL, Slezak SS. Evidence-based medicine: reduction mammaplasty. Plast Reconstr Surg, 2013, 132: 1670–1683.

[27] Jackson IT, Bayramicli M, Gupta M, et al. Importance of the pedicle length measurement in reduction mammaplasty. Plast Reconstr Surg, 1999, 104: 398–400.

[28] Al-Shaham A. Pedicle viability as the determinant

factor for conversion to free nipple graft. Can J Plast Surg, 2010, 18: e1–4.

[29] Hudson DA, Skoll PJ. Repeat reduction mammaplasty. Plast Reconstr Surg, 1999, 104: 401–408.

[30] Losee E, Caldwell EH, Serletti JM. Secondary reduction mammaplasty: is using a different pedicle safe? Plast Reconstr Surg, 2000, 106: 1004–1008, discussion 1009–1010.

[31] Austin RE, Lista F, Ahmad J. Management of recurrent or persistent macromastia. Clin Plast Surg, 2016, 43: 383–393.

[32] Mandrekas AD, Assimakopoulos GI, Mastorakos DP, et al. Fat necrosis following breast reduction. Br J Plast Surg, 1994, 47: 560–562.

[33] Manahan MA, Buretta KJ, Chang D, et al. An outcomes analysis of 2142 breast reduction procedures. Ann Plast Surg, 2015, 74: 289–292.

[34] Uslu A, Korkmaz MA, Surucu A, et al. Breast reduction using the superomedial pedicle- and septal perforator-based technique: our clinical experience. Aesthet Plast Surg, 2019, 43: 27–35.

[35] Ogunleye AA, Leroux O, Morrison N, Preminger AB. Complications after reduction mammaplasty. Ann Plast Surg, 2017, 79: 13–16.

[36] Hammond DC, Loffredo M. Breast reduction. Plast Reconstr Surg, 2012, 129: 829e–839e.

[37] Roth AC, Zook EG, Brown R, et al. Nipple-areolar perfusion and reduction mammaplasty: correlation of laser Doppler readings with surgical complications. Plast Reconstr Surg, 1996, 97: 381–386.

[38] Murray JD, Jones GE, Elwood ET, et al. Fluorescent intraoperative tissue angiography with indocyanine green: evaluation of nipple-areola vascularity during breast reduction surgery. Plast Reconstr Surg, 2010, 126:33e–34e.

第17章

男性乳房发育治疗相关问题及并发症现代解决方案

Dennis J. Hurwitz, Ahmed Taha Darwish

手术视频

◼ 引 言

男性乳房发育矫正方面的问题通常与愈合不佳以及处理不充分或不满意相关。男性乳房发育是指男性乳房的良性增大，发生率约为36%[1]，会导致患者出现抑郁、焦虑、社交恐惧等心理负担[2,3]。美学治疗的目标是在腺体次全切除的基础上保证乳头的位置和形状适当，乳房下皱褶消失，胸部皮肤紧贴于肌肉骨骼上[4]。广泛性皮肤减疤及胸肌扩张处理可以强化美学效果。

伤口愈合不良可能是由血肿、血清肿、伤口裂开或皮肤脂肪坏死引起的。血肿和血清肿的发生率较高，这是由于手术入路狭窄，组织破坏较为广泛。避免这种情况的方法包括术中细致的电凝止血，并配合术后充分引流以及弹力衣物的加压包扎。超声辅助下脂肪整形术（ultrasonic-assisted lipoplasty, UAL）通过减少出血及保留大量纤维结缔组织，可以明显降低血肿或血清肿的发生率。因此，吸引管通常只用于开放性切除手术。目前对血肿的处理方法包括抽吸排空或无菌针穿刺抽吸，血清肿的处理方法为经皮置管引流。如果出现继发性感染

也需要引流，必要时需联合清创术并给予适当的抗生素。对不再进展的血清肿需要切除囊壁及缝合修补无效腔。乳头乳晕复合体（NAC）或皮肤丢失以及闭合时发生的轮廓变形需要进行重建手术。即使一期愈合良好，乳晕周围和胸廓内侧闭合后也可能出现增生性瘢痕和(或)不对称（图17.1）。

患者不满意的治疗结果包括不完全或过度切除，残留松弛的皮肤，瘢痕等。侵入性超声探头可以去除一些纤维腺体组织，但残留的可触及腺体必须通过经乳晕的腺体牵引切除术直接切除。过度切除会留下轮廓凹陷（contour depression），通常是中心的甜甜圈洞（doughnut hole）或周边的阶梯样凹陷（step-off）。乳晕下厚纽扣样（thick button）乳腺组织需要留在乳晕皮瓣上，以避免中心凹陷。例如，一位43岁的男性乳房发育患者在切除术后出现畸形，在术后的26年间，他都不愿意在公共场合脱下衬衫，因此要求矫正术后畸形（图17.2A）。当他举起双臂，可见明显的凹陷（图17.2B）。对该患者进行矫正手术，对左侧乳房，将下部邻近的多余组织作为推进皮瓣填充在乳晕下。对右侧乳房，通过9cc的脂肪填充治疗，外形得到改善，即使抬起手臂，也没有出现凹陷（图17.2C）。Ⅰ级和Ⅱ级患者不愿意接受NAC以外的瘢痕，而是寻求可以替代的皮肤收紧或胸肌脂肪增厚技术。

D. J. Hurwitz (✉)
Department of Plastic Surgery, UPMC Magee Woman's
Hospital, Pittsburgh, PA, USA
e-mail: drhurwitz@hurwitzcenter.com

A. T. Darwish
Department of Plastic Surgery, University of Cairo, Cairo,
Egypt

© Springer Nature Switzerland AG 2021
J. Y. S. Kim (ed.), *Managing Common and Uncommon Complications of Aesthetic Breast Surgery*,
https://doi.org/10.1007/978-3-030-57121-4_17

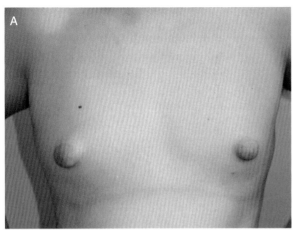

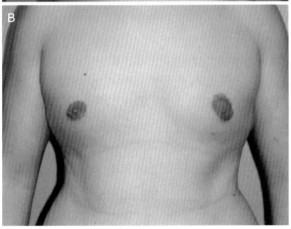

图 17.1　一例 18 岁的男性乳房发育伴不对称性乳晕收缩患者。A. 在行乳晕周围乳房固定术之前，直接切除发育的乳房。B. 完全矫正男性乳房发育并计划矫正不对称的乳晕

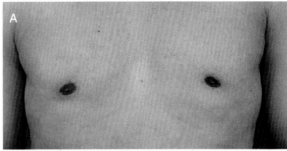

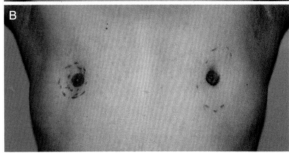

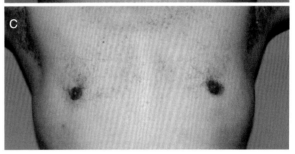

图 17.2　男性乳房发育后的凹陷。A. 直接切除乳腺后持续 26 年的乳晕凹陷。B. 患者抬起双臂，凹陷更加严重。C. 行右侧乳晕下 9cc 脂肪填充和左侧皮下皮瓣前移矫正后

　　对于更复杂的病例，需要适当的手术干预来矫正 NAC 畸形、乳房收缩、乳房Ⅲ级下垂、胸部皮肤严重下垂和胸肌发育不良。医生只有对畸形及其程度有了初步的认识，才能提出有针对性的方法，使治疗获得成功。

　　男性乳房发育的各种表现决定了所采用的治疗方案及可能出现的后遗症。我们根据乳房大小和组织松弛程度改进的西蒙渐进式畸形分类系统（Simon progressive deformity classification）[4]，可以帮助外科医生选择相应的治疗方案。修改内容涉及乳房缩窄、严重乳房下垂、乳晕畸形和胸部皮肤松弛（表 17.1）。改良的西蒙分级系统包括 3 个等级，Ⅰ级为无皮肤冗余的轻度增大；Ⅱa 级为无皮肤冗余的中度增大；Ⅱb 级为中度增大，伴有乳头

下垂 / 畸形，以及皮肤轻度冗余；Ⅲa 级为明显增大，伴有乳头下垂 / 畸形，合并皮肤冗余或腺体畸形；Ⅲb 级为明显增大，乳房下垂及上半身皮肤大量冗余松弛，类似与经过短时间大量减肥后身体发生的改变。

　　对于Ⅰ级和Ⅱ级畸形，经乳晕直接切除腺体所得到的瘢痕最小[5]，也可以采用大面积抽脂治疗，具体情况应取决于减压处皮肤包膜的回缩程度[6]。超声辅助下脂肪整形术被认为是一种更有效的切除致密腺体和纤维结缔组织的技术[7]。不过，对于纤维腺体，通常需要拉开切除[7,8]。当抽脂术后残存一处坚固的腺体组织时，可通过经乳晕的牵引切除术进行切除。

　　对于具有典型的乳头下垂及轻微皮肤冗余的Ⅱb 级畸形，可通过乳房固定术切除乳晕周围

表 17.1　不同分级的男性乳房发育可选择的治疗方式

分级	切除	VASERlipo	Body Tite®	Pectoralis lipoaug.	Periareolar/lat.torsoplasty	Boomerang pattern	J-torsoplasty
I	X						
IIa	X	X					
IIb	X	X	X	X	X		
IIIa	X	X	X	X	X	X	
IIIb	X	X				X	X

及外围一圈的多余皮肤来治疗。有时，荷包缝合（purse string closure）会随着辐射状皱褶的褪色而愈合。男性的乳房皮肤不会像女性那样平滑收缩。行乳晕周围切除是为了缩小过大的乳晕和减少疝样突出。有时可能需要矫正残余乳晕的不对称（图 17.1）。

对于中度皮肤松弛的 IIb 级畸形，在腺体切除术后通常会出现更多的皮肤冗余，因此过去需要切除乳房下部的横向皮肤，现在可以通过皮下双极射频辅助脂肪溶解及收紧结缔组织来避免这种切除[9]。在过去的 3 年中，笔者一直在使用 BodyTite®（InMode, Yoakum, Israel）来主动降低皮肤松弛的程度。对于 IIIb 级畸形，需要进行必要的大面积皮肤切除，该创新的方法已被证明有效且美观[10]。一些措施，例如通过皮瓣或脂肪增厚来增强胸肌，既可增加男性气概，又可吸收松弛的皮肤。因脂肪过剩而行塑形抽脂术时，术后用来增厚的脂肪将直接植入胸大肌或其下（图 17.3）。

2017 年，包括 BodyTite®，治疗男性乳房发育的方法共有 6 种：①经乳晕切除乳腺组织；② VASERlipo；③射频减容；④各种皮肤切除方式；⑤胸肌脂肪增大术；⑥联合治疗方式。治疗方式的选择见表 17.1。

BodyTite® 包括一个可生成射频能量的控制台，以及连接至其上面的一个双极手持终端，一个长 17cm、直径 3mm、具有一定延展性的坚硬探头，以及一个保护性的塑料内心，通过 14 号针刺入真皮下。探头连续发出预置大小的射频能量，缓慢地穿过注入盐水的各层皮下组织，

发出稳定的叮当声，就像吸管一样。在回拉时，连续探头聚焦的射频能量被导向至皮肤表面滑动的耦合的 3cm 接收盘。当达到体表 40℃左右和内部 70℃左右的预设温度时，叮当声会迅速响起，同时电源会停止。此时，一个手掌大小的区域已经吸收了 7~10kJ 的能量，同时可以看到高达 20% 的组织收缩。如果没有反应，则在组织冷却后重复该操作。术后早期组织肿胀掩盖了胶原纤维的损伤及缩短，但通过正确的夹板处理及随着伤口愈合，6~12 个月后约 20% 的收缩状态是明显可见的[9]。

VASERlipo 采用著名的第 3 代超声辅助下脂肪整形系统（Solta Medical, Bothell, Washington），这个系统能够可靠地排出所有多余的脂肪和分散的腺体组织。VASERlipo 联合 BodyTite® 后，除乳晕下纤维样组织的坚硬内核外，男性其余的增生乳腺均可被排空，之后就可以避免行经乳晕牵引术，或者只行相对快速的小型无创手术。

减肥手术的普及大大增加了人们对男性乳房发育矫正的需求。大量减肥（massive weight Loss，MWL）会导致严重的乳房下垂、大量腺体残留以及全身皮肤松弛。与其他男性乳房发育的表现相比，MWL 后出现的畸形相对严重，矫正手术复杂，且风险较高。本章将描述整体提升术，即回旋镖法矫正男性乳房发育，并用 J 型全身整形术来治疗 IIIb 级乳房畸形，具体见视频 17.1。在长时间的手术之后，可能会出现非常严重的并发症，如蜂窝织炎伴脓毒症、深静脉血栓伴肺栓塞等。

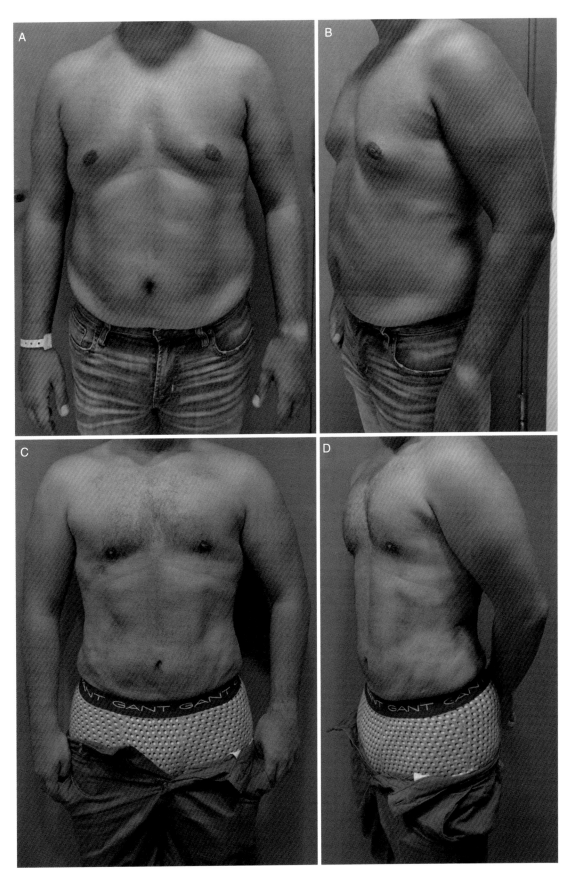

图 17.3 A、B. 一位 31 岁的男性患者，BMI 为 32.8kg/m²，表现为男性乳房发育Ⅲ级，胸肌发育不良。C、D. 行经乳晕切除腺体联合 400cc 胸肌脂肪增大术，术后 3 个月的照片

▌乳房美学与畸形

桶状胸由胸大肌、斜方肌及背阔肌覆盖。下前胸的定义为斜侧和胸肌下缘的连接处。胸肌圆形的上极在 NAC 下迅速变薄。由于没有乳房，所以不会出现明确的乳房下皱襞（IMF），因此通过胸壁下部横向瘢痕制造 IMF 是不符合男性气质的。这只是我们的观点，并不代表大多数开展男性乳房发育手术的整形外科医生的观点。正常静态的男性乳头被横向 2~3cm 的椭圆形乳晕包围，位于胸肌标志物的中间或上面。在胸肌放松到完全收缩的过程中，以及手臂和身体位置变化的过程中，乳晕会发生一定的动态变化。这种变化会被大多数整形外科医生忽视，但很多对此比较了解的患者不会忽视这一点。

特发性男性乳房发育是激素失衡、雌激素偏多、性腺对青春期循环性激素的敏感性增加引起的。与肥胖程度成反比的是，特发性乳房发育的腺体多位于乳晕，质地从柔软至坚硬不等。微胖型男性的乳房发育表现为一种倾斜的、容易分开的坚硬的管状结构，外侧肿块多于内侧。富含脂肪型男性乳房发育的表现为一个几乎呈球形的结构，边界较不清晰。假性男性乳房发育基本触及不到坚硬的肿块，通常发生于肥胖患者大量减重后。

乳晕与胸肌位置及形状的关系在一位 49 岁的男性患者中被证实。该患者的畸形分级为Ⅱb 级，乳头下垂，中度皮肤冗余（图 17.4，图 17.5）。松弛的胸肌会下降，以增加乳晕下方及深层的填充。内侧锁骨下区是平坦的。收缩的胸大肌在 NAC 上方隆起和凸出，因此只有孤立的圆形男性乳房增生才会突出乳晕及其下部皮肤。抬起手臂以伸展、抬高和平展胸肌，从而在视觉上分离腺体隆起。俯身做跳水动作时，松散附着的腺体会下垂，这种变化随着皮肤松弛程度的增加而明显。为了对结果进行清晰的目测评估，对男性乳房发育及其治疗的临床拍照记录应包括双臂向一侧、胸大肌收缩，双臂伸展，以及跳水姿势时。

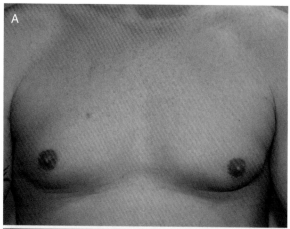

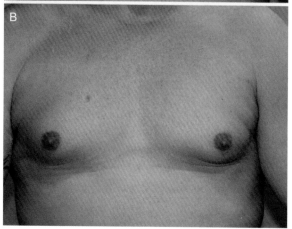

图 17.4　一位 45 岁的男性患者，乳房发育Ⅱb 级，患者身高 6 英尺 3 英寸（约 190.5cm），体重 200 磅（约 90.72kg），正位照片。A. 随着胸肌放松，乳晕后的皮肤和下部充满了腺体和肌肉。B. 随着胸肌收缩，肌肉抬高，只剩下乳晕后面及下面的发育乳房

▌矫正畸形并提高美感

由于收缩胸肌或抬高手臂后不会充满乳晕深处及下方的空间，因此矫正手术应该留出这个空间。因此，笔者个人不太同意广泛推荐的下部深埋真皮蒂，该蒂可通过胸部皮肤的开口对下垂的乳头进行血管化。由于这些蒂，当患者收缩胸肌或抬起手臂时会产生非常明显的、不美观的饱满感。

下垂乳头的重新定位是与胸肌的动态变化有关，而不是骨骼标志或绝对数量或比率。重新定位的 NAC 位于胸大肌外下侧的内上几厘米处，伸展手臂可以抬高扁平的乳头。为了同时满足静态和动态外观，乳头必须与该肌肉相关，

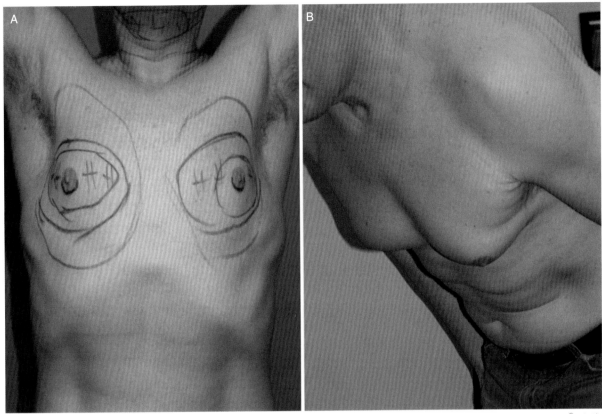

图 17.5　图 17.4 中患者的照片。A.伸展双臂抬高胸肌以分离发育的乳房，用蓝色线标出，应用 BodyTite® 的范围标记为绿色。B.患者左前斜俯身位，显示出皮肤松弛地悬吊在发育的乳房上

否则不会展现出最佳的形态。应该适当减小较大的乳晕面积。

男性乳房发育矫正的主要目的是切除几乎所有的乳腺，应包括破坏乳房下皱襞。乳房下皱襞是真皮和肌肉筋膜之间的纤维粘连，通过沿乳房下部的乏脂肪区凝聚而成。女性乳房下皱襞一般位于第 5~6 肋间，而男性乳房下皱襞与胸肌的下缘和侧缘有关，一般比通常的乳房下皱襞高一个间隙，而且不那么明显。为了达到美学目的，可以通过拉伸组织并将它们向前推进一小段距离来消除皱褶。

除了创伤最小的抽脂，超声辅助下脂肪整形术（VASERlipo）也可以用来消除乳房下皱襞粘连。矫正男性乳房发育的回旋镖法包括广泛、间接地破坏下胸壁皮肤以消除乳房下皱襞。冗余皮肤的低位横切会造成乳房下皱襞，笔者认为外科医生应该避免这种情况。当分层缝合时，应避免缝合线轮廓凹陷，但当患者俯身时，任意一处皮肤的松弛会沿着这条线突然停止，

并在粘连的瘢痕上起伏，患者一般很难接受，因为这种感觉就像是一个乳房。

■ Ⅰ级和Ⅱa 级男性乳房发育的处理

在腹腔镜减重手术时代之前，整形外科医生治疗的男性乳房发育通常包括三类人群。第一类是典型的持续至青春期以后的以腺性为主的男性乳房发育；第二类是老年男性，乳房更加饱满，脂肪含量更高，通常伴随体重的增加；第三类是健美运动员，无论是否使用外源性类固醇激素，他们都会发展出令人不安的完全腺体的微小男性乳房。

通常情况下，乳房肥大并不伴随疼痛，但有时疼痛与压痛很明显。直接切除增生的乳腺可以有效地移除腺体并减轻疼痛。在仔细绘制香肠样坚固肿块（sausage-like firm mass）的形状后，即可经乳晕切除这些组织，并逐渐缩小周围皮下组织。

Ⅰ级和Ⅱa 级男性乳房发育的传统腺体切除

术通常是通过乳晕下或经乳晕切口进行的[5]。除了限制瘢痕外，该术式还有暴露不良的风险，会导致血肿、血清肿、延迟愈合以及轮廓畸形，此外还会出现残留的皮肤松弛。因此，早期手术再干预或二次矫正很常见。近些年，一些精密仪器和新技术的出现显著降低了这些并发症的发生率。VASERlipo 已经取代了传统的抽脂手术，同时射频消脂术（BodyTite®）可以避免轻微的皮肤切除。此外，这些技术联合使用，几乎消除了血肿、血清肿的风险，还可以避免外科引流。

由于以脂肪为主的肿块没有皮肤松弛，仅使用 VASERlipo 就足够了。在生理盐水中加入利多卡因及肾上腺素后，病变的腺体可被超声乳化，然后通过设计的切口抽出，并小心地缩小周长。可以利用海绵和弹力胸衣的压迫减少血肿发生率。将 VASERlipo 延伸到前外侧胸壁，可以改善胸壁上的皮肤覆盖。较大腺体的去除和（或）可发现的皮肤松弛应优先使用 BodyTite® 治疗。

■ IIb ～ IIIa 级男性乳房发育的处理

VASERlipo 与 BodyTite® 联用可用来治疗 IIb～ IIIa 级男性乳房畸形。乳晕周围的切除是有限的，以此来避免侧胸壁或长横向瘢痕。

在这个过程中，学习曲线是充满压力的。VASERlipo 保留了大部分支持结缔组织的皮下组织，同时这些也是射频能量的目标，为了提高效率，可以在开始 BodyTite® 之前完成抽脂。必须按照控制台上的仪表指示对组织进行充分和均匀的加热，而不过度处理任何部位的热损伤。在复杂的、多道程序的整形手术中，经验丰富的助理可以有效而安全地执行手持终端的多项烦琐操作。术后瘢痕形成并不限制 6 个月后进一步收紧的二次治疗。

西蒙分级（Simon classification）及其相关的治疗算法是假设根据病史和体格检查可以诊断和预测组织特征和行为。然而，严重程度之间存在微妙的改变。如果对组织松弛的程度有疑问，可使用 BodyTite®。无论是否出现下垂，

大尺寸乳房术后均会表现出一定的皮肤松弛。轻至中度的皮肤松弛可以进行射频治疗，而严重的松弛，特别是伴有萎缩的松弛则不能行射频治疗。体重减轻了几百磅的患者和高龄患者对射频缩窄的反应也不充分。必须注意避免在 Fitzpatrick 4 及以上的皮下立即发出能量，因为这样做会导致大量色素沉着。患者安装了心脏起搏器也是射频的禁忌证。

在对 18 例接受 BodyTite® 治疗的患者的研究中，对于最后 7 个病例，治疗方法已经进行了很大程度的改进，患者没有出现血清肿、皮肤坏死、神经病变或感染。所有的患者都意识到皮肤变得紧致了，但许多人希望可以变得更加紧致，一些人可能会以更低的费用接受诊室内的重复治疗。

射频缩窄的一个有效案例是一位 45 岁的男性患者，乳房发育出现下垂，被诊断为 IIb 级，如图 17.4 和图 17.5 所示。使用 VASERlipo 抽取 350cc 的腺体及脂肪后，将 BodyTite® 的能量设定在 9.2kJ。虽然最初预计要通过一个明显的乳晕下切口牵拉出额外的腺体，但这并非必要操作。这样就避免了切除，节省了时间，减少了肿胀，也避免了术后引流。术后 9 个月的图片显示了男性乳房发育的无瘢痕矫正结果，乳头和躯干的美学效果较为理想（图 17.6，图 17.7）。可以预料的是，II 级患者进行矫正会留下松弛的皮肤，这些皮肤也许可以通过 BodyTite® 疗法收紧。

一例 29 岁、体重 190 lb（约 86.18kg）的男性患者减掉了 40 lb 体重，乳房发育分级为较大的 IIb 级（图 17.8，图 17.9）。患者接受了腹部脂肪成形术，侧胸壁 550cc VASERlipo，乳房 1 350cc VASERlipo，随后经上乳晕切口牵拉残余乳腺，然后每个乳房接受 30kJ BodyTite® 治疗。9 个月后，男性乳房发育及躯干皮肤松弛都得到矫正，瘢痕也很小。

一例 49 岁的 IIIa 级男性乳房发育的患者体重减轻 200 lb（约 90.72kg）后，采用 VASERlipo 序贯 BodyTite® 获得了合理但有些令人失望的结果。此外，他还接受了侧胸壁经 VASERlipo 的腹部脂肪成形术（图 17.10）。

6 个月后，BodyTite® 使患者的皮肤更加紧致，但也留下了一层粘连的薄卷（thin roll）。在最后一次尝试中，为了避免瘢痕，我们计划对胸肌进行脂肪增厚手术。只要避免长时间使用，皮下瘢痕就会很小，因此可以重复使用 BodyTite®，每隔 6 个月再进行 3 次皮肤紧致治疗。在去除滚筒后，将使用海绵加弹力胸衣进行为期 3 个月的加压包扎，以保持光滑的形状。

　　综上所述，笔者发现腺体组织最少（Ⅰ级，Ⅱa 级）的健康年轻男性通过经乳晕直接切除和（或）VASERlipo 治疗会取得令人难以置信的良好反应，同时没有残留畸形。对于Ⅱb ~ Ⅲa 级患者，VASERlipo 序贯 BodyTite® 是必要的。如果需要，可以采用腺体牵拉切除术完成矫正。VASER® 或 BodyTite® 均可导致热损伤，进而在入口处附近出现色素沉着或增生性瘢痕。因此，应避免胸骨旁下胸入路。一例皮肤色素沉着的年轻大量减肥男性患者经非手术切除的腺体缩小效果很好，但表现出乳晕周围暗色和广泛的色素沉着反应，仍需要手术切除（图 17.11）。胶带和敷料引起的散发性腹部色素沉着表明该患者甚至对外界压力也有过度色素沉着反应。

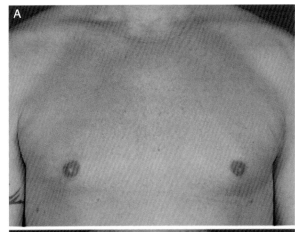

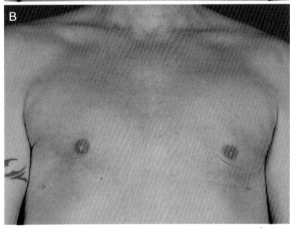

图 17.6　图 17.4 中的患者经 VASERlipo 序贯 BodyTite® 治疗术后 7 个月的正位照片。A. 当胸肌放松时，乳晕后方和下方均饱满。B. 当胸肌收缩时，上胸凸起，轻微倾斜的乳晕平坦

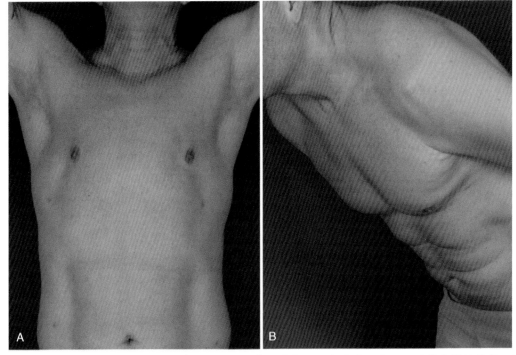

图 17.7　图 17.4 中的患者经 VASERlipo 序贯 BodyTite® 治疗术后 7 个月的照片。A. 随着手臂的伸展，胸肌抬高到乳晕上方，没有显露出残留的腺体。B. 当患者倾斜身体时，乳晕及其下方充满肌肉，但皮肤不松弛

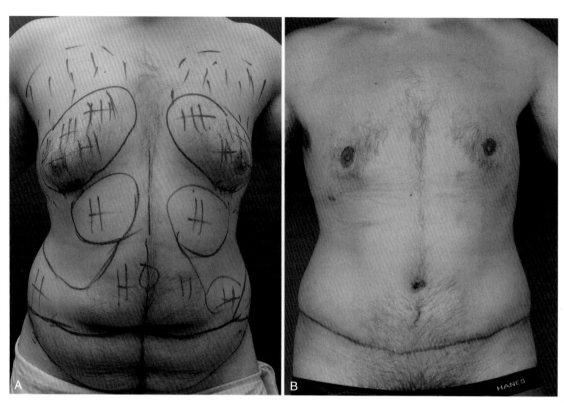

图 17.8 一位 29 岁的男性患者，体重 190 lb（约 86.18kg），减重 40 lb 后寻求腹部整形术，采用侧壁 VASERlipo，并以最小的瘢痕对乳房进行矫正。A. 术前进行腹部脂肪整形术，侧壁 VASERlipo，乳房 VASERlipo 1 350cc，然后每个乳房进行 30kJ BodyTite® 治疗。B. 术后 10 个月后结果较好，轮廓清晰，躯干没有松弛的皮肤

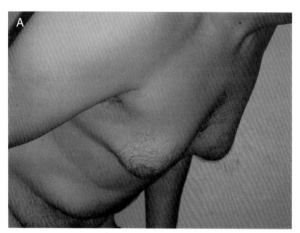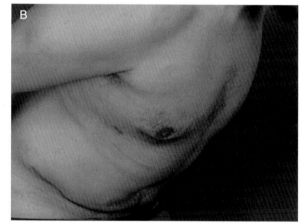

图 17.9 图 17.8 中的患者 10 个月前（上）和后（下）的右前斜位观

■ Ⅱb~Ⅲb 级男性乳房发育的处理

对于患有更年期男性乳房发育（involutional gynecomastia）、皮肤松弛和轻度乳头下垂的老年男性，使用向腋下侧胸壁曲棍球杆样皮肤切除可以收紧皮肤，同时切除乳房肿块（图 17.12）。乳晕斜外侧与乳头乳晕复合体内侧的新月状隆起相抵消，预计会有一些残留的皮肤松弛。这种有限的瘢痕手术尤其适用于无法射频缩窄的情况。

对于Ⅲ级畸形，可用治疗男性乳房发育的回旋镖法矫正乳头下垂、腺体肥大和前胸皮肤过剩[10]。该程序切除了两个不相等的横跨在乳晕上的椭圆。可以切除大量组织，长切口缝合在视觉上被乳晕打断。在过去的 10 年中，回旋镖法与 J 型躯干整形术相结合用于大量减肥后

156

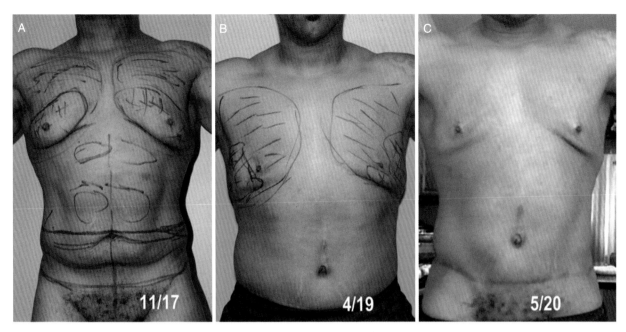

图 17.10　一位 48 岁的大量减肥患者，残留胸部皮肤松弛。A. 患者接受了明显的腹部脂肪成形术，同时行前胸 VASERlipo 序贯 BodyTite® 治疗。B. 标记为再次进行 BodyTite®。C. 患者术后 4 个月用手机拍摄的照片，出现了不可接受的胸部横向粘连

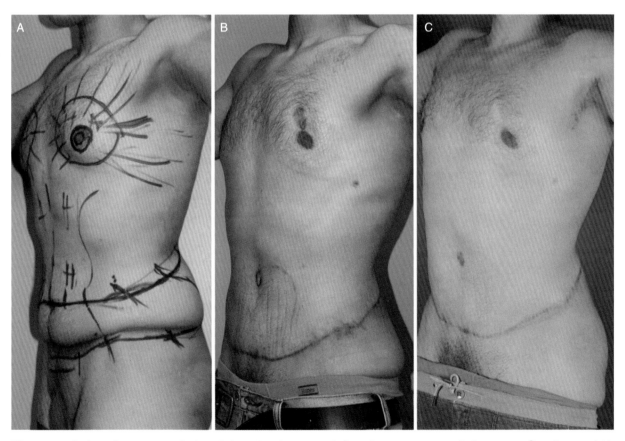

图 17.11　色素沉着。一位 23 岁的大量减肥的阿拉伯男性患者，采用 VASERlipo 序贯 BodyTite® 治疗。A. 为斜腹成形术、乳晕减少术和 VASERlipo 序贯 BodyTite® 治疗 Ⅱ b 级男性发育的乳房做标记。B.18 个月后，由于黏合剂对管子的压力，瘢痕处散在过度色素沉着。C. 左胸凹陷性色素沉着切除术后 6 个月，躯干轮廓极佳，皮肤松弛最小

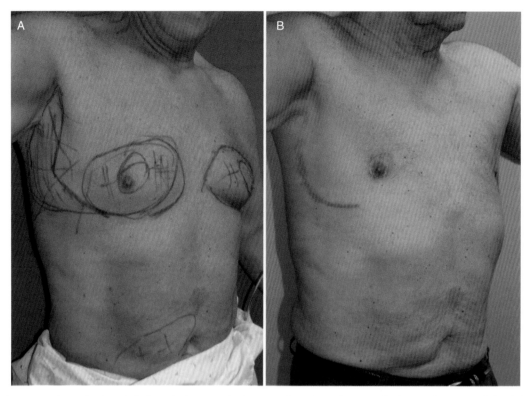

图 17.12　A. 一位 64 岁的男性患者，减重 20 lb（约 9.07kg），出现 IIb 级乳房畸形，采用曲棍球杆样外侧躯干整形术和乳头乳晕复合体前内侧推进相结合的方法治疗。B. 术后获得了令人满意的结果

的 IIIb 级畸形矫正，这种效果最初是通过上半身横向提升术来实现的[11]。

回旋镖的设计使得乳头乳晕复合体附着在一个三角形、宽的、未去除表皮的下蒂上，该蒂可通过 VASERlipo 抽脂。环绕乳头乳晕复合体的两个椭圆让人联想到一个飞来飞去的回旋镖。椭圆形切除的倾斜度去除了垂直和水平多余的组织。随着侧胸切除后的 C 形延伸，J 型躯干整形术同时收紧了中背部和胸部，这样做的额外好处是瘢痕位于放松的手臂下，而不是横跨背部（视频 17.1，图 17.13）。

当下降的乳头乳晕复合体被提升至合适的位置时，下极乳房和上腹部松弛的皮肤都会被吸收。这项手术的局限性在于，如果皮肤太多，无法进行皮肤轮廓塑造和乳头移位，就有必要放置植皮乳头。如图 17.14 所示，一例严重的胸部组织过剩被成功矫正，此外还对上臂远端进行了有限的肱骨成形术与 VASERlipo 联合 BodyTite®。不幸的是，这位 28 岁的患者还有鞍状肺栓塞，对全身肝素抗凝有反应。

这个复杂的手术矫正了男性乳房发育以及胸部和背部松弛的各个方面，有很多可活动部位，因此，即使是最有经验的外科医生，也需要听取一些具有预见性和进步性的意见。如视频 17.1 所示，最好先做下切口，特别是在同时进行腹部整形手术时。在腹部整形开始缝合后，可以精确地确定椭圆切除的宽度。使用 LaRoe 解剖器间接破坏下胸壁之后（Accurate Surgical & Scientific Instruments Corporation, Westbury, New York），将乳晕向上延伸至上部标记，并根据需要进行调整，以适应关闭时的不同张力。一旦关闭回旋镖处的切口，就可以完成 J 型躯干整形术的侧胸壁皮肤切除，否则，胸部皮肤可能太松或太紧。

由于胸壁皮肤具有较高的质量，当闭合紧密时，通常不会在下半身看到继发性松弛。胸肌表面的切除基本上是不出血的，不过侧胸壁的操作通常很烦琐，如果在早期识别背阔肌后再操作可以在最短的时间内完成。在肌肉后方进行解剖可提供适当的切除方向和深度，然后

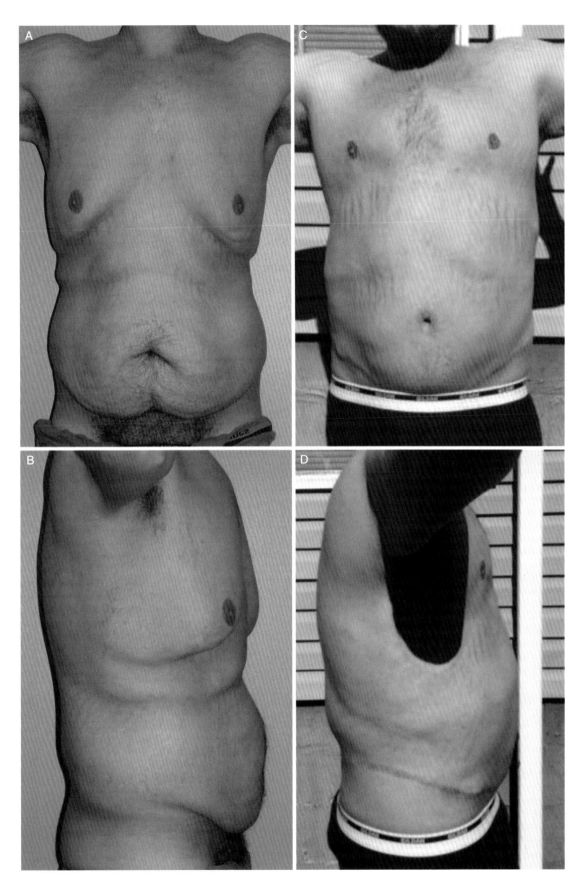

图 17.13　A、B 一位 32 岁的男性接受了第二阶段的全身提升术，同时对他的乳房进行了回旋镖法矫正，并进行了 J 型躯干整形术（J-torsoplasty）。C、D. 5 年患者的照片，发育的乳房得到矫正，几乎看不到瘢痕

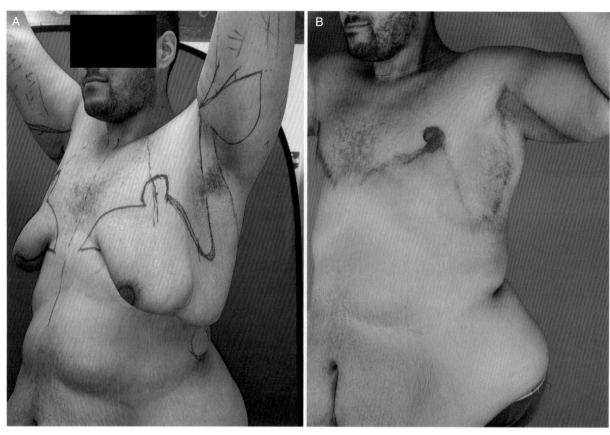

图 17.14　一位 29 岁的男性患者，在胃旁路手术后体重下降了 140 lb（约 63.5kg），目前为 240 lb（约 108.86kg），要求进行上半身和手臂手术。术前（A）和术后 17 个月（B）的左前斜位图，经过回旋镖法矫正乳房，并行 J 型躯干整形术（J-torsoplasty）和有限 L- 臂成形术（limited L-brachioplasty），并加用 VASERlipo 序贯 BodyTite® 上臂远端成形术

向前穿过前锯肌进行解剖。在 J 型躯干整形术中使用 2 号带刺缝合线对不同长度四肢进行缝合是一个挑战。

由于组织切除的方向多种多样，对手术技术要求很高，但通常会得出组织轮廓平滑地附着在胸部的结论。对于一些不均匀的情况需要进一步抽脂或充脂。过多的下乳晕很少通过下新月切除术来切除。总体而言，回旋镖法留下的瘢痕很薄、很淡。瘢痕增生和色素沉着可能是色素浓密皮肤所面临的问题，最常见于四肢内侧。笔者进行了 30 多例手术，出现了 1 例完整的乳头乳晕复合体坏死，经过深入思考，笔者认为是由于将乳晕做得太薄、将到乳头乳晕复合体的血管蒂做得太窄所致。

■ 总　结

男性乳房发育的高级治疗充满挑战，包括瘢痕、伤口愈合、轮廓不规则以及未满足患者（或外科医生）的期望等问题。这些问题在一定程度上取决于男性乳房发育畸形的程度。在本章中笔者介绍了自己使用的各种融合的新技术，如胸肌脂肪增大术与回旋镖法，包括基于射频的治疗，以优化矫正手术的结果。

（刘诗洋　译，陈嘉健　审校）

参考文献

[1]　Nuttall FQ. Gynecomastia as a physical finding in normal men. J Clin Endocrinol Metab, 1979,48(2): 338–340.

[2]　Kinsella C Jr, Landfair A, Rottgers SA, et al. The psychological burden of idiopathic adolescent gynecomastia. Plast Reconstr Surg, 2012,129(1): 1–7.

[3]　Nuzzi LC, Cerrato FE, Erickson CR, et al. Psychosocial impact of adolescent gynecomastia: a prospective case-

control study. Plast Reconstr Surg, 2013,131(4): 890–896.

[4] Simon BE, Hoffman S, Kahn S. Classification and surgical correction of gynecomastia. Plast Reconstr Surg, 1973, 51: 48–52.

[5] Webster J-P. Mastectomy for gynecomastia through semicircular intra-areolar incisions. Ann Surg, 1946, 124: 557.

[6] Rosenberg GJ. Gynecomastia: suction lipectomy as a contemporary solution. Plast Reconstr Surg, 1987, 80(3): 379–386.

[7] Rohrich RJ, Ha RY, Kenkel JM, et al. Classification and management of gynecomastia: defining the role of

ultrasound-assisted liposuction. Plast Reconstr Surg, 2003, 111(2): 909-923, discussion 924–905.

[8] Hammond DC. Surgical correction of gynecomastia. Plast Reconstr Surg, 2009, 124(1 Suppl): 61e–68e.

[9] Theodorou SJ, Del Vecchio D, Chia CT. Soft tissue contraction in body contouring with radiofrequency-assisted liposuction: a treatment gap solution. Aesth Surg J, 2018, 38(S2): S74–83.

[10] Hurwitz DJ. Boomerang pattern correction of gynecomastia. Plast Reconstr Surg, 2015, 135(2): 433–436.

[11] Hurwitz D. Enhancing masculine features after massive weight loss. Aesth Plast Surg, 2016, 40(2): 245–255.

第18章

乳房缩小联合植入物手术的美学问题解决：时机与方法

Eric Swanson

手术视频

■ 引 言

乳房缩小术的功能益处众所周知。然而，许多女性在行乳房缩小术后看起来就像等候做隆乳固定术的对象[1]，尤其是在 Wise 术式下方蒂乳房缩小术中更常见，因为这种手术方式会使乳房看起来干瘪且呈方形。无论医生的手术技术熟练程度如何，都无法避免水平椭圆形切除术的几何后果，因为该方式是（不合理地）以凸度换宽度，这些女性往往对乳房的功能感到满意，但可能对美学效果感到失望[2]。而垂直切口方法则是用宽度换凸度。

测量结果显示，下方蒂倒 T 型（Wise 术式）乳房整形术不能改善乳房凸度或上极凸度[3]。相比之下，垂直切口乳房缩小术可以适度增加乳房凸度和上极凸度，还能获得比 Wise 术式更紧密、更像圆锥形的下极[4]。对于希望恢复上极体积的患者，放置乳房植入物是最有效的，因为相比于天然的乳房组织，其更不容易变形[4]。下极切除和上极增大的结合创造了乳房提升的错觉，这符合"加减"原则（"minus-plus" principle）[5]。

乳房缩小术联合隆乳手术可能会让一些外科医生感到矛盾，甚至产生缺乏职业道德的感觉[6]。但是，越来越多的整形外科医生已经开始相信，这种联合手术方式在整形外科医生的手术实践中占有一席之地[7]。但是，为了避免与术语"隆乳缩小术"相混淆[8]，本章将使用"乳房缩小联合植入物手术"的名称。

同时切除乳房组织并放置植入物可能会产生类似于小乳房上提固定的结果，因为这两种操作很大程度上相互抵消了。但是，如果切除的乳腺组织少，上、下极的比例就不会发生明显的变化[8]。

■ 手术适应证

最初的乳房缩小术是一种功能性手术，目的是减少乳房重量，提升乳头位置，这些目标在一个世纪前已经实现[9-11]。如今人们的期望值更高了，包括审美方面的考虑。虽然选择乳房缩小术的患者会担心出现症状，但是研究结果表明，大多数人更希望改善自己的乳房外形，这是可以理解的[12]，女性乳房外形对自尊和性有不可否认的重要性，因此整形外科医生不能再把乳房缩小术视为纯粹的功能性手术。

在作者的实践中，在女性咨询乳房缩小术时，可以同时给出选择植入物的建议。一些女性根本不想隆乳，或者她们满足于穿胸罩来使上极丰满。而想在穿比基尼或裸体时看起来自信美丽的女性很可能会考虑隆乳。乳房缩小术会使乳房的总体积减小，但植入物会使其恢复

E. Swanson (✉)
Private Practice, Leawood, KS, USA
e-mail: eswanson@swansoncenter.com

© Springer Nature Switzerland AG 2021
J. Y. S. Kim (ed.), *Managing Common and Uncommon Complications of Aesthetic Breast Surgery*,
https://doi.org/10.1007/978-3-030-57121-4_18

失去的（或从一开始就不存在的）上极体积和凸度，这方面对大多数女性都有吸引力[13]。在作者的实践中，大约 30% 行乳房缩小术的患者选择了放置植入物[14]。

蒂的选择

整形外科医生有时会忽视乳头的感觉。Courtiss 和 Goldwyn[15] 的报告显示，35% 的选择倒 T 型切口的下蒂乳房缩小术的女性，术后 2 年出现持续性乳头感觉丧失。垂直切口乳房缩小术是舟状楔形切除下极的乳房皮肤和实质，乳房下极中线没有重要的感觉神经（图 18.1）或乳头的轴向供血。

Schlenz 等[16] 发现上蒂法出现的乳头麻木程度比其他蒂切口更高，因为上蒂法牺牲了深层神经支配。内侧蒂的一个优点是可以保留第 3~5 肋间神经的前皮支（图 18.1）。作者一般尽量保留乳头和乳晕下的薄层组织（视频 18.1），目的是保留第 4 肋间神经外侧支的深支神经支配，该神经支通过乳腺实质上升到乳头[17]。

血液供应

除了乳头的感觉，蒂的选择还必须考虑血供。考虑到下方蒂的长度和随机设计，下方蒂可能会危及乳头和（或）乳晕的血液供应。没有从乳房下皱襞（IMF）垂直延伸到乳头的动脉。中央堆积技术（centralmound technique，该技术最近在使用网状覆盖物的外科医生中再度流行[18]）破坏了表面皮肤的血供和神经支配[19]。没有定量研究显示在乳房成形术时植入网片有任何益处[19]。

在 70% 的女性中，来自内乳动脉的肋间穿动脉（相对于侧基血管）为乳头和乳晕提供了主要的血液循环[20, 21]。

许多使用垂直切口乳房整形术的外科医生更偏向于上方蒂或内上蒂。Hall-Findlay[22] 指出，内上蒂可以保留内乳动脉的第 2 肋间穿支。在许多情况下，可以围绕上乳晕边缘部分延伸内侧蒂。作者非常重视保证优势的浅内侧神经支配和血液供应，因此对所有患者保留内侧蒂。

乳房植入物手术

作者一般使用的是光滑的圆形植入物。在胸肌下位置放置带纹理（毛面）的植入物会加重包膜挛缩的程度[23, 24]，也可能会有例外。例如，有手术史且胸大肌有瘢痕的女性或者不愿意接受活动畸形风险的健美运动员可以选择胸肌前

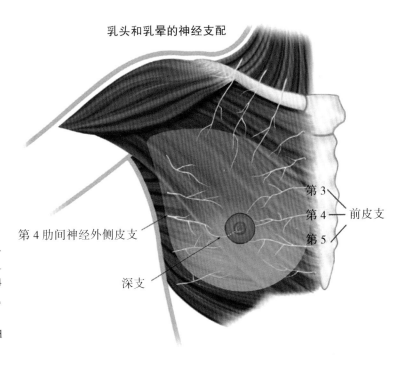

乳头和乳晕的神经支配

第 4 肋间神经外侧皮支

深支

第 3
第 4 —— 前皮支
第 5

图 18.1　乳头浅部神经支配主要由内侧的第 3、4 和 5 前皮支提供。乳头深部神经始终由第 4 肋间神经外侧皮支的深支提供。经 Springer Nature 许可转载，引自 Eric Swanson.Evidence-Based Cosmetic Breast Surgery,2017

囊袋，可以使用盐水或硅胶植入物。对于乳房较大的女性来说，组织覆盖会减弱硅胶植入物带来的感觉方面的优势。当然，整形外科医生很清楚成形（shaped）、纹理化（textured）的植入物存在的问题——旋转不良、不牢固、双峰乳畸形、晚期血清肿和成本增加，以及最重要的乳房假体相关间变性大细胞淋巴瘤（BIA-ALCL）的发生风险[25-28]。

■ 术前标记

术前的乳房标记见视频18.1。外科医生将卷尺挂在脖子上来测量乳房的经线并标记，随后标出两侧从胸骨切迹到乳头的相同距离，通常为19~22cm，这个水平不太可能与术中确定的实际位置相对应。然后在乳房上画一个垂直的椭圆形图案，包括乳头/乳晕，并向下延伸，但不到乳房下皱襞。这个垂直椭圆的宽度取决于现有腺体下垂的程度和植入物的体积，是一个主观评估。需要注意的是，标记仅供参考，实际的切口不太可能与这些标记完全匹配。检查标记的下端，确保其与胸骨中线等距，通常为10~12cm。

■ 麻 醉

国家许可的门诊手术中心可以使用"SAFE"（spontaneous breathing, avoid gas, face up,extremities mobile，即自主呼吸，避免麻醉气体，面部朝上，四肢活动）静脉麻醉行几乎所有的乳房缩小联合植入物手术[29]。超声监测患者的静脉血栓栓塞[30]。不需要使用任何药物预防，在腓肠肌没有肌松的情况下，应用肌肉泵装置加压是无效的，也没有必要[30]。一些外科医生担心胸肌没有放松，没错，当血管被烧灼时，肌肉确实会抽搐，但很容易习惯，不必进行肌松。

麻醉诱导后，作者给乳房注射含0.25%利多卡因、0.125%丁哌卡因和1:300 000肾上腺素的生理盐水[31]，通常每个乳房注射100mL。

先双侧注射，从而有足够的时间让局部麻醉剂和肾上腺素起作用。血管收缩可限制失血，就不必电切了。

■ 手术方法

乳房缩小联合植入物手术的方法与隆乳术相同。手术只是根据切除乳房组织的重量来随意区分的。垂直切口乳房整形术使用内侧蒂[32]和术中乳头定位[1, 3, 33]，因为在放置植入物和进行新的乳房成形术前，无法预测乳头的位置和切除皮肤的量。因此，术前无法设计"穹隆顶"（mosque-dome）或锁孔形状（keyhole）。

乳房下皱襞入路保留了乳房悬韧带，降低了术后乳房下沉和双侧乳房畸形的风险[34]。垂直切口乳房整形术（视频18.1）通常会提高乳房下皱襞的水平，因此没必要向下解剖。胸肌沿着乳房下皱襞和胸骨上的下内侧起点向下松解，注意在切开肌纤维后立即停止，以避免对称性。这种有限的肌肉松解有助于避免活动畸形[34]。

通常将乳房植入物放置于胸肌下，一些外科医生可能更喜欢放置在胸肌前平面，进行垂直舟状楔形切除（图18.2，视频18.1）。乳头和（或）乳晕位置在新乳丘（mound）形成后再确定。预计术后乳房会有一定程度的下垂，乳头应位于乳房上端的正下方，稍微向侧面倾斜。未使用乳头到胸骨切迹或乳房下皱襞的距离定位乳头。

当垂直切口延伸到新的乳房下皱襞水平以下时，进行倒T型乳房成形术（图18.2，视频18.1）。手术刀和组织剪用于解剖，电凝止血。应避免用电刀切开，这样可以减少组织损伤，从而降低血清肿的风险[35]。垂直切口乳房缩小术的平均手术时间为2h[8]，同时放置植入物平均仅增加18min的手术时间[8]。

■ 安全性

该联合手术方式有强化乳房固定的协同作

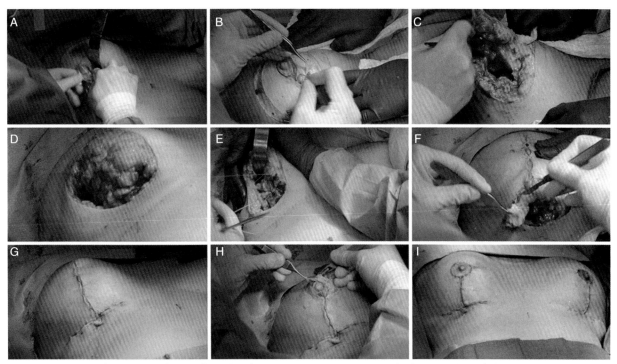

图 18.2　一位 58 岁的女性患者的术中照片。在胸肌下植入生理盐水假体（A），切除内侧蒂（B），切除下极（C），保留实质基底（D），用近似柱状 2-0 可吸收线（Ethicon，Bridgewater，N.J.）缝合（E）和改良倒 T 法（F）缝合。闭合垂直和水平切口，暂时缝合乳头和（或）乳晕（G）。乳头和（或）乳晕是通过一个新的圆形开口带来的，修剪上方的"狗耳朵"（H）。请注意，需要最小限度地重新定位乳头，乳头位于最高点稍下方，向侧面倾斜。缝合两侧皮肤（I）。该患者的手术视频见视频 18.1。手术前后照片见图 18.4

用（与任何单一手术相比）[1]。与传统观点相反，放置植入物和垂直切口乳房缩小术并不对立，这两种手术相辅相成[1]。虽然普遍认为联合手术是危险的[36]（当使用其他乳房整形术式时，确实有危险），但垂直切口乳房缩小联合植入物手术例外[1]。乳房植入物增加了体积，使组织类似物更易沿着纵轴分布。没有必要用无效且耗时的自扩大替代方案（autoangmentation alternative），如胸肌环[37]。一项对激光灌注的研究显示，在垂直切口植入物手术时放置的乳房植入物不会影响术中乳头和（或）乳晕的灌注[38]。

传统观点认为，因为需要切除更多的皮肤，所以非常大的乳房更适合倒 T 型下蒂乳房缩小术[39]。然而，改良倒 T 型垂直切口整形术可以充分切除皮肤，因为蒂短而浅，移位最少（乳头复位而不是移位），乳头存活的风险大幅降低，植入物没有对蒂造成过大的压力[1]。而且很少进行乳头移植，因为这样会削弱这种结构，使乳头失去感觉和功能。

■ 改良倒 T 型手术

Hall-Findlay 对带内侧蒂的垂直切口乳房缩小术进行了开创性描述[32]，她认为在下方没有水平部分的垂直实质切除。我改进了她的方法，采用术中乳头定位而不是术前穹隆顶模式，并且（经常）在下方合并水平改良（图 18.2，视频 18.1）。

垂直切口乳房整形术的一个强大优势是抬高了乳房下皱襞，使躯干看起来更长——一种大多数整形外科医生忽视、但女性喜欢的美学效果[1]。与之相比，使用传统的倒 T 型下蒂法可使乳房下皱襞高度保持不变。垂直切口可以将乳房下皱襞抬高几厘米[40]。这种抬高是可能存在的，因为内蒂没有系在乳房下皱襞上，但是随着乳丘的收紧和抬高而升高。这意味着在新的、更高的乳房下皱襞之下，可能会有一个垂直的瘢痕。水平切除是为了避免穿胸罩或比基尼时可能会出现的任何垂直的瘢痕。它还允许更多的皮肤切除，类似于 Wise 模式。

一些作者提到了垂直切口乳房缩小术。这个术式没有确切描述包含类似于 Wise 模式的水平瘢痕的垂直切口乳房缩小术。重要的是，实质切除完全不同，是垂直而不是水平切除椭圆形实质，清空下极而不是将其保留，并且使用表面的内侧蒂而不是长的下方蒂。水平瘢痕刚好足够长，可以去除较低部位的皮肤和脂肪组织的折角部分，具有聚拢作用，因此水平瘢痕仍然藏在乳房下皱襞内，穿比基尼时无论内侧面还是外侧面都不会暴露（图 18.2，视频 18.1）。

■ 临床案例

图 18.3 和 18.4 为提供的临床案例。

■ 尺寸测量

即使没有放置植入物，垂直切口乳房缩小术也会增加乳房凸度和上极凸度。当放置植入物时，上极凸度平均增加约 2cm，未放置植入物的女性的上极增加尺寸小于 1cm[8]。

垂直切口乳房缩小术无论是否联合植入物手术，都会缩小下极面积，并提高下极水平（乳房最低点），因为下极切除是相同的[8]。下极比的定义是下极宽度除以下极长度（高度），它是下极方形的标志[41]。该比值 > 2.0 显示为方形，< 2.0 显示为圆锥形。无论是否放置植入物，垂直切口乳房缩小术后的总体平均下极比为 2.0（图 18.5）[8]。

乳腺实质比的定义是上极面积除以下极面积，它是乳房"丰满"的量度[41]。乳腺实质比增加主要是由于下极面积显著减少。乳丘升高表示乳房最突点位置的垂直变化[41]，乳丘被有效地抬高了。手术前，乳房肥大女性的乳晕平均直径约为 7.0cm，术后直径缩小到 4.7cm。女性更喜欢的乳晕直径为小于 5cm[33]。

■ 并发症

在作者的研究中，有 6 例患者（25%）在行乳房缩小联合植入物手术后出现最多的并发症是伤口愈合延迟[8]，一位女性（4.2%）因持续乳房下垂接受了二次手术，全部 24 位女性没有发生血清肿或血肿，没有患者返回取出植入物。一位患者因为不对称返回更换了一个更大的植入物。值得注意的是，行乳房缩小术的女性放置或不放置植入物的并发症发生率没有显著差异[8]。作者没有遇到过垂直切口隆乳术和（或）乳房固定术，或者类似的切除量更大的手术，或者乳房缩小联合植入物手术后乳头缺失的病例。图 18.6 展示了一位发生部分乳晕坏死的患者，坏死自发愈合，无需瘢痕修复。

■ 病例报告

放置植入物的患者的疼痛评分略高（范围 1~10 分，放置植入物的女性为 5.6 分，未放置植入物的女性为 4.8 分），但二者的差异不显著[8]。报告的乳头麻木症状二者没有显著差异。几乎所有女性（93.8%）在术前都担心自己的乳房外观，手术后有 31.2% 的患者有此担心——这个数值几乎与行单纯乳房缩小术的患者相同。所有患者都会重复手术（repeat the surgery）或者将手术推荐给其他人。平均结果等级为 8.6，等级值为 1~10（范围为 6~10）。所有参与调查的选择放置植入物的患者都对她们的决定感到满意。据报告，87.5% 的女性的自尊心有所提高，80% 的女性的生活质量有所改善[8]。

■ 功能效益

乳房植入物是否会损害乳房缩小术的功能益处是患者普遍存在的疑惑。人们可能会认为，切除 500g 的组织和放置 300mL 植入物在功能上等同于切除 200g 乳房组织[6]。得出这个直观的论点的原因是，她们认为与症状相关的只有乳房的总质量，而不是其分布。令人惊讶的是，Thoma 等[42] 报告，即使减少的乳房组织量相对较小（每个乳房 <400g）也通常能缓解症状，切除的重量与患者生活质量的改善没有显著关系。作者得出结论，不仅是乳房体积，不利

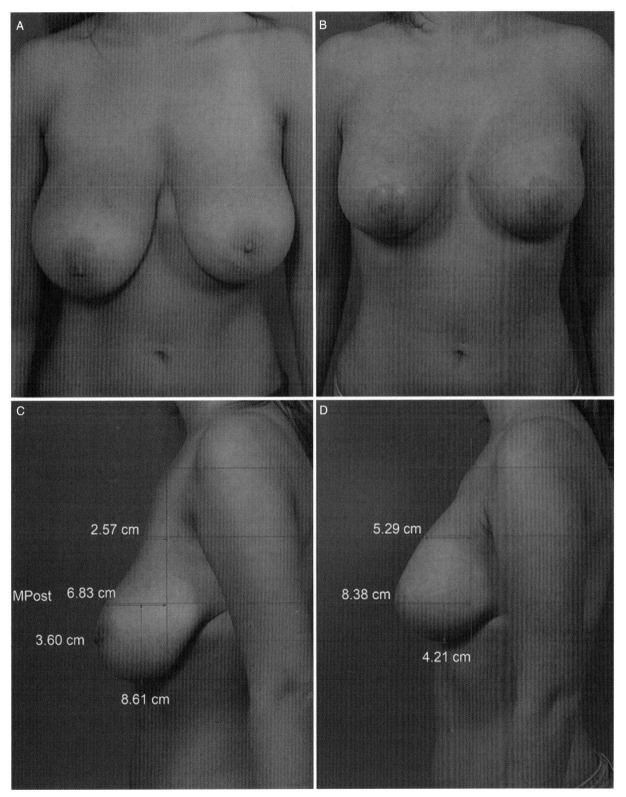

图 18.3 一位 23 岁的女性患者，注意到自己乳房的不对称，她想更美观地穿比基尼。图为她在乳房缩小联合植入物手术前（左）和术后 3 个月（右）的照片。两个乳房使用了相同的植入物，一个光面、圆形、轮廓适中的含 240cc 生理盐水的假体（Mentor Corp., Irvine, Calif）。右侧乳房的切除重量是 466g，左侧乳房为 314g。使用 Canfield 7.4.1 镜像成像软件（Canfield Scientific, Fairfield, N.J.）对她的照片进行了大小和方位的匹配。Mpost：术后最大乳房凸度

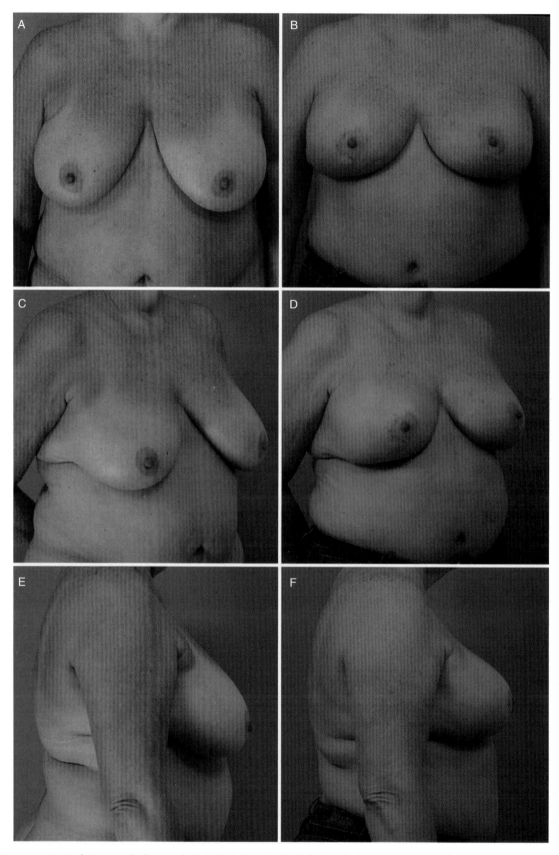

图 18.4　一位 58 岁的女性患者，乳房缩小联合植入物手术前（左）和术后 3 个月（右）的照片。她还做了腹部整形以及下半身、手臂和腋窝的抽脂手术。她使用了曼托（Mentor）光面、圆形生理盐水植入术，填充至 210cc。右侧乳房的切除重量为 332g，左侧乳房为 367g。患者的术中照片如图 18.2 所示，手术视频见视频 18.1

垂直切口植入物手术

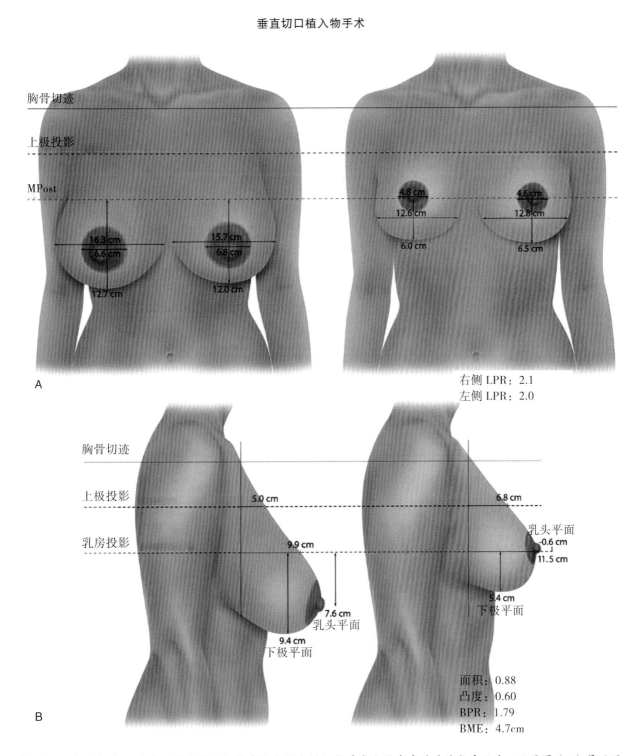

图 18.5　这张乳房 X 线片二维呈现了行乳房缩小联合植入物手术女性患者的平均乳房尺寸。正面图（A）展示了非方形的下极，乳晕变小。侧视图（B）显示乳房总面积减少了 12%。与单纯乳房缩小术相比，乳房凸度（1.6cm）和上极凸度（1.8cm）有更大幅度的增加。乳腺实质比是有利的（即 >1.5）。乳头稍微（非理想情况下）过度抬高在顶点以上 0.6cm。经允许引自 Swanson[8]，经 Wolters Kluwer Health 许可引用。MPost：术后最大乳房凸度；LPR：下极比；BPR：乳腺实质比；BME：乳丘高度

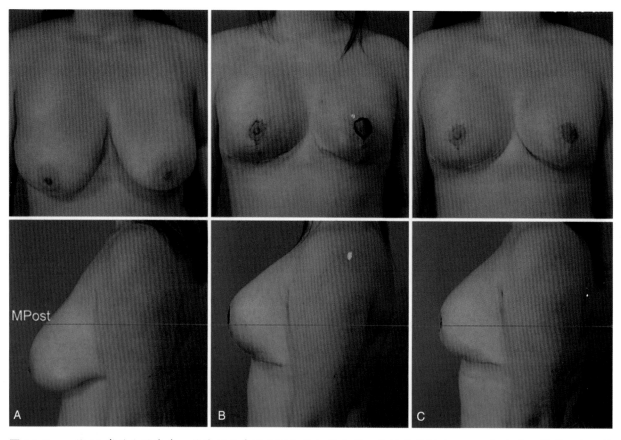

图 18.6　一位 18 岁的女性患者，接受了乳房缩小联合植入物手术，使用了曼托（Mentor）光面、圆形、生理盐水植入物，填充至 220cc。右侧乳房的切除重量为 631g，左侧乳房为 623g。手术前（A）、术后 12d（B）和术后 4 周（C）的照片，患者出现了部分左侧乳晕坏死，保留了乳头。伤口延迟愈合的区域在 5 周内自然愈合。值得注意的是，患者的乳房下瘢痕类似于 Wise 模式切除的瘢痕，但没有那么长。MPost：术后最大乳房凸度

的组织分布（即腺体下垂）也可能导致身体症状。随后的研究显示，每个乳房的切除重量 < 375g[43] 甚至 <300g[12] 的患者，通常会出现身体症状，这些症状可以通过手术缓解。大多数选择乳房缩小联合植入物手术的患者（56.3%）也会出现身体症状[8]。术后报告显示，仅 21% 只行乳房缩小术的女性和 19% 接受乳房缩小联合植入物手术的女性有背部、肩部或颈部疼痛的症状（差异不显著）[8]。数据表明，植入物不会损害乳房缩小整形术的功能益处。

■ 二次手术

随着时间的推移，手术后的乳房可能会出现再次下垂，需要进行二次乳房固定术[1]，一般只需要切除下极多余的实质，用新的瘢痕替换原来的瘢痕。某些情况下，可以重新行垂直切口乳房固定术，为乳头/乳晕选一个新的位置。如果患者以前接受过倒 T 型下蒂手术，就没有必要复制原来的设计[1]。然而，重要的是，应尽可能保留乳头/乳晕的表面血供。通常情况下，这些患者不需要提升乳头（事实上，经常已经过度抬高乳头了），因此可能出现 270° 的上方、外侧或内侧蒂。以前接受倒 T 型手术的患者的水平瘢痕可能会缩短，从而能够更好地将其隐藏在乳房下皱襞内[1]。

■ 保险范围

保险公司可能会要求使用数字（例如 500g）或基于体重和身高的计算来限制该手术的纳入标准。由于没有纳入保险，许多女性会觉得费用太高，令人望而却步。然而，事实上，保险公司所坚持的对切除重量的要求是没有科学依据的。

对于选择乳房缩小联合植入物手术的女性，可以根据患者的功能性疾病申请保险预授权。因放置植入物而增加的额外麻醉时间不计入保险。仅乳房缩小术有设备账单，当然，乳房植入物也没有可以支付的保险账单。手术中专门用于乳房植入的部分包括植入物、麻醉、设备和外科医生，这些部分产生的费用需要由患者单独支付。

■ 总　结

作者在本章中提出了新的方法，使用垂直切口乳房缩小术和放置乳房植入物来改善传统乳房缩小术中常见的方形和干瘪问题，还详细介绍了该手术的适应证、技术要点和术后处理，并提供案例进行了说明。

（王学慧　译；房林　审校）

参考文献

[1] Swanson E. Prospective comparative clinical evaluation of 784 consecutive cases of breast augmentation and vertical mammaplasty, performed individually and in combination. Plast Reconstr Surg, 2013, 132: 30e–45e, discussion 46e–47e.

[2] Cruz-Korchin N, Korchin L. Vertical versus wise pattern breast reduction: patient satisfaction, revision rates, and complications. Plast Reconstr Surg, 2003, 112: 1573–1578.

[3] Swanson E. Comparison of vertical and inverted-T mammaplasties using photographic measurements. Plast Reconstr Surg Glob Open, 2013, 1: e89.

[4] Brandon HJ, Jerina KL, Wolf CJ, et al. In vivo aging characteristics of silicone gel breast implants compared to lot-matched controls. Plast Reconstr Surg, 2002, 109: 1927–1933.

[5] Regnault P, Daniel RK, Tirkanits B. The minus-plus mastopexy, Clin Plast Surg, 1988, 15: 595–600.

[6] Gryskiewicz J. Breast reduction plus augmentation challenges the arithmetic of ethics. Plast Surg News, 2014: 12.

[7] Swanson E, Gorin A, Caridi R. The case for breast reduction and implants. Plast Surg News, 2014: 25.

[8] Swanson E. Breast reduction versus breast reduction plus implants: a comparative study with measurements and outcomes. Plast Reconstr Surg Glob Open, 2014, 2: e281.

[9] Aubert V. Hypertrophie mammaire de la puberté. Résection partielle restauratrice. Arch Franco-Belges de Chir, 1923, 3: 284–289.

[10] Kraske H. Die operation der atrophischen und hypertrophie schen hägebrust. Münch Med Wschr, 1923, 60: 672.

[11] Lexer E. Zur operation der mammahypertrophie und der hägebrust. Dtch Med Wschr, 1925, 51: 26.

[12] Swanson E. Prospective outcome study of 106 cases of vertical mastopexy, augmentation/mastopexy, and breast reduction. J Plast Reconstr Aesthet Surg, 2013, 66: 937–949.

[13] Hsia HC, Thomson JG. Differences in breast shape preferences between plastic surgeons and patients seeking breast augmentation. Plast Reconstr Surg, 2003, 112: 312–320, discussion 321.

[14] Swanson E. Breast reduction plus implants// Evidence-based cosmetic breast surgery. Cham: Springer Nature, 2017.

[15] Courtiss EH, Goldwyn RM. Breast sensation before and after plastic surgery. Plast Reconstr Surg, 1976, 58: 1–13.

[16] Schlenz I, Rigel S, Schemper M, et al. Alteration of nipple and areola sensitivity by reduction mammaplasty: a prospective comparison of five techniques. Plast Reconstr Surg, 2005, 115: 743–751.

[17] Schlenz I, Kuzbari R, Gruber H, et al. The sensitivity of the nipple-areola complex: an anatomic study. Plast Reconstr Surg, 2000, 105: 905–909.

[18] Adams WP Jr, Baxter R, Glicksman C, et al. The use of poly-4-hydroxybutyrate (P4HB) scaffold in the ptotic breast: a multicenter clinical study. Aesthet Surg J, 2018, 38: 502–518.

[19] Swanson E. The limitations of implantable mesh in mastopexy. Ann Plast Surg, 2017, 79: 327–328.

[20] Maliniac JW. Arterial blood supply of the breast: revised anatomic data relating to reconstructive surgery. Arch Surg, 1943, 47: 329–343.

[21] Palmer JH, Taylor GI. The vascular territories of the anterior chest wall. Br J Plast Surg, 1986, 39: 287–299.

[22] Hall-Findlay EJ, Shestak KC. Breast reduction. Plast Reconstr Surg, 2015, 136: 531e–44e.

[23] Barnsley GP, Sigurdson LJ, Barnsley SE. Textured surface breast implants in the prevention of capsular contracture among breast augmentation patients: a meta-analysis of randomized controlled trials. Plast Reconstr Surg, 2006, 117(7): 2182–2190.

[24] Wong CH, Samuel M, Tan BK, et al. Capsular contracture in subglandular breast augmentation with textured versus smooth breast implants: a systematic review. Plast Reconstr Surg, 2006, 118(5): 1224–1236.

[25] Hall-Findlay EJ. Breast implant complication review: double capsules and late seromas. Plast Reconstr Surg, 2011, 127: 56–66.

[26] Van Slyke AC, Carr M, Carr NJ. Not all breast implants are equal: a 13-year review of implant longevity and reasons for explantation. Plast Reconstr Surg, 2018, 142: 281e–289e.

[27] Sieber DA, Stark RY, Chase S, et al. Clinical evaluation of shaped gel breast implant rotation using high-resolution ultrasound. Aesthet Surg J, 2017, 37: 290–296.

[28] Brody GS, Deapen D, Taylor CR, et al. Anaplastic

large cell lymphoma occurring in women with breast implants: analysis of 173 cases. Plast Reconstr Surg, 2015, 135: 695–705.

[29] Swanson E. The case against chemoprophylaxis for venous thromboembolism prevention and the rationale for SAFE anesthesia. Plast Reconstr Surg Glob Open, 2014, 2: e160.

[30] Swanson E. Prospective study of Doppler ultrasound surveillance for deep venous thromboses in 1000 plastic surgery outpatients. Plast Reconstr Surg, 2020, 145: 85–96.

[31] Swanson E. Prospective study of lidocaine, bupivacaine and epinephrine levels and blood loss in patients undergoing liposuction and abdominoplasty. Plast Reconstr Surg, 2012, 130: 702–722, discussion 723–725.

[32] Hall-Findlay EJ. A simplified vertical reduction mammaplasty: shortening the learning curve. Plast Reconstr Surg, 1999, 104: 748–759.

[33] Swanson E. Prospective photographic measurement study of 196 cases of breast augmentation, mastopexy, augmentation/mastopexy, and breast reduction. Plast Reconstr Surg, 2013, 131: 802e–819e.

[34] Swanson E. The supra-inframammary fold (supra-IMF) approach to breast augmentation: avoiding a double bubble. Plast Reconstr Surg Glob Open, 2017, 5: e1411.

[35] Swanson E. Seroma prevention in abdominoplasty: eliminating the cause. Aesthet Surg J, 2016, 36: NP23–24.

[36] Spear S. Augmentation/mastopexy: "surgeon, beware". Plast Reconstr Surg, 2003, 112: 905–906.

[37] Swanson E. A retrospective photometric study of 82 published reports of mastopexy and breast reduction. Plast Reconstr Surg, 2011, 128: 1282–1301.

[38] Swanson E. Safety of vertical augmentation/mastopexy: prospective evaluation of breast perfusion using laser fluorescence imaging. Aesthet Surg J, 2015, 35: 938–949.

[39] Rohrich RJ, Thornton JF, Jakubietz RG, et al. The limited scar mastopexy: current concepts and approaches to correct breast ptosis. Plast Reconstr Surg, 2004, 114: 1622–1630.

[40] Swanson E. Photometric evaluation of inframammary crease level after cosmetic breast surgery. Aesthetic Surg J, 2010, 30: 832–837.

[41] Swanson E. A measurement system for evaluation of shape changes and proportions after cosmetic breast surgery. Plast Reconstr Surg, 2012, 129: 982–992, discussion 993.

[42] Thoma A, Ignacy T, Duku EK, et al. Randomized controlled trial comparing health-related quality of life in patients undergoing vertical scar versus inverted T-shaped reduction mammaplasty. Plast Reconstr Surg, 2013, 132: 48e–60e.

[43] Spector JA, Karp NS. Reduction mammaplasty: a significant improvement at any size. Plast Reconstr Surg, 2007, 120:845–850.

第 19 章

乳房缩小术中皮肤明显缺损和乳头损伤的处理

手术视频

Rafael Mendoza, Ji-Cheng Hsieh, Chitang J. Joshi, Robert D. Galiano

常见并发症的发生率统计

美国 2017 年共实施了乳房缩小术 71 422 例，在女性常见的外科手术中位列第 7[1]。乳房缩小术能够为患者带来诸多益处，这些益处在改善患者的躯体症状和社会心理方面尤为显著，但与其他手术一样，乳房缩小术也存在一些风险[2]。迄今为止美国规模最大的一项研究表明，乳房缩小术的术后并发症发生率为 8.7%[3]，但也有单项研究报道其发生率可高达 52%[4]。这种研究间的差异可能是由许多可影响患者结局的因素造成的，包括生活方式，报道差异，部分情况下缺乏统一的定义和衡量方法等[5]。本章讨论的并发症虽然并不常见，但这些并发症与患者和外科医生均有关系，并可能对手术的美学效果产生负面影响，表 19.1 中总结了与这些并发症相关的危险因素。另外，这些并发症降低了患者的治疗满意度，增加了需要采取进一步干预措施的可能性，导致患者需要承担更高的费用、更久的恢复时间和额外的风险。

R. Mendoza・R. D. Galiano (✉)
Department of Surgery, Plastic and Reconstructive Surgery Division, Northwestern University, Chicago, IL, USA
e-mail: eswanson@swansoncenter.com

J.-C. Hsieh
Department of Surgery, Plastic and Reconstructive Surgery, Northwestern University, Chicago, IL, USA

C. J. Joshi
Division of Plastic and Reconstructive Surgery, Northwestern University, Chicago, IL, USA

© Springer Nature Switzerland AG 2021
J. Y. S. Kim (ed.), *Managing Common and Uncommon Complications of Aesthetic Breast Surgery*,
https://doi.org/10.1007/978-3-030-57121-4_19

表 19.1　乳房缩小术罕见并发症的发生率和危险因素

并发症	发生率	危险因素
皮瓣坏死	0.1%	·吸烟 ·乳房手术史 ·组织切除重量 ·倒 T 型切口 ·上/下蒂的使用 ·使用肾上腺素消除液
乳头内陷	部分内陷：0.99%~10.5% 全部内陷：0.28%~6%	·吸烟 ·椎弓根维度 ·选择内侧/中央带 ·组织切除重量 ·存在肋间穿支 ·血肿 ·上睑下垂 3 级
伤口裂开	2.2%~18.75%	·年龄 >65 岁 ·BMI>30kg/m² ·COPD ·糖尿病 ·放疗或化疗史 ·吸烟 ·皮肤张力 ·外科医生经验 ·紧急手术
脂肪坏死	0.8%~15%	·吸烟 ·组织切除重量 ·BMI>35kg/m² ·心脏病 ·上睑下垂 ·年龄增加 ·带下蒂的 Wise 切口或带下蒂的乳晕旁切口

BMI：体重指数；COPD：慢性阻塞性肺疾病

皮肤缺血、坏死和缺损

发生率和危险因素

由于各项研究之间存在许多差异，特别是所评估的外科手术技术不同，研究时间窗不同，且缺少皮肤坏死的统一定义标准，因此各项研究报道的皮肤坏死发生率不同。尽管如此，国家外科质量改进项目（National Surgical Quality Improvement Program）于 2006—2010 年进行的一项纳入了 2 492 例患者的大样本研究显示，乳房缩小术中皮肤坏死的总发生率为 0.1%[6]。

皮肤缺血、坏死及缺损的常见危险因素包括缩乳体积、吸烟史、既往乳房手术史和肾上腺素消肿液应用史。在超重和肥胖患者中，所有皮瓣并发症的发生风险均增加，其中皮瓣缺损的发生率小于 0.5%，皮瓣部分缺损的发生率为 2.2%[7]。此外，蒂和切口的选择在制订手术方案的过程中至关重要，因为与上蒂和下蒂相比，内侧蒂和外侧蒂具有更好的血供。基于倒 T 型切口的术式发生皮瓣缺血的概率往往更高，为 1.5%~5.55%[8-12]，因为这种切口对皮瓣血供的损伤更大。组织张力和与血供的距离都可能导致缺血，使用倒 T 型切口时，缝合处的皮瓣张力会导致乳房下方皮瓣远端和 T 型切口交界处缺血，而后者恰恰是缝合后张力最大、距离血供最远的点。皮瓣缺血可能进展为切口部分裂开或坏死[13]。这些因素所导致的缺血应当引起重视，因为它不仅会导致伤口愈合延迟，还会损害白细胞的杀菌活性[14]。相反，基于小切口的术式（如垂直切口或乳晕旁切口）发生皮肤坏死的概率小于 2%[15-17]。

肾上腺素应用的风险

肾上腺素是 $\alpha 1$ 和 $\alpha 2$ 肾上腺素受体激动剂，主要促进血管收缩。肾上腺素在消肿液中的应用给乳腺手术带来了许多益处，其血管收缩作用能够减少消肿液进入血液，并减少电刀的使用，从而减少了失血、疼痛和浆液性肿块的形成[18-20]。尽管肾上腺素具有上述优点，也仍然有许多缺点。血管收缩干扰了对血管分布和组织活力的临床评估[21]，在乳房切除术相关的研究中，

肾上腺素可进一步增加其他危险因素的危害，例如，在即刻乳房重建中，肾上腺素、放疗、年龄、体重指数都是皮瓣坏死的危险因素[22, 23]。

预防措施

术中和术后临床评估是大多数外科医生的护理标准，包括以下几个方面的评估：术中皮肤颜色、皮缘出血情况、毛细血管充盈时间及皮温，然而目前尚无关于这些项目敏感度和特异度的数据。这种主观的临床评估方法容易产生偏差，以下几种来源于其他类型手术的方法也许更加可靠，建议作为替代方法：

• 扩散光层析成像技术是一种可靠的评估血供的工具，可测量在 1cm² 范围内氧合血红蛋白与脱氧血红蛋白的比值，但不能反映组织活性[24]。

• 静脉注射荧光剂并使用伍德灯的评估方法已经沿用了很长时间，但由于其误差率高达 30%，应用受到了限制[25]。

• 激光辅助吲哚菁绿血管造影是一种新兴的技术，它能够检测灌注不良区域，并且与坏死的定义标准息息相关[26-29]。这种评估方法的敏感度为 88%，特异度为 83%，但部分假阳性结果与吸烟史和（或）术中使用肾上腺素消肿液有关[28]。此外，研究者对失活组织的判断阈值仍然存在争议，通常不用于术后评估，并且因其高昂的检测费用导致应用受限。

先前对乳房切除术的研究为预防和管理乳房缩小术中的皮肤坏死提供了重要的参考。例如，避免皮肤张力和乳晕旁切口至关重要[30]；最终血供的保护和良好的张力分散会降低缺血相关并发症的发生。因此，与传统方法相比，应用宽而短的皮瓣或"T"型切口下方真皮皮瓣能够更好地减少并发症[31]。

总之，通过完善的评估确定风险因素并且制订安全的手术方案是预防皮肤坏死的最佳方法，特别是在较大乳房的缩小手术中。此外，也可以使用以下技术作为辅助以尽可能减少缺血的风险：

• 局部热敷，是一种简单而成本低廉的手术前预处理方法。术前 24h 使用装有 43℃热水的瓶子热敷 30min，能够使 HSP-32 等热休克

蛋白的表达上调，从而能够维持毛细血管的灌注并增加组织对缺血的耐受力[32]。激光多普勒成像表明，CO 作为 HSP-32 的一种代谢物，能够增加血供[32]。

• 合成的热休克蛋白 HSP90α 曾被应用于静脉受压的皮瓣中，并以此评估其在预防缺血 - 再灌注损伤中的作用，这种蛋白在术前应用的效果优于术后[33]。当出现肾上腺素作用翻转时将是另一种选择。外源性肾上腺素在渗漏开始后 1~4h 达到峰值[34]，因此，当常规进行出血与组织活性评估时，其在术中或术后即刻的血管收缩作用可能无法被充分注意到。如前所述，肾上腺素固有的血管收缩作用如果没有被充分重视，将会对组织活性造成负面影响，并且增加其他危险因素的作用。出于这一原因，酚妥拉明作为一种非选择性 α₁ 和 α₂ 肾上腺素受体拮抗剂，基于目前其在手指外科和牙科中的应用效果，已经被乳腺外科采用[35-39]。酚妥拉明通常能在 60~85min 内使灌注恢复并改善相关症状[40, 41]，这使其成为直接肾上腺素翻转最常用和最有效的药物[35, 40]。最有效的剂量是 5~10mg 酚妥拉明 +10mL 生理盐水进行局部浸润[42]，最多可在发生肾上腺素渗漏后 13h 内有效[41]。肾上腺素翻转的其他替代方案包括硝酸甘油贴片和特布他林。最初发现硝酸甘油贴片在剂量为 9% 浓度下 45mg 时有效[43]。最近发现，2% 浓度下 15mg 即可有效预防乳房切除术后皮瓣坏死，这一发现有望应用于乳房缩小术中[44]。

管理和治疗

多种干预措施能够促进伤口收缩和上皮再生，包括保持暗色皮肤或瘀斑皮肤的湿润，涂抹可渗透焦痂的抗生素软膏，预防感染和防止粘连，最终在肉芽组织表面由湿到干换药以维持清洁，湿润的环境可辅助伤口收缩和上皮再生[45]。

高压氧治疗（hyperbaric oxygen therapy，HBOT）可以防止缺血进展为坏死。目前已发现 HBOT 能够为多种软组织损伤提供有效的治疗，这种作用主要是通过增加活性氧和活性氮、抑制 β2 整合素、抑制炎症因子产生、增强内源

性抗菌活性、促进成纤维细胞产生胶原蛋白和动员骨髓干细胞实现的[46-48]。然而，乳房手术后应用高压氧治疗的证据很少，主要是病例报告和个人经验。近期报道了一例患者从手术当天起对 5 个区域进行高压氧治疗，呈现出完全缓解且无并发症的情况，这进一步说明了急性伤口早期应用高压氧治疗的反应最好[49]。尽管如此，在远期疗效方面，高压氧治疗和保守治疗之间没有显著差异，但前者可以加快短期恢复。因此，进展或愈合的时间线是难以预测的。在这一段时间内，辅助方法旨在改善组织灌注，如使用局部血管扩张剂，使用保湿凝胶进行局部伤口护理，和（或）使用抗生素[50]。高压氧治疗通常使用面罩将高浓度氧气输送至氧舱内或气管插管内，时间通常为 60min 到 120min，压力为 2~2.Atm①（1Atm ≈ 101.325kpa）[51,52]。

自从乳房缩小术开始应用以来，对于复杂的皮肤缺血的外科治疗，我们已经探索出了几种治疗方法并不断改进。如果组织活性已经受损，外科医生可以决定是否采用保守方法治疗。

皮瓣坏死可呈现为干性坏死或湿性坏死，其治疗方法取决于坏死类型。干性坏死常表现为缺血性损伤，通常已经进展到无法补救的程度，治疗建议是让失活的组织尽可能按照其自然过程进行演化。这种方法已经被证实有更好的效果，包括美观方面。此外，早期清创和植皮会造成日后更难矫正的乳房轮廓和容积异常，避免使用这些方法可以减少后续的手术和植皮[45]。湿性坏死通常与进行性感染有关，需要进行手术清创。我们科室的经验和一项研究的结果表明这种情况下负压治疗是有效的，特别是在乳房重量减少更多时[11]。负压疗法的作用机制包括减少皮瓣侧向张力，增加组织灌注和血管生成以及渗出和水肿的引流，促进肉芽组织增生和收缩伤口边缘[53]。

乳头损伤

发病率和危险因素

乳头或乳头乳晕复合体（NAC）相关的并

---

① 译者注：原著 2~2.Atm 有误，查询相关资料可能为 2~3Atm

发症包括从缺血到坏死，报道并不一致，通常缺少具体的描述。例如，在蒂坏死组中，并发症发生率从 0.1% 到 1.92% 不等，而其中一项研究强调了并发症与高 BMI（即体重指数）组的相关性[2, 6, 54]。乳头乳晕复合体的部分表皮松解发生率为 6.25%[55]。

据报道，在一系列乳房重度下垂的患者中，乳晕部分表皮松解的发生率为 5.5%[56]；而部分和完全乳晕坏死的发生率分别为 3.1% 和 0.6%[57]。部分乳头坏死的发生率从 0.99% 到 10.5% 不等，且在严重乳房肥大者中发生率更高[12, 17, 58-64]。完全性乳头坏死的发生率从 0.28% 到 6% 不等，当患者反复行乳房成形术时，发生率增加到 12%[9, 12, 17, 61, 65-68]。

导致乳头或乳头乳晕复合体缺血和坏死的主要原因是血管危象。目前已经发现了多种影响血管活性的因素，包括蒂的基底、宽度和长度，以及存在肋间穿支。最近，胸骨切迹到乳头的距离（SN-N）和糖尿病成为乳头乳晕复合体坏死的独立预测因素[63, 66]。血肿本身具有诱发坏死和感染的风险[69]。乳房 III 级下垂能够直接影响蒂的长度，对活性有负面作用[63]。乳房组织切除量是一个存在争议的危险因素，但许多研究表明组织切除量增加时，总风险和乳头乳晕复合体的缺血风险增加[11, 66, 70, 71]。蒂的选择是一个关键的危险因素。据报道，乳头乳晕复合体的活性在选择上内侧蒂时为 100%，在选择下蒂时为 98%，在选择内侧蒂时为 94%[72]，在选择中央蒂时为 90%[73]。当存在严重肥大时，乳头乳晕复合体的活性在选择上内侧蒂时降至 89.5%[60]。

■ 预 防

术前全面了解病史有助于发现危险因素并根据解剖变异情况设计理想的蒂瓣，以保留乳房内间隔。在手术前通过改善患者的营养状况、保持最佳的心肺功能有助于改善患者的临床状态。在高危患者中，如反复行乳房缩小术或乳房曾行放疗者，术前准备时考虑减少损伤和采用宽蒂瓣可能更为安全。目前的数据表明，在对肥胖患者进行乳房缩小术时，进行相对保守的切除术会更加安全，患者的总体满意度更高[74]。

医生在术中必须适当注意解剖结构，缝合后必须检查乳头乳晕复合体的活性。可使用多种方法进行评估，如检查毛细血管再充盈、皮肤边缘出血、使用静脉荧光素或使用以吲哚菁绿为基础的灌注评估系统[69]。如果怀疑缺血，术者应打开切口，拆除缝线，检查蒂瓣是否扭转。条件允许时也可评估乳晕的颜色，乳晕呈白色表示明显的动脉灌注不足，灰蓝色表示不完全的动脉灌注不足，苍白色表示血管痉挛（应用热灌注或罂粟碱可能缓解），深红色表示静脉阻塞[75]。

如果确实发生了缺血，应将乳头乳晕复合体转化为全层皮肤移植物，置于蒂瓣上血供良好的部分，或在缝合后置于乳房皮肤上[69]。这样可以得到一个可以接受的结果，然而，判断缺血的严重程度和决定何时采取措施需要在经验指导下深思熟虑。当手术后与降温和肾上腺素作用相关的瞬时变化消退时，就可以决定移除缺血的乳头乳晕复合体，并作为游离移植物重新应用。

术后应密切观察伤口及乳头乳晕复合体，必要时可迅速采取干预措施。在缩乳体积较大时，蒂瓣可能折叠和受压，可能导致灌注减少。当怀疑有张力时，外科医生可以采取与前述类似的方法进行外科干预以去除张力。如果这些方法的效果都不充分，一个合理的方法是让失活的乳头随着时间的推移自行变化，并在尝试任何治疗方法前标出失活的区域。这种方法可以让外科医生区分出看起来坏死的乳头和真正坏死的乳头。部分乳头会表现出活性，特别是在周围乳晕组织仍然有活性时[13]。

■ 管理和治疗

在乳头乳晕复合体完全或部分缺失的情况下，保守的伤口处理、清创和继发愈合应遵循标准的乳头乳晕复合体重建技术，尽管瘢痕会影响形成足够突出的乳头[13]。

■ 伤口裂开和愈合延迟

■ 流行病学和危险因素

与本章讨论的其他并发症类似，伤口裂开

在现有出版物中虽报道广泛但定义不明确。这些研究中的伤口裂开发生率为 2.2%~18.75%，但研究的样本量和选择标准不同 [8, 55, 76, 77]。在我们之前的研究中，对于非均质人群的延迟愈合定义为任何切口在术后第 7 天未 100% 闭合，其发生率高达 45%。其他针对特定肥胖、严重乳房下垂以及对延迟伤口愈合定义不明确的报道中，发生率为 11%~19.44%[12, 56]。

伤口裂开并没有正式的定义，各个研究的定义范围从任何皮肤裂开到超过 1cm² 的开放皮肤表面积不等，但最近世界伤口愈合协会（World Union of Wound Healing Societies）建议将伤口裂开定义为任何皮肤裂开 [78, 79]。伤口裂开可能由伤口感染引起，可能增加死亡率，需要额外的矫正手术，增加住院时间和费用 [79, 80]。与脂肪坏死、感染等其他创面愈合不良亚型一样，伤口裂开的发生率受多种危险因素的影响，可分为人口统计学因素、既往病史和手术类型 [79]。人口统计学因素包括女性、年龄 > 65 岁、BMI >

30kg/m² [79]。既往病史的危险因素包括 COPD、糖尿病、既往放疗或化疗史、吸烟史等 [79-81]。与手术相关的危险因素包括手术的具体类型、使用的切口、手术部位的皮肤张力、主治医生的经验以及是择期手术还是紧急手术 [79,80]，例如，皮肤张力在采用胸骨切口和较大乳房患者中特别容易造成伤口裂开 [82]（图 19.1）。

■ 预　防

目前防止伤口裂开的方法包括闭合切口负压疗法，该方法可以保持伤口密封、减少水肿、促进血管生成和胶原重塑 [79]。

■ 管理和治疗

由于皮肤边缘的血管收缩，用于收拢垂直伤口皮肤的连续皮内缝合可能是伤口愈合问题的来源。一些学者主张使用 4-0 缝合线，它可以有效地收拢垂直伤口的皮肤，同时减少皮肤边缘缺血（视频 19.1）。吻合器能够在不加重缺血的情况下进一步合拢皮肤边缘，但会留下明显、

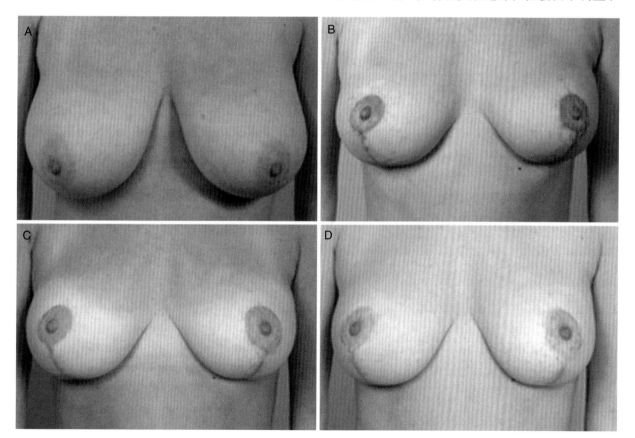

图 19.1　伤口愈合延迟病例。A. 术前情况。B. 术后 4 个月，左侧乳晕下方伤口愈合延迟。C. 术后 7 个月，同一部位存在小的伤口愈合不全。D. 术后 12 个月，伤口完全愈合

不美观的吻合器瘢痕[70]。与标准护理方法（黏合性和非黏合性敷料）相比，负压伤口治疗对伤口裂开有预防作用，这在 BMI > 25kg/m² 或切除重量 > 500g 的受试者中更为明显[11]。

脂肪坏死

发病率和危险因素

乳房缩小术后脂肪坏死的发生率在不同报道中有所差异（0.8%~15%；图 19.2）。尽管发生率相对较低，但对于外科医生和患者来说脂肪坏死仍然令人担忧，因为这些患者可能存在需要进行额外的诊断和（或）治疗程序的潜在风险。

组织灌注不良是脂肪坏死的主要原因，通常发生在蒂瓣远端边缘，还有一些其他影响因素，如热损伤、感染、缝合后组织压力升高和手术技术。

组织切除量在其病理中起着关键作用，多项研究报告表明，在组织切除量大的组别中，脂肪坏死是唯一或发生比例较高的并发症[57,70,76,83,84]。此外，脂肪坏死更多地与特定的术式有关，如

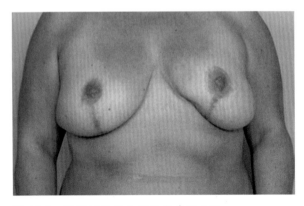

图 19.2　脂肪坏死致左侧乳房畸形病例

带下蒂的 Wise 切口[70,85]或带下蒂[59]的乳晕旁切口。然而，目前的数据是有争议的。

烟草的使用已被确定是包括脂肪坏死在内的所有类型并发症的独立预测因子。对其他危险因素也进行了分析，并报告了不同的数据。然而，一项纳入这类患者数量最多的单中心回顾性研究[86]显示，BMI > 35kg/m²、有心脏疾病、严重的乳房下垂（乳头至胸骨切迹距离 >

37cm、乳头移位 > 16cm）和年龄均与脂肪坏死和其他并发症相关。特别是心脏疾病，是脂肪坏死再次手术的一大预测因素。

预　防

在前述危险因素存在的情况下，应考虑改变蒂瓣的宽度、长度和厚度以及手术方式。一些外科医生建议患者在手术前减肥和戒烟。在乳房缩小术中评估脂肪部分的生存能力是一个巨大的挑战，因为当瘢痕组织增生至包裹它时，乏血供组织会很明显。在这种情况下，在离血供最远的蒂瓣末端很可能出现一个可触及的圆形肿物。它通常需要大约 6 个月的时间完全成熟[87]并发展为固体钙化肿物[69]。

手术过程中，乳房组织接近即可，应小心避免缝合张力过大或缝合距离过大[2,13,15]。

管理和治疗

脂肪坏死的初始治疗包括观察水肿的消退，在超过 2/3 的发生脂肪坏死的患者中，坏死脂肪的吸收可导致患者肿块消失。资深作者过去曾按照肥厚性瘢痕的护理标准，定期使用曲安奈德（Kenalog）治疗脂肪坏死。部分患者只需要清创，而其他患者（占 0.36%~4.3%）需要额外的干预措施[59,84,88]。如果肿物在术后 1 年持续存在，则建议进行活检和切除，以避免发生肿瘤而延误诊断[89]。

乳头乳晕复合体美容效果不理想

尽管采用了详细的术前计划以及在术中和术后密切观察皮肤和（或）乳头乳晕复合体的变化，但是一些令人不满意的结果仍可能短期或长期存在。

乳头不对称

蒂瓣、手术技术、张力、皮肤伸缩性、损伤和乳房血供状况是影响手术结果的已知因素，但组织适应性可以缓慢而轻微地影响位置和对称性。特别是在切除体积较大的手术中，下极可能向尾端移位，从而扭曲乳腺下线，造成乳房不对称或乳头乳晕复合体不对称或错位。

关于乳房缩小术后乳房组织移位的证据仍然很少。一项基于 Wise 切口和上内侧蒂的研究表明，乳头乳晕复合体的位置在 15 个月内下降了 1.61~1.79cm。从乳头乳晕复合体到乳房下皱襞的距离增加了 3.31~3.59cm[90]。因此，通过将乳头放置在略低于术前乳房下皱襞的位置，可以避免最常见的上错位。当残余乳房体积相对较大时，这种方法可以减少上错位的发生。

为了避免乳头乳晕复合体不对称和乳房体积差异，必须确定先前存在的不对称，并制订相应的后续手术计划。术中最好将残余组织与切除组织进行比较。此外，在结束手术前，外科医生可以让患者以 90° 的角度抬起至坐姿并从手术台尾端比较残留乳房。上柱状缝合与乳头乳晕复合体的距离不应小于 2cm，以避免乳头乳晕复合体变形[91]。

■ 乳头收缩

对乳头下乳腺实质的过度切除会导致乳头收缩。考虑到乳头乳晕复合体应该处于或略高于皮肤水平并且没有缝合的张力，避免过度切除以及在各个方向上远离乳头乳晕复合体进行切除是一种有效的方法。

■ 乳头重建

在乳房缩小术出现乳头术后并发症的情况下，如乳头乳晕复合体坏死，尽管有预防措施和其他影响较小的干预方法，乳头重建仍是一种有效的矫正措施[92]。为了使乳房完全恢复到"自然"形状，乳头重建在乳房重建手术中起着重要作用，这一手术通常在其他主要整形手术之后几个月实施，以使新乳房能够定型，提高乳房重建后患者的总体满意度[92,93]。乳房缩小术后的乳头重建应遵循乳房重建的相关建议。单侧乳头重建应参考对侧已存在的乳头，双侧乳头重建则需要以一些径线作为标准，即乳头直径 1.3cm，乳晕直径 4cm，乳头凸度 0.9cm，并且按照术后乳头凸度自然减少 45%~75% 进行调整，这一点非常重要[92]。乳头与乳晕以及乳晕与乳房的可接受比例分别为 1:3 和 1:3.4[94]。尽管有这些标准值，一些参数（如乳

头在乳房上的位置）需要取决于医生的判断，并且需要医生和患者之间进行讨论，但通常乳头位于最大凸出点处[92,94]。特别是在单侧乳头重建中，对称位置可能不一定是最美观的位置[94]。

应用局部组织皮瓣、组织移植和文身术是乳头重建的三种主要方法，其中局部皮瓣是乳头重建最常用的方法[93,94]。在最原始的滑行皮瓣之后，超过 30 个皮瓣可用于乳头重建。尽管每种皮瓣都带蒂，包含了表皮、真皮和皮下组织，并由真皮下血管网灌注，但是每种皮瓣都有各自的优点和缺点[92,94]。组织移植是另一种选择，在单侧乳头重建的情况下，乳头移植是一种有效的方法，外科医生利用现有乳头为重建提供组织，但该技术仅适用于乳头较大的患者。其缺点是供体乳头上可能留下瘢痕，并伴随发生麻木、影响美观和无法母乳喂养等问题[92,94]。文身术是乳头和乳晕重建的另一种选择[94]。在所有患者中，为了使乳晕恢复到患者满意和熟悉的外观，文身可能是必要的。对于不希望拥有凸出乳头或缺乏重建凸出乳头所需皮肤的患者，三维文身是乳头重建的可行选择，该手术可以在诊室内完成[92]。然而，文身需要每年至少重复一次以保持外观[94]。由于乳头重建是一种手术，因此也有发生手术并发症的风险，尤其是坏死。组织移植（46.9%）和使用局部组织皮瓣（7.9%）的并发症包括[93]：组织移植最常见的并发症是感觉丧失，使用局部皮瓣最常见的并发症是部分坏死[93]。通过文身重建乳晕的并发症发生率为 1.6%，通过移植重建乳晕的并发症发生率为 10.1%[93]。乳晕移植术最常见的并发症是部分坏死，文身术最常见的并发症是皮肤肿胀[93]。

■ 总　结

皮肤缺损和乳头损伤是乳房缩小术的罕见并发症。病因学包括患者因素、解剖结构和手术计划不完善。根本原因是前述结构的血液供应丧失。减少破坏并顺应蒂瓣的解剖结构、避免收缩及同时过度抽脂是预防此类问题的方法。一旦发生并发症，应首先进行正确的伤口护理，

随后根据需要进行连续清创。表 19.2 总结了降低乳房缩小术后并发症发生风险的预防和治疗措施。

（郑雯方 译，房林 审校）

参考文献

[1] Cosmetic Surgery National Data Bank Statistics. Aesth Surg J, 2018, 38(suppl_3): 1–24.

[2] Adham M, Sawan K, Lovelace C, et al. Patient satisfaction with vertical reduction mammaplasty: part I. Aesthet Surg J, 2010, 30(6): 814–820.

[3] Young ZT, Close M, Herrera FA. National surgical quality improvement program analysis of 9110 reduction mammaplasty patients: identifying risk factors associated with complications in patients older than 60 years. Ann Plast Surg, 2019, 82: S446–449.

[4] Setala L, Papp A, Joukainen S, et al. Obesity and complications in breast reduction surgery: are restrictions justified? J Plast Reconstr Aesthet Surg, 2009, 62(2): 195–199.

[5] Lemaine V, Hoskin TL, Farley DR, et al. Introducing the SKIN score: a validated scoring system to assess severity of mastectomy skin flap necrosis. Ann Surg Oncol, 2015, 22(9): 2925–2932.

[6] Gust MJ, Smetona JT, Persing JS, et al. The impact of body mass index on reduction mammaplasty: a multicenter analysis of 2492 patients. Aesthet Surg J, 2013, 33(8): 1140–1147.

[7] Mehrara BJ, Santoro TD, Arcilla E, et al. Complications after microvascular breast reconstruction: experience with 1195 flaps. Plast Reconstr Surg, 2006, 118(5): 1100-1109, discussion 10–11.

[8] Menke H, Eisenmann-Klein M, Olbrisch RR, et al. Continuous quality management of breast hypertrophy by the German Association of Plastic Surgeons: a preliminary report. Ann Plast Surg, 2001, 46(6): 594–598, discussion 8-600.

[9] Davison SP, Mesbahi AN, Ducic I, et al. The versatility of the superomedial pedicle with various skin reduction patterns. Plast Reconstr Surg, 2007, 120(6): 1466–1476.

[10] Nahabedian M. Reduction mammaplasty with inverted-T techniques// Neligan PC. Plastic surgery. Volume five: breast. 4th. Canada: Elsevier, 2018: 136–159. e1.

[11] Galiano RD, Hudson D, Shin J, et al. Incisional negative pressure wound therapy for prevention of wound healing complications following reduction mammaplasty. Plast Reconstr Surg Glob Open, 2018, 6(1): e1560.

[12] Polotto S, Grieco MP, Simonacci F, et al. Reduction mammoplasty techniques in post-bariatric patients: our experience. Acta Biomed, 2017, 88(2): 156–160.

[13] Hall-Findlay EJ, Shestak KC. Breast reduction. Plast Reconstr Surg, 2015, 136(4): 531e–544e.

[14] Copeland-Halperin LR, Bruce SB, Mesbahi AN. Hyperbaric oxygen following bilateral skin-sparing mastectomies: a case report. Plast Reconstr Surg Glob Open, 2016, 4(4): e680.

[15] Adham M, Sawan K, Lovelace C, et al. Unfavorable outcomes with vertical reduction mammaplasty: part II. Aesthet Surg J, 2011, 31(1): 40–46.

[16] Lista F, Austin RE, Singh Y, et al. Vertical scar reduction mammaplasty. Plast Reconstr Surg, 2015, 136(1): 23–25.

[17] Ahmad J, McIsaac SM, Lista F. Does knowledge of the initial technique affect outcomes after repeated breast reduction? Plast Reconstr Surg, 2012, 129(1): 11–18.

[18] Soueid A, Nawinne M, Khan H. Randomized clinical trial on the effects of the use of diluted adrenaline solution in reduction mammaplasty: same patient, same technique, same surgeon. Plast Reconstr Surg, 2008, 121(3): 30e–33e.

[19] Hardwicke JT, Jordan RW, Skillman JM. Infiltration of epinephrine in reduction mammaplasty: a systematic review of the literature. Plast Reconstr Surg, 2012, 130(4): 773–778.

[20] Seth AK, Hirsch EM, Fine NA, et al. Additive risk of tumescent technique in patients undergoing mastectomy with immediate reconstruction. Ann Surg Oncol, 2011, 18(11): 3041–3046.

[21] Chun YS, Verma K, Rosen H, et al. Use of tumescent mastectomy technique as a risk factor for native breast skin flap necrosis following immediate breast reconstruction. Am J Surg, 2011, 201(2): 160–165.

[22] Slavin SA, Schnitt SJ, Duda RB, et al. Skin-sparing mastectomy and immediate reconstruction: oncologic risks and aesthetic results in patients withearly-stage breast cancer. Plast Reconstr Surg, 1998, 102(1): 49–62.

[23] Meretoja TJ, Rasia S, von Smitten KA, et al. Late results of skin-sparing mastectomy followed by immediate breast reconstruction. Br J Surg, 2007, 94(10): 1220–1225.

[24] Rao R, Saint-Cyr M, Ma AM, et al. Prediction of post-operative necrosis after mastectomy: a pilot study utilizing optical diffusion imaging spectroscopy. World J Surg Oncol, 2009, 7: 91.

[25] Myers B, Donovan W. An evaluation of eight methods of using fluorescein to predict the viability of skin flaps in the pig. Plast Reconstr Surg, 1985, 75(2): 245–250.

[26] Phillips BT, Lanier ST, Conkling N, et al. Intraoperative perfusion techniques can accurately predict mastectomy skin flap necrosis in breast reconstruction: results of a prospective trial. Plast Reconstr Surg, 2012, 129(5): 778e–788e.

[27] Moyer HR, Losken A. Predicting mastectomy skin flap necrosis with indocyanine green angiography: the gray area defined. Plast Reconstr Surg, 2012, 129(5): 1043–1048.

[28] Munabi NC, Olorunnipa OB, Goltsman D, et al. The ability of intra-operative perfusion mapping with laser-assisted indocyanine green angiography to predict mastectomy flap necrosis in breast reconstruction: a prospective trial. J Plast Reconstr Aesthet Surg, 2014, 67(4): 449–455.

[29] Duggal CS, Madni T, Losken A. An outcome analysis of intraoperative angiography for postmastectomy breast

reconstruction. Aesthet Surg J, 2014, 34(1): 61–65.

[30] Ahn SJ, Woo TY, Lee DW, et al. Nipple-areolar complex ischemia and necrosis in nipple-sparing mastectomy. Eur J Surg Oncol, 2018, 44(8): 1170–1176.

[31] Domergue S, Ziade M, Lefevre M, et al. Dermal flaps in breast reduction: prospective study in 100 breasts. J Plast Reconstr Aesthet Surg, 2014, 67(6): e147–150.

[32] Mehta S, Rolph R, Cornelius V, et al. Local heat preconditioning in skin sparing mastectomy: a pilot study. J Plast Reconstr Aesthet Surg, 2013, 66(12): 1676–1682.

[33] Hu XY, Chen ZY, Zhang B, et al. Benefit of HSP90alpha intervention on ischemia-reperfusion injury of venous blood-congested flaps. Exp Ther Med, 2016, 12(1): 177–182.

[34] Brown SA, Lipschitz AH, Kenkel JM, et al. Pharmacokinetics and safety of epinephrine use in liposuction. Plast Reconstr Surg, 2004, 114(3): 756–763, discussion 64–65.

[35] Fitzcharles-Bowe C, Denkler K, Lalonde D. Finger injection with high-dose (1: 1 000) epinephrine: does it cause finger necrosis and should it be treated? Hand (N Y), 2007, 2(1): 5–11.

[36] Hersh EV, Moore PA, Papas AS, et al. Reversal of soft-tissue local anesthesia with phentolamine mesylate in adolescents and adults. J Am Dent Assoc, 2008, 139(8): 1080–1093.

[37] Tavares M, Goodson JM, Studen-Pavlovich D, et al. Reversal of soft-tissue local anesthesia with phentolamine mesylate in pediatric patients. J Am Dent Assoc. 2008, 139(8): 1095–1104.

[38] Nourbakhsh N, Shirani F, Babaei M. Effect of phentolamine mesylate on duration of soft tissue local anesthesia in children. J Res Pharm Pract, 2012, 1(2): 55–59.

[39] Sinclair MD, Bailey MA, McAree BJ, et al. Images in vascular medicine: rapid epinephrine 'reversal' with phentolamine following accidental autoinjector inoculation. Vasc Med, 2011, 16(3): 215–216.

[40] Mann T, Hammert WC. Epinephrine and hand surgery. J Hand Surg Am, 2012, 37(6): 1254–1256, quiz 7.

[41] Mathez C, Favrat B, Staeger P. Management options for accidental injection of epinephrine from an autoinjector: a case report. J Med Case Rep, 2009, 3: 7268.

[42] Hinterberger JW, Kintzi HE. Phentolamine reversal of epinephrine-induced digital vasospasm. How to save an ischemic finger. Arch Fam Med, 1994, 3(2): 193–195.

[43] Gdalevitch P, Van Laeken N, Bahng S, et al. Effects of nitroglycerin ointment on mastectomy flap necrosis in immediate breast reconstruction: a randomized controlled trial. Plast Reconstr Surg, 2015, 135(6): 1530–1539.

[44] Turin SY, Li DD, Vaca EE, et al. Nitroglycerin ointment for reducing the rate of mastectomy flap necrosis in immediate implant-based breast reconstruction. Plast Reconstr Surg, 2018, 142(3): 264e–270e.

[45] Patel KM, Hill LM, Gatti ME, et al. Management of massive mastectomy skin flap necrosis following autologous breast reconstruction. Ann Plast Surg, 2012, 69(2): 139–144.

[46] Zamboni WA, Browder LK, Martinez J. Hyperbaric oxygen and wound healing. Clin Plast Surg, 2003, 30(1): 67–75.

[47] Mermans JF, Tuinder S, von Meyenfeldt MF, et al. Hyperbaric oxygen treatment for skin flap necrosis after a mastectomy: a case study. Undersea Hyperb Med, 2012, 39(3): 719–723.

[48] Thom SR. Hyperbaric oxygen: its mechanisms and efficacy. Plast Reconstr Surg, 2011, 127(Suppl 1): 131S–141S.

[49] Fredman R, Wise I, Friedman T, et al. Skin-sparing mastectomy flap ischemia salvage using urgent hyperbaric chamber oxygen therapy: a case report. Undersea Hyperb Med, 2014, 41(2): 145–147.

[50] Shuck J, O'Kelly N, Endara M, et al. A critical look at the effect of hyperbaric oxygen on the ischemic nipple following nipple sparing mastectomy and implant based reconstruction: a case series. Gland Surg, 2017, 6(6): 659–665.

[51] Hoggan BL, Cameron AL. Systematic review of hyperbaric oxygen therapy for the treatment of non-neurological soft tissue radiation-related injuries. Support Care Cancer, 2014, 22(6): 1715–1726.

[52] Wang C, Schwaitzberg S, Berliner E, et al. Hyperbaric oxygen for treating wounds: a systematic review of the literature. Arch Surg, 2003, 138(3): 272–279, discussion 80.

[53] Semsarzadeh NN, Tadisina KK, Maddox J, et al. Closed incision negative-pressure therapy is associated with decreased surgical-site infections: a meta-analysis. Plast Reconstr Surg, 2015, 136(3): 592–602.

[54] Mandrekas AD, Zambacos GJ, Anastasopoulos A, et al. Reduction mammaplasty with the inferior pedicle technique: early and late complications in 371 patients. Br J Plast Surg, 1996, 49(7): 442–446.

[55] Modolin M, Cintra W Jr, Silva MM, et al. Mammaplasty with inferior pedicle flap after massive weight loss. Aesthet Plast Surg, 2010, 34(5): 596–602.

[56] Wettstein R, Christofides E, Pittet B, et al. Superior pedicle breast reduction for hypertrophy with massive ptosis. J Plast Reconstr Aesthet Surg, 2011, 64(4): 500–507.

[57] Lewin R, Goransson M, Elander A, T et al. Risk factors for complications after breast reduction surgery. J Plast Surg Hand Surg, 2014, 48(1): 10–14.

[58] Uslu A, Korkmaz MA, Surucu A, et al. Breast reduction using the superomedial pedicle- and septal perforator-based technique: our clinical experience. Aesthet Plast Surg, 2019, 43(1): 27–35.

[59] Hammond DC, O'Connor EA, Knoll GM. The short-scar periareolar inferior pedicle reduction technique in severe mammary hypertrophy. Plast Reconstr Surg, 2015, 135(1): 34–40.

[60] Lugo LM, Prada M, Kohanzadeh S, et al. Surgical outcomes of gigantomastia breast reduction superomedial pedicle technique: a 12-year retrospective study. Ann Plast Surg, 2013, 70(5): 533–537.

[61] Cardenas-Camarena L. Reduction mammoplasty with superolateral dermoglandular pedicle: details of 15 years of experience. Ann Plast Surg, 2009, 63(3): 255–261.

[62] Uebel CO, Piccinini PS, Ramos RFM, et al. Breast reduction: the superolateral dermoglandular pedicle revisited. Aesthet Plast Surg, 2019, 43(1): 36–45.

[63] Bauermeister AJ, Gill K, Zuriarrain A, et al. Reduction mammaplasty with superomedial pedicle technique: a literature review and retrospective analysis of 938 consecutive breast reductions. J Plast Reconstr Aesthet Surg, 2019, 72(3): 410–418.

[64] Vandeweyer E. Breast reduction mammaplasty. Shall we drain?Acta Chir Belg, 2003, 103(6): 596–598.

[65] Beer GM, Spicher I, Cierpka KA, et al. Benefits and pitfalls of vertical scar breast reduction. Br J Plast Surg, 2004, 57(1): 12–19.

[66] Robert G, Duhamel A, Alet JM, et al. Complications of breast reduction about 715 breasts. Ann Chir Plast Esthet, 2014, 59(2): 97–102.

[67] Khan SM, Smeulders MJ, Van der Horst CM. Wound drainage after plastic and reconstructive surgery of the breast. Cochrane Database Syst Rev, 2015, 10: CD007258.

[68] Cunningham BL, Gear AJ, Kerrigan CL, et al. Analysis of breast reduction complications derived from the BRAVO study. Plast Reconstr Surg, 2005, 115(6): 1597–1604.

[69] Shestak KC, Davidson EH. Assessing risk and avoiding complications in breast reduction. Clin Plast Surg, 2016, 43(2): 323–331.

[70] Zoumaras J, Lawrence J. Inverted-T versus vertical scar breast reduction: one surgeon's 5-year experience with consecutive patients. Aesthet Surg J, 2008, 28(5): 521–526, discussion 6–7.

[71] Zubowski R, Zins JE, Foray-Kaplon A, et al. Relationship of obesity and specimen weight to complications in reduction mammaplasty. Plast Reconstr Surg, 2000, 106(5): 998–1003.

[72] Abramson DL, Pap S, Shifteh S, et al. Improving long-term breast shape with the medial pedicle wise pattern breast reduction. Plast Reconstr Surg, 2005, 115(7): 1937–1943.

[73] Karacor-Altuntas Z, Dadaci M, Ince B, et al. Central pedicle reduction in gigantomastia without free nipple graft. Ann Plast Surg, 2016, 76(4): 383–387.

[74] Myung Y, Heo CY. Relationship between obesity and surgical complications after reduction mammaplasty: a systematic literature review and meta-analysis. Aesthet Surg J, 2017, 37(3): 308–315.

[75] Rancati A, Irigo M, Angrigiani C. Management of the Ischemic Nipple-Areola complex after breast reduction. Clin Plast Surg, 2016, 43(2): 403–414.

[76] Lista F, Ahmad J. Vertical scar reduction mammaplasty: a 15-year experience including a review of 250 consecutive cases. Plast Reconstr Surg, 2006, 117(7): 2152–2165, discussion 66–69.

[77] de-Sa JZ, Kawamura K, Barreto RH, et al. Evaluation of the nipple-areola complex after reduction mammoplasty with dermal release versus resected volume of the breast tissue. Rev Bras Cir Plast, 2018, 33(4): 478–483.

[78] Chan LK, Withey S, Butler PE. Smoking and wound healing problems in reduction mammaplasty: is the introduction of urine nicotine testing justified? Ann Plast Surg, 2006, 56(2): 111–115.

[79] Muller-Sloof E, de Laat HEW, Hummelink SLM, et al. The effect of postoperative closed incision negative pressure therapy on the incidence of donor site wound dehiscence in breast reconstruction patients: DEhiscence PREvention Study(DEPRES), pilot randomized controlled trial. J Tissue Viability, 2018, 27(4): 262–266.

[80] Cottone G, Amendola F, Caminiti R, et al. Breast cerclage: an innovative expedient for perimammary dehiscence healing. J Am Coll Clin Wound Spec, 2017, 9(1–3): 10–13.

[81] Decker MR, Greenblatt DY, Havlena J, et al. Impact of neoadjuvant chemotherapy on wound complications after breast surgery. Surgery, 2012, 152(3): 382–388.

[82] Roshan A, Kotwal A, Riaz M, et al. Sternal wound dehiscence complicated by macromastia: report of two cases with discussion of literature. J Plast Reconstr Aesthet Surg, 2009, 62(10): e362–364.

[83] O'Grady KF, Thoma A, Dal Cin A. A comparison of complication rates in large and small inferior pedicle reduction mammaplasty. Plast Reconstr Surg, 2005, 115(3): 736–742.

[84] Shermak MA, Chang D, Buretta K, et al. Increasing age impairs outcomes in breast reduction surgery. Plast Reconstr Surg, 2011, 128(6): 1182–1187.

[85] James A, Verheyden C. A retrospective study comparing patient outcomes of wise pattern-inferior pedicle and vertical pattern-medial pedicle reduction mammoplasty. Ann Plast Surg, 2011, 67(5): 481–483.

[86] Manahan MA, Buretta KJ, Chang D, et al. An outcomes analysis of 2142 breast reduction procedures. Ann Plast Surg, 2015, 74(3): 289–292.

[87] Hammond DC, Loffredo M. Breast reduction. Plast Reconstr Surg, 2012, 129(5): 829e–839e.

[88] Neaman KC, Armstrong SD, Mendonca SJ, et al. Vertical reduction mammaplasty utilizing the superomedial pedicle: is it really for everyone?Aesthet Surg J, 2012, 32(6): 718–725.

[89] Hammond DC, Kim K. The short scar periareolar inferior pedicle reduction mammaplasty: management of complications. Clin Plast Surg, 2016, 43(2): 365–372.

[90] Altuntas ZK, Kamburoglu HO, Yavuz N, et al. Long-term changes in nipple-areolar complex position and inferior pole length in superomedial pedicle inverted 't' scar reduction mammaplasty. Aesthet Plast Surg, 2015, 39(3): 325–330.

[91] Lista F, Austin RE, Ahmad J. Reduction mammaplasty with short scar techniques// Neligan PC, editor. Plastic surgery: volume five: breast. 4th. Canada: Elsevier, 2018: 160–173. e3.

[92] Gougoutas AJ, Said HK, Um G, et al. Nipple-Areola complex reconstruction. Plast Reconstr Surg, 2018, 141(3): 404e–416e.

[93] Sisti A, Grimaldi L, Tassinari J, et al. Nipple-areola complex reconstruction techniques: A literature review. Eur J Surg Oncol, 2016, 42(4):441–465.

[94] Davidson EH, Egro FM, Shestak KC. Reconstruction of the nipple areolar complex// Neligan PC, editor. Plastic surgery: volume five: breast. 4th. Canada: Elsevier, 2018: 501–508.e2.

第 20 章

行乳房缩小术患者的癌症筛查与风险

Ara A. Salibian, Jordan D. Frey, Nolan S. Karp

■ 肿瘤整形乳房缩小术

■ 引 言

　　世界上有 1/8 的女性被诊断为乳腺癌[1]。筛查性乳房 X 线检查仍然是女性预防性保健的最重要手段之一。乳房缩小术对乳房 X 线筛查结果解读的影响一直是讨论的话题[2]。作为一项对乳房皮肤、脂肪和乳腺实质实施的大范围手术,乳房缩小术后的变化是否会妨碍对乳房 X 线片的分析,也是我们面临的问题。此外,由于乳房缩小术通常会切除相当一部分腺体组织,因此应该可以降低患者罹患乳腺癌的风险。

　　国家相关指南中对乳腺癌筛查时间作出了推荐,然而,很少涉及先前的手术对乳房的影响,特别是乳房缩小术。了解乳房缩小术后的乳腺癌监测需要了解乳房缩小术后的风险降低以及术后乳房变化对影像学检查的影响。整形外科医生应该熟悉这些变化,以便在乳房缩小术前和术后正确地为患者提供咨询。

■ 乳房缩小术后的癌症监测

　　目前人们对乳房缩小术后的乳房 X 线改变已经进行了广泛的研究。了解乳房缩小术后的后遗症的影像学变化,并将其与潜在的增殖性或肿瘤性病变进行鉴别,对于乳房缩小术后患者的健康监测至关重要。解读这些差异不仅可以正确识别需要关注的病变,还可以防止对良性病变的过度诊断,从而避免不必要的干预。

■ 乳房 X 线检查的表现

　　乳房缩小术涉及对乳房皮肤包膜、乳腺实质和乳头乳晕复合体的重要操作。术后被破坏的软组织愈合会对乳房结构产生短暂和永久的影响,这对影像学检查有重要意义。新的组织平面形成,随后相互结疤,水肿会改变结构,受损组织钙化,形成赘生物,脂肪或实质坏死可能导致新的肿块,缝线等异物会使局部炎症持续。

　　乳房缩小术后常见的 X 线表现包括皮肤增厚、乳晕后纤维带、脂质(油)囊肿和乳晕皮肤钙化(表 20.1)[3,4]。横向的乳晕后纤维带平行于皮肤,可以解释为去上皮蒂的真皮层。乳晕增厚也可能继发于乳晕周围缝线和乳晕下水肿。同样地,由于乳头和乳房下皱襞之间的垂直瘢痕,可以观察到皮肤增厚。脂质性囊肿往往是脂肪坏死最常见的表现,再加上瘢痕和缝线,它们表现为一个有钙化的、射线可穿透的"蛋壳"样囊肿(图 20.1)。

A. A. Salibian · J. D. Frey · N. S. Karp (✉)
Hansjörg Wyss Department of Plastic Surgery, NYU Langone Medical Center, New York, NY, USA
e-mail: Nolan.karp@nyumc.org

© Springer Nature Switzerland AG 2021
J. Y. S. Kim (ed.), *Managing Common and Uncommon Complications of Aesthetic Breast Surgery*,
https://doi.org/10.1007/978-3-030-57121-4_20

表 20.1　乳房缩小术后的乳房 X 线检查结果

- 皮肤增厚
- 乳晕后的纤维条带
- 乳晕下水肿
- 脂质性囊肿
- 钙化
- 下极回缩
- 乳腺实质重新分配
- 乳头乳晕复合体向上移位

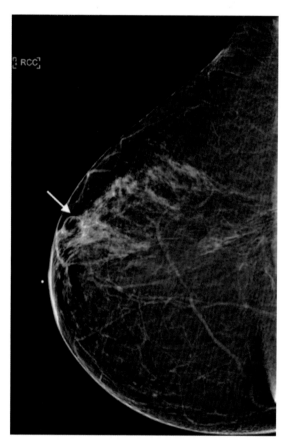

图 20.1　乳房缩小术后的乳房 X 线筛查显示乳晕周围常见的脂肪坏死伴脂质性囊肿（白色箭头）

　　局灶性钙化也相对常见，据报道发生率为 8%~45%（图 20.2）[5-8]。大多数良性钙化可能起源于脂肪坏死区域。由于脂肪坏死高度依赖于手术技术、乳房形态和术后愈合，钙化的发生率可能有很大差异。然而，良性钙化的表现可以与恶性病变相鉴别[5]。继发于脂肪坏死的

钙化灶多呈圆形，边界清楚，比恶性肿瘤的钙化灶更粗大[4]。这些病变也倾向于靠近皮肤，而不是更深的实质性肿瘤。然而，某些病变也可以类似于恶性的毛刺微钙化[9]，此时可能需要通过组织活检进行诊断。

　　值得注意的是，这些影像学变化也可能随着时间的推移而发生变化。例如，皮肤增厚也会随着时间的推移而减少，并且在 2 年后消失[2,5]。另一方面，某些研究已经注意到钙化随着时间的推移而增加[8]。乳房 X 线检查也可以看到形态学改变，包括乳房下极回缩，乳腺实质重新分布，腺体组织向下移位，乳头乳晕复合体向上移动[6]。虽然这些改变中的大多数是可预测的，可以与恶性病变进行明显的鉴别，但任何令人担忧或不确定的发现都需要进一步细致的检查。

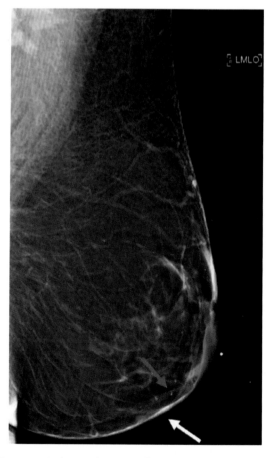

图 20.2　乳房缩小术后的乳房 X 线筛查显示典型的术后变化，包括良性钙化（红色箭头）和皮肤增厚（白色箭头）

■ 对癌症筛查的影响

■ 乳房钼靶检查

许多研究已经证实了乳房缩小术对于未来乳房 X 线筛查的安全性，也已经证实乳房切除术后对侧对称性缩小与未缩小乳房具有相同的准确性、敏感度和特异度[10]。在这项研究中，Nava 等证明乳房缩小术组和未缩小术组的乳腺影像学报告和数据系统密度评分相似。这些发现表明，增殖性或肿瘤性病变的影像学检查不受乳房皮肤和实质手术的影响。

人们担心术后乳房瘢痕和脂肪坏死的增加可能导致乳房 X 线检查后需要活检的概率增加。如前所述，虽然大多数继发于脂肪坏死的钙化可与恶性钙化相鉴别，但某些情况下类似于肿瘤性钙化的脂肪坏死形态已有报道[9]。将乳房缩小术后的乳房 X 线改变与脂肪移植术后的变化进行比较显示，乳房缩小术后因肿块导致需要活检的概率较高[11]。

然而，大多数术后影像学改变与恶性肿瘤的乳房 X 线征象不同。一些研究调查了乳房缩小术后因影像学发现而需要进行额外检查的概率，与对照组相比，需要额外检查的概率相似。术后乳房 X 线摄影与术前对照乳房 X 线摄影的比较显示，在异常乳房 X 线摄影的概率、需要额外的影像学检查、需要随访影像学检查或乳房 X 线摄像发现的需要活检的病变方面无显著差异[12]。同样，对 4 473 例行乳房缩小术的女性患者进行研究的一篇综述发现，筛查性乳房 X 线摄影后的召回率与 239 404 例未行乳房缩小术的患者无差异，这进一步提示，尽管术后乳房发生变化，但我们仍有能力正确解读筛查性乳房 X 线图像[13]。

乳房缩小术后的筛查性乳房 X 线摄影要求根据已知的术后乳房变化解读影像学结果，同时要关注高度怀疑任何可能超出术后标准的病变。影像学检查的时机也很关键，因为必须确定是否存在"适当的"术后变化，并随时间推移进行追踪，以与新病变相鉴别。建议术后 6 个月进行乳房 X 线检查，以确定是否存在术后变化，之后通常在短暂的术后变化消退后进行半年至一年的随访，为未来的筛查创建基线[4]。

■ 其他成像方法

如果乳房 X 线检查的结果不能明确诊断，可以使用其他成像方法进一步明确不确定的病变。MRI 已越来越多地用于乳腺癌的诊断和筛查[14]。乳腺 MRI 可用于进一步评估某些乳房 X 线摄影显示不明确的病变（图 20.3）。超声检查和立体定向组织取样也可用于评估可疑的乳房 X 线检查结果[7]。

■ 肿瘤整形乳房缩小术

此外，这些影响对于肿瘤整形术后的癌症监测至关重要。肿瘤整形乳房缩小术显示了良好的结果，获得适当的切缘，同时保持乳房美学，否则会因较大的切除而发生扭曲[15]。由于担心原发恶性肿瘤之外的复发，对肿瘤患者需要进行更加谨慎的术后监测。Losken 等在一项行肿瘤缩小术的队列研究中证明了与仅接受保乳治

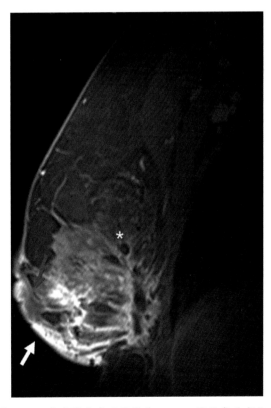

图 20.3 乳房缩小术后的乳腺 MRI，显示术后变化，包括皮肤增厚（白色箭头）、乳晕下水肿（红色箭头）、乳头乳晕复合体移位和小肿块（星号）

疗的患者相比，二者的乳房 X 线检查结果相似[16]，但是与对照组相比，接受肿瘤整形的患者需要额外的组织取样做诊断性检查。

乳房缩小术后的癌症风险

乳房缩小术也会影响乳腺癌的发病率。早期研究表明，曾经接受过乳房缩小术的患者的乳腺癌风险降低[17]。对欧洲的大型登记数据研究发现，乳房缩小术后平均 7.5 年后，乳腺癌的患病风险降低 28%[18]。值得注意的是，这一风险在 50 岁后接受乳房缩小术的患者中降低，且在平均随访时间超过 5 年的患者中最显著，提示年龄和时间在这一过程中发挥了重要作用。随后进行的一项包含 30 000 多名女性的研究同样表明，在接受乳房缩小术的患者中，标准化发病率比为 0.71，差异具有显著意义[19]。乳腺癌发病率的降低已在其他独立研究中得到证实[20]，有些人建议将乳房缩小术作为乳腺癌的主要预防手段。

为了解释乳房缩小术后乳腺癌发病率降低的原因，人们提出了几种理论。大量腺体组织切除可能从本质上减少了可发生肿瘤转化的细胞数量，这一理论得到了研究的支持。研究表明风险降低与组织切除量之间存在关联，当乳房缩小术切除组织量超过 800g 时，乳腺癌的发生风险就会降低[21]。虽然行或未行乳房缩小术患者的乳腺密度相似，但在对癌症发病率的影响上，患者的生活方式和全身因素也可能在观察到的这些差异中发挥作用。接受过乳房缩小术的女性患其他癌症的概率也较低，包括肺癌、宫颈癌和胃肠道肿瘤[13]。虽然多项研究证实乳房缩小术后乳腺癌风险降低，但这些变化的病因仍未完全阐明。

重要的是，尽管乳房缩小术后乳腺癌风险显著降低，但应建议患者通过筛查性乳房 X 线摄影维持常规的癌症监测。根据美国妇产科医师学会（American College of Obstetricians and Gynecologists）和美国癌症协会（American Cancer Society）的建议，包括 40 岁以后的女性每年应进行乳房 X 线检查[22,23]，以及根据美国预防工作组（United States Preventive Service Task Force）的建议，50~74 岁的女性应每两年进行一次乳房 X 线检查[24]。

总 结

乳房缩小术对乳腺癌的风险和监测都有重要意义。乳房缩小术后的乳房变化在筛查性乳房 X 线摄像上很容易被注意到，必须与可疑的增殖性或肿瘤性病变相鉴别。虽然术后影像学检查结果可能导致额外的检查以排除恶性肿瘤，但多项研究已证实，传统的乳房缩小术不会导致不必要的检查率升高，也不会降低有效诊断恶性病变的能力，原因可能是影像学检查结果一致。然而，对于某些病例，我们必须保持高怀疑指数，并采用低阈值进行组织活检。乳房缩小术虽然可以降低乳腺癌的患病风险，但是我们仍应遵循相关的国家筛查指南。乳房缩小术对癌症发病率及癌症监测的影响应在术前与患者充分讨论，作为术前知情同意的重要组成部分。

（张硕怡 译，李永平 审校）

参考文献

[1] Breastcancer. org. US. breast cancer statistics. 2019. https: //www. breastcancer. org/symptoms/understand_bc/statistics. Accessed 8 Feb 2019.

[2] Robertson JL. Changed appearance of mammograms following breast reduction. Plast Reconstr Surg, 1977, 59: 347–351.

[3] Kim H, Kang BJ, Kim SH, et al. What we should know in mammography after reduction mammoplasty and mastopexy?Breast Cancer, 2015, 22: 391–398.

[4] Danikas D, Theodorou SJ, Kokkalis G, et al. Mammographic findings following reduction mammoplasty. Aesthet Plast Surg, 2001, 25: 283–285.

[5] Abboud M, Vadoud-Seyedi J, De Mey A, et al. Incidence of calcifications in the breast after surgical reduction and liposuction. Plast Reconstr Surg, 1995, 96: 620–626.

[6] Miller CL, Feig SA, Fox JW. Mammographic changes after reduction mammoplasty. Am J Roentgenol, 1987, 149: 35–38.

[7] Mitnick JS, Vazquez MF, Plesser KP, et al. Distinction between postsurgical changes and carcinoma by means of stereotaxic fine-needle aspiration biopsy after reduction mammaplasty. Radiology, 1993, 188: 457–462.

[8] Brown FE, Sargent SK, Cohen SR, et al. Mammographic changes following reduction mammaplasty. Plast Reconstr Surg, 1987, 80: 691–698.

[9] Miller JA, Festa S, Goldstein M. Benign fat necrosis simulating bilateral breast malignancy after reduction

mammoplasty. South Med J, 1998, 91: 765–767.

[10] Nava MB, Rocco N, Catanuto G, et al. Impact of contra-lateral breast reshaping on mammographic surveillance in women undergoing breast reconstruction following mastectomy for breast cancer. Breast, 2015, 24: 434–439.

[11] Rubin JP, Coon D, Zuley M, et al. Mammographic changes after fat transfer to the breast compared with changes after breast reduction: a blinded study. Plast Reconstr Surg, 2012, 129: 1029–1038.

[12] Roberts JM, Clark CJ, Campbell MJ, et al. Incidence of abnormal mammograms after reduction mammoplasty: implications for oncoplastic closure. Am J Surg, 2011, 201: 611–614.

[13] Muir TM, Tresham J, Fritschi L, et al. Screening for breast cancer post reduction mammoplasty. Clin Radiol, 2010, 65: 198–205.

[14] Stout NK, Nekhlyudov L, Li L, et al. Rapid increase in breast magnetic resonance imaging use: trends from 2000 to 2011. JAMA Intern Med, 2014, 174: 114–121.

[15] Losken A, Pinell-White X, Hart AM, et al. The oncoplastic reduction approach to breast conservation therapy: benefits for margin control. Aesthet Surg J, 2014, 34: 1185–1191.

[16] Losken A, Schaefer TG, Newell M, et al. The impact of partial breast reconstruction using reduction techniques on postoperative cancer surveillance. Plast Reconstr Surg, 2009, 124: 9–17.

[17] Lund K, Ewertz M, Schou G. Breast cancer incidence subsequent to surgical reduction of the female breast. Scand J Plast Reconstr Surg Hand Surg, 1987, 21: 209–212.

[18] Boice JD Jr, Persson I, Brinton LA, et al. Breast cancer

following breast reduction surgery in Sweden. Plast Reconstr Surg, 2000, 106: 755–762.

[19] Fryzek JP, Ye W, Nyren O, et al. A nationwide epidemiologic study of breast cancer incidence following breast reduction surgery in a large cohort of Swedish women. Breast Cancer Res Treat, 2006, 97: 131–134.

[20] Brown MH, Weinberg M, Chong N, et al. A cohort study of breast cancer risk in breast reduction patients. Plast Reconstr Surg, 1999, 103: 1674–1681.

[21] Brinton LA, Persson I, Boice JD Jr, et al. Breast cancer risk in relation to amount of tissue removed during breast reduction operations in Sweden. Cancer, 2001, 91: 478–483.

[22] The American College of Obstetricians and Gynecologists. Breast cancer risk assessment and screening in average-risk women. ACOG Practice Bulletin No. 179, 2017. https: //www. acog. org/-/media/Practice-Bulletins/Committee-on-Practice-Bulletins%2D%2D%2D%2DGynecology/Public/pb179. pdf?dmc=1&ts=20180204T1824108792. Accessed 10 Feb 2019.

[23] American Cancer Society. American Cancer Society guidelines for the early detection of cancer, 2018. https: //www. cancer. org/healthy/find-cancer-early/cancer-screening-guidelines/americancancer-society-guidelines-for-the-early-detection-of-cancer. html. Accessed 10 Feb 2019.

[24] United States Preventive Services Task Force. Breast cancer: screening, 2013. https: //www. uspreventiveservicestaskforce. org/Page/Document/RecommendationStatementFinal/breast-cancerscreening.10 Feb 2019.

第21章

乳房缩小术中不对称及严重瘢痕的翻修

Ian Chow, Carolyn DeLaCruz, Kenneth C. Shestak

手术视频

■ 引　言

　　乳房缩小术是整形外科最常见的手术之一，2017年我们进行了103 098例乳房缩小术[1]。绝大多数患者的术前症状得到缓解，并对结果感到满意。尽管如此，乳房缩小术的翻修并不少见，文献报道的翻修率高达12%[2-4]。在大多数情况下，翻修手术是用来解决不利瘢痕的，而术后不对称严重到需要手术翻修的情况很罕见，发生率小于1%[4, 5]。整形外科医生必须善于处理需要翻修的不良瘢痕的常见并发症，以及相对少见的需要更多侵入性干预的乳房不对称并发症。

　　为了了解不良瘢痕和不对称的原因，整形外科医生必须对常见的皮肤切除模式和蒂设计及其对形状和瘢痕的影响有基本的了解。在本章中，我们将回顾常见的皮肤切除模式和乳房整形技术，并讨论常见的不良瘢痕和次优乳房形状的表现，以及并发症的处理方法。

■ 皮肤切除模式

　　皮肤切除模式的选择决定了最终的皮肤瘢痕模式，对于在残留的乳房皮肤和缩小的乳房体积之间建立比例关系至关重要。虽然这是老生常谈，但我们认为皮肤切除模式对乳房重塑的贡献甚微，除非乳房皮肤有高度弹性和良好的色泽。平衡皮肤切除和实质重塑是计划和实施乳房缩小手术的一个重要因素，因为皮肤切除过多会导致最终闭合线过度紧张，通常会使伤口边缘缺血，可能导致伤口愈合并发症，如部分伤口裂开或更常见的增生性瘢痕[6]。

　　虽然已经描述了许多皮肤切除技术，但是我们将集中讨论两种最常用的技术，即倒T型（Wise型）和垂直型皮肤切除术。虽然Wise型皮肤切除术通常与下蒂技术和垂直乳房复位联合内上或内侧蒂技术相关，但必须认识到，皮肤切除模式独立于最终选择的蒂。

　　Wise型皮肤切除术已成为美国最流行的中大型乳房缩小术的选择，尽管瘢痕负担很重，但高达83%的整形外科医生仍将其作为主要技术[7]。由于该技术依赖于剩余的皮肤包膜来维持乳房形状并提供投影，因此人们对于皮肤是否可以充当胸罩存在重大争议[6]。由于皮肤包膜反复松弛和残留乳腺实质下降，乳房缩小后"下移"或假性下垂的现象提供了该技术应用的相反的证据，特别是在术后乳房较大和皮肤质量差的患者中（图21.1）[8, 9]。

　　此外，Wise型皮肤切除术因其倾向于在乳房下极形成扁平、方形和增生性瘢痕而受到质疑（图21.2）。采用Wise型皮肤切

I. Chow (✉) · C. DeLaCruz · K. C. Shestak
Department of Plastic Surgery, University of Pittsburgh
Medical Center, Pittsburgh, PA, USA
e-mail: chowi@upmc.edu

© Springer Nature Switzerland AG 2021
J. Y. S. Kim (ed.), *Managing Common and Uncommon Complications of Aesthetic Breast Surgery*,
https: //doi. org/10. 1007/978-3-030-57121-4_21

除术后出现乳房下极扁平、方形的原因是由于其设计的性质。采用 Wise 型切口水平切除皮肤会形成内侧和外侧组织过剩,乳房下皱襞切口的总长度大于原乳房底部宽度,残留的实质组织从侧面填充皮肤包膜,这可能导致缩小的乳房呈现扁平和方形的外观(图 21.3)。使问题进一步复杂化的可能是垂直臂设计太短。通常提倡 4~5cm 的短臂,认为留下的皮肤少可以防止下移,并可以防止乳头太高[10, 11]。如前所述,这个思维过程依赖于这样一个观点,皮肤包膜是创造和保持长期乳房形状的主要因素。不幸的是,较短的垂直臂会产生较小的皮肤包被,这会导致下极呈方形并增加 T 闭合区域的张力,同时可能导致实质过度切除。而 6~10cm 的长垂直臂可以让皮膜覆盖在蒂上,减少对皮瓣的破坏,特别是对于有坚硬纤维状乳腺组织的患者可以减轻张力。

与 Wise 型皮肤切除术相比,垂直型皮肤切除术的原则是实质蒂的设计和位置决定了乳房形状,而皮肤包裹着剩余的薄壁组织。这最初会产生扭曲的外观,所以需要外科医生对皮肤质量和特征有敏锐的了解,以便对能否获得良好的美学效果进行预测。

垂直型皮肤切除术后多余皮肤的处理不当

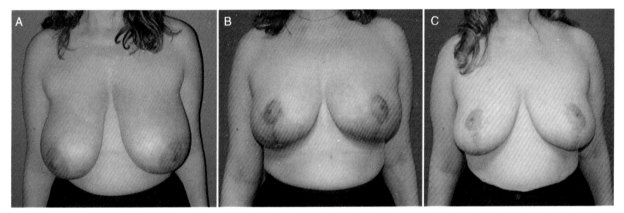

图 21.1　一位 38 岁的女性患者,有肥大的乳房和Ⅲ级乳房下垂,经 Wise 型切口行双侧下蒂乳房缩小术,初步效果良好。随后由于反复出现皮肤松弛和残留乳腺实质下降,出现了乳房假性下垂,需要乳房复位

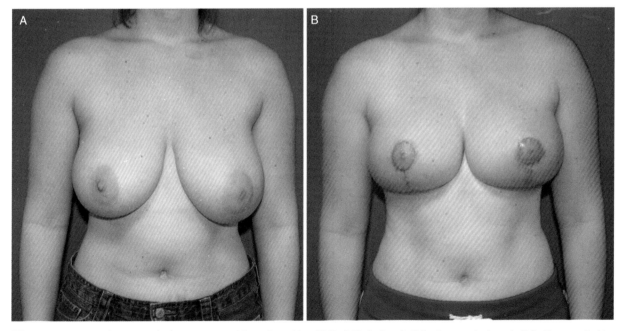

图 21.2　一位 23 岁的女性患者,经 Wise 型切口行双侧下蒂乳房缩小术,右乳切除 158g 组织,左乳切除 166g 组织。过多的皮肤切除会导致扁平的方形外观,因为残留的实质组织会从侧面填满皮肤包膜

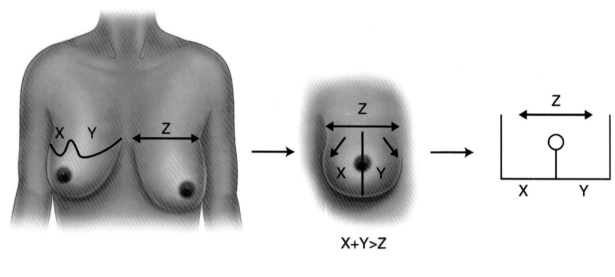

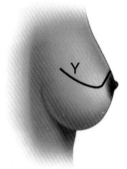

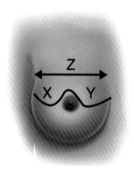

图 21.3　在乳房缩小中进行 Wise 型皮肤切除时，乳房下皱襞由肢体 x 和 y 臂的长度定义（左图）。x 和 y 的总长度大于原始乳房底部宽度（z，右图）。由于这种长度差异，剩余的乳房组织自然地填满了由该长度的侧面部分所定义的空间，这可能导致 Wise 型乳房缩小术后乳房出现方形外观（中图）

也会导致伤口愈合并发症和不良瘢痕形成。当垂直楔形切除皮肤时，多余的皮肤在上、下产生，从好的方面想，这不是问题，因为多余的皮肤会被乳晕开口吸收，但从不好的方面想，多余的下皮肤可能需要进行修正手术，尤其是在出现症状时。如果外科医生在初次手术时感觉到下皮肤过多是一个问题，那么采用额外的 J 形、L 形或 T 形皮肤切除术可以减轻术后问题。

Matthews 等的一项研究比较了垂直切口集中或不集中的患者，结果表明，虽然垂直切口集中导致初始切口长度显著缩短，但乳晕到乳房下皱褶的长度逐渐增加，同时伤口愈合并发症也增加。相比之下，尽管选择了闭合技术，但皮肤不随着时间的推移逐渐伸展，不会导致皱褶，皱褶修正率显著降低 [12]。相反，Hall Findlay 主张在乳房下皱襞水平上方至少 2~4cm 处终止垂直切口的下段，允许外科医生向下或下外侧延伸切除，以尽量减少下极的皮肤冗余和由此产生的瘢痕扩展到胸壁的可能性[13]。

与 Wise 型皮肤切除术相比，垂直型皮肤切除术具有概念上的优势，但它需要外科医生有极大的耐心和对患者的皮肤质量和弹性的充分了解。对垂直皮肤切除模式的不当处理可导致伤口愈合并发症，最终需要翻修手术。

结果比较

一些研究直接比较了接受垂直型皮肤切除技术或 Wise 型皮肤切除术患者的结果。在 Cruz-Korchin 等的一项随机对照试验中，行中等大小乳房缩小术（平均每个乳房 500g）的患者被随机分为两组，一组是垂直型皮肤切除联合内侧蒂乳房缩小术，另一组是 Wise 型皮肤切除联合下蒂乳房缩小术。作者证明，下蒂联合 Wise 型乳房缩小术组患者的手术翻修明显少于内蒂联合垂直型乳房缩小术组患者（0∶11%）[3]。相反，接受内蒂联合垂直型乳房缩小术的患者对瘢痕和整体美学效果的满意度显著提高。Zoumaras 等进行的一项外科医生系列研究显示，在下蒂联合 Wise 型乳房缩小术后，伤口裂开率和随后的瘢痕修复率较高[4]。最后对患者进行回顾性分析，使用乳房 –Q 问卷（Breast–Q questionnaire）进行比较，结果显示所有量表的平均得分没有显著差异，但有趣的是，在更大的组织切除术中，接受 Wise 型皮肤切除术的患者的整体满意度增加，而随着切除重量的增加，接受垂直型皮肤切除术的患者的整体满意度降低[5]。

虽然 Wise 型皮肤切除术会导致更大的瘢痕负担，但对于需要大面积皮肤切除的大型乳房缩小术来说，是一种很重要的技术。垂直型皮肤切除术更多地依赖于实质重塑，但可以达到一个高度美观的结果以及低负担的瘢痕。综上所述，无论是 Wise 型皮肤切除术还是垂直型皮肤切除术，都是每一位乳腺整形外科医生应熟练掌握的技术。正如 Hall Findlay 和 Shestak 所说："当外科医生使用他（她）最有经验的技术时，会获得最佳的乳房缩小效果[6]。"

蒂设计

最常用的蒂设计是下蒂、内侧蒂、上蒂和上内侧蒂，而中央蒂（一种对下蒂的修改）和外侧蒂的使用较少见[14]。文献[15,16]中广泛描述了每个蒂的血液供应和可靠性。当外科医生认为到蒂的血液循环不足时，可采用游离乳头移植术，这会导致乳头变平，可能出现感觉缺乏、母乳喂养能力、移植物丢失，以及色素沉着的风险增加，尤其是在皮肤黝黑的患者中。下蒂是乳房缩小术中最常用的蒂设计，69% 的整形外科医生会使用该技术[14]。一些外科医生提出并使用了一种新的策略，即使用这种技术进行较大的乳房缩小术，同时使用其他技术进行较小的乳房缩小术[17]。

不良瘢痕的处理

不良瘢痕是乳房缩小术后最常见的并发症和引起患者不满的原因[18]。在切口平缓的情况下，不良瘢痕可能表现为肥厚性、疼痛性或瘢痕疙瘩。在需要长期愈合的情况下，瘢痕也可能表现为扩大或有明显的继发性愈合迹象。直立的组织锥或"猫耳朵"是一种不良瘢痕，通常需要翻修手术[6]。避免和处理严重瘢痕并发症，是所有进行乳房缩小术的整形外科医生在职业生涯中都会遇到的，因为 2.5% 以上的患者会出现肥厚性瘢痕，30% 以上的患者会出现伤口相关并发症[19]。

增生性瘢痕最好的处理方法是预防，外科医生应避免闭合后的切口过度紧张或者闭合后的切口张力过大。对于具有不良瘢痕形成高风险或瘢痕增生初期症状的患者，硅胶产品是具有最高证据的首选预防措施，应使用并保持至少 1 个月，每天至少佩戴 12h[20]。当瘢痕为顽固性、瘙痒性或两者兼有时，则使用脉冲染料或局部激光治疗作为二线治疗选择，辅助使用皮质类固醇注射或 5– 氟尿嘧啶[20,21]。

我们认为手术切除是治疗不良瘢痕的一种非常有效的方法，但建议外科医生在手术前保证最终瘢痕成熟 12 个月以上。这个时间段也很重要，因为许多乳房缩小术后增生或扩大的瘢痕是继发于过度紧张或沿手术切口的伤口愈合并发症。耐心等待瘢痕恢复不仅可以使瘢痕成熟，还可以使天然乳房皮肤伸展，减少瘢痕切除后闭合处的潜在张力，从而改善结果（图 21.4）。

由于存在过多的皮肤和皮下组织，会出现直立的组织锥，俗称"猫耳朵"，这是乳房缩小术后常见的并发症。大多数小于 1cm 的"猫耳朵"将自行吸收[19]。经过 12 个月的观察等待或当患者对此感到非常痛苦时，需要使用标准技术在局部麻醉下进行手术切除。重要的是要认识到残留组织锥的存在是由于过多的皮肤和皮下组织结合，这通常需要切除多余的脂肪。"猫耳朵"的处理很大程度上取决于它们相对于乳房下皱襞的位置。Wise 型皮肤切除术后的内侧"猫耳朵"可能特别难以矫正，因为所需的延长可能需要将瘢痕穿过胸部中线，通常不建议这样做，因为这会导致瘢痕挛缩[13]。当"猫耳朵"沿着垂直切口并且位于乳房下皱襞上方时，则应使用垂直矫正和水平切除多余脂肪。如果"猫耳朵"位于乳房下皱襞或乳房下皱襞以下时，则需要对脂肪和皮下组织进行水平切除（向上弯曲），以便于无论切口最初是垂直还是水平方向，瘢痕都能向上收缩并脱离胸壁。

■ 形状不对称的处理

与不良瘢痕的修复相比，术后乳房不对称的修复相对较少，在乳房缩小手术中仅占不到 1%[22]。不良瘢痕的处理相对简单，而乳房不对称的修正则需要准确评估不对称的病因，与患者就目标和什么是可能的和不可能的进行彻底讨论，并应用多种不同的技术以实现对称。虽然不对称的问题对整形外科医生来说可能是显而易见的，但重要的是要讨论患者的不满意点，确定患者不满意的是哪侧乳房，并确定是否需要对对侧乳房进行额外的手术。乳房不对称的修正需要了解每个乳房当前的轮廓，注意乳房上缘、乳房下皱褶、乳房内侧缘和乳房外侧缘、乳头乳晕复合体的位置以及乳房内腺体组织的位置。在确定合适的手术方式之前，必须对这些标志进行分析。不对称通常与乳房缩小有关，包括形状、轮廓或体积问题，或者乳头错位、不对称。

■ 乳房复位原则

虽然吸脂术和皮肤切除术是治疗乳房不对称有效的辅助手段，但为了达到乳房之间的对称，可能需要切除实质组织。当蒂未知或处理

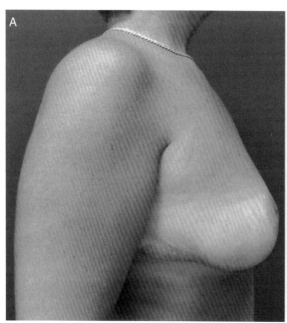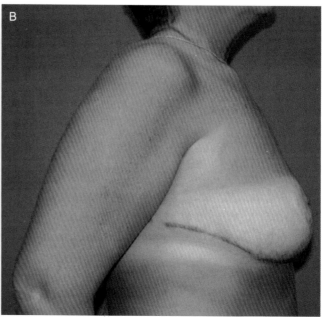

图 21.4　A. 患者切口的侧面出现明显加宽的增生性瘢痕。B. 切除瘢痕并在瘢痕成熟后进行修正，修正后的瘢痕外观明显改善

不对称需要从以前使用的蒂上切除组织时，外科医生通常不愿意进行乳房复位，但是我们发现，只要外科医生坚持几个关键原则，乳房复位可以安全和可预测地进行。在进行乳房复位时，必须保持乳头乳晕复合体的血流灌注，以防止乳头缺血和潜在损失，这必须通过重建原来的蒂或让乳头在随机模式的血液供应下存活来完成（视频 21.1）。创建新的蒂是不可靠的，因为在创建原始蒂的过程中，供应新蒂的血管会被切断。在一项对 90 例患者的回顾性研究中，Mistry 等提出了一系列乳房再缩小的关键原则，包括乳头乳晕复合体的移动不应超过 6cm，并且应随着深度的上皮化而移动，而不是通过重建或开发新的蒂，并且无论使用的原始蒂是什么，都应在下方和侧面移除多余的乳腺组织[23]。当需要将乳头定位在比单纯深部上皮化更大的位置时，一些作者主张将乳头移动到原始蒂或随机模式的血液供应上[24, 25]，另一些研究表明，即使使用原始蒂也会导致严重的并发症，并建议使用全乳头移植物[26, 27]。

▢ 乳头错位和不对称的处理

乳头错位是乳房缩小术后经常遇到的问题，例如乳头乳晕复合体的过度抬高，发生率高达 41%（图 21.5）[28]。在进行手术治疗之前，确定乳头过度抬高的病因很重要。Spear 等开发了一个基于胸骨切迹和上乳腺边界、乳头乳晕复合体和乳房下皱襞的分类系统，相对位置错位是由于下极过剩导致乳头在乳房上显得太高，绝对错位是由于乳头在乳房上的位置太高，与乳房上缘的距离较短，而复杂的错位涉及上述两个因素[29]。相对位置不正的处理是处理下极过剩而不是乳头，需要楔形切除下极乳腺组织。去除下极丰满（removal of lower pole fullness）会导致乳头更集中在乳房上（图 21.6）。另一种方法是抬高乳房上缘，这个技术更具挑战性，需要将脂肪移植到乳房的上极或放置一个小植入物。尝试重新连接乳房下皱襞的结果常常是不可预测的，会使人感到痛苦，并且往往容易失败。在具有适当的乳房形状和外观的情况下，单侧或绝对错位更具挑战性，需要使用涉及局

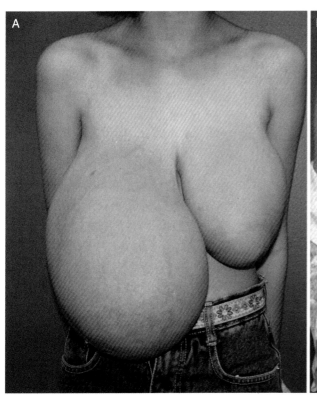
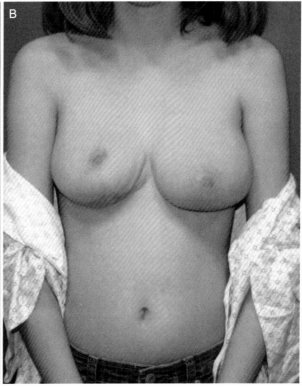

图 21.5　一位右侧巨乳症患者经 Wise 型切口行双侧下蒂乳房缩小术。患者的皮肤质量良好，皮肤包膜有弹性，由于术前较大的左乳的皮肤包膜张力较高，导致不对称的皮肤回缩，因此右乳头相对于左乳头显得较高

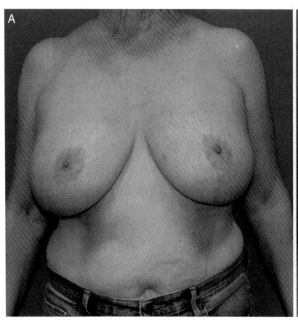 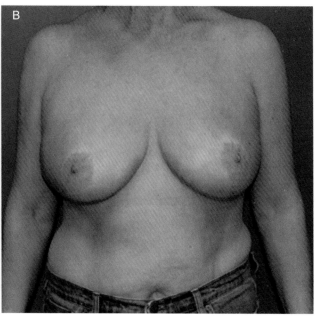

图 21.6　A. 一位 60 岁的女性患者，在 43 岁时通过一种未知技术进行乳房缩小术后，出现乳头和腺体不对称。患者有不对称性假性乳房下垂，右侧乳房有较大程度的腺体下降。由于乳房下部组织过剩，其乳头似乎相对高于乳房轮廓。B. 患者接受了下楔形切除术，乳头复位不明显，腺体不对称和乳头位置明显改善

部皮瓣转位[30-32]或皮肤移植的技术在乳晕上方的乳房上极切出一个难看的瘢痕。乳头很少在乳房上过低，但大多数情况下可以通过去上皮和换位来处理。显著的移位需要外科医生重建原始蒂或转换为游离乳头移植物。

　　乳头乳晕复合体也可能不对称，是由于切口闭合时皮肤张力的不同导致的术后乳晕的周长或形状不同。矫正这些不对称需要仔细规划上乳晕水平及其在乳房上的位置以实现对称。当改变大小或重新定位乳头乳晕复合体时，去表皮化对于最大限度地增加血液供应至关重要。所需的乳晕直径和周围皮肤之间的区域应该去上皮，以提供更强的切口闭合。Hammond 描述了一种非常有用的技术，他利用不可吸收缝线行埋入式荷包缝合（a buried purse-string Gore-Tex suture）来平衡乳晕周围的张力，维持了数百名患者所需的乳晕直径（图 21.7）[33, 34]。Becker 还提到了减少乳晕周围瘢痕技术获得了成功[36]。

■ 腺体不对称的处理

　　腺体不对称可能是由于体积差异、重力或磨损效应引起的乳丘移动以及轮廓异常。矫正体积异常需要外科医生确定两个乳房之间的体积差异，并尝试使乳房体积与患者的乳房相匹配。由于切除不足引起的轻微体积异常可以通过吸脂术和收紧包裹的皮肤来矫正，通过"定制缝合"来优化皮肤包裹的对称性、去表皮化和皮肤相似性，从而增强对称性和乳房形状。由于过度切除导致的轻微体积异常可以通过自体脂肪移植来矫正。

　　当乳房需要明显增大时，外科医生可以放置不对称扩张的组织扩张器以达到理想的乳房体积，然后放置永久性植入物，也可以直接放置永久性植入物。植入物的放置还可以通过增加中央乳房隆起的体积和使上乳房边缘丰满来改善形状和乳头位置。乳房组织切除不足可以利用前面讨论的乳房再缩小原理结合吸脂来处理。

　　在乳房缩小后外科医生通常会遇到下移现象的处理，并且在不对称的情况下需要特别注意。当下移是由于下极体积过多导致时，Hall-Findlay 主张在水平瘢痕上方切除垂直方向的皮肤和乳房组织的下楔（inferior wedge of skin），以及在瘢痕和乳房下皱襞之间进行吸脂，以解除乳房的重量使乳房下皱襞升高[6, 13, 23]。Hammond 更倾向于通过进行垂直瘢痕修复和沿着垂直切口折叠任何多余的皮肤来矫正畸形[35]。

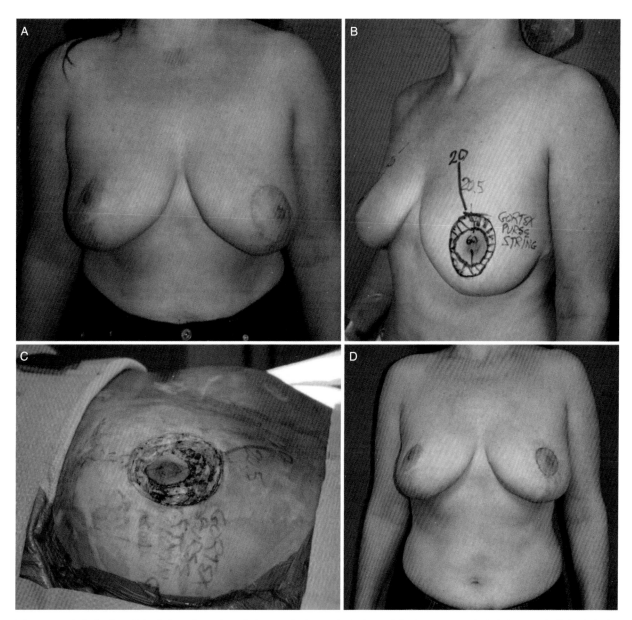

图 21.7 患者有明显的乳头大小和位置不对称，通过使用深部上皮化联合使用不可吸收缝线行埋入式荷包缝合（a buried purse-string Gore-Tex suture）对乳头乳晕复合体进行重新定位和调整大小，长期效果良好

虽然尝试将乳房下皱襞重新连接到胸壁的结果是不可预测的，但放置一片无细胞真皮基质或可吸收补片可能有助于加强皱襞并提供下极支撑，特别是在不需要或不期望缩小体积的情况下 [9, 22]。

■ 总　结

如果乳房缩小术后没有不良瘢痕和乳房不对称这些很麻烦的问题，患者的满意度会很高。对这些问题的理想处理需要深入了解乳房的解剖、乳房的标志、手术后乳房组织的行为（the behavior of breast tissue following surgery），以及用于实现皮肤和实质复位技术的优点和缺陷。处理这些并发症的理想方法是预防，因为许多并发症是由于技术或手术设计不当造成的。当问题已经发生时，需要进行彻底的分析，并且必须采用共同的技术制订一个协调的手术计划，针对性地解决这些问题。

（刘钋琬儿　译，陈嘉健　审校）

参考文献

[1] American Society of Plastic Surgeons. 2017 plastic surgery statistics report. https: //www. plasticsurgery. org/documents/News/Statistics/2017/plastic-surgery-statistics-report-2017. pdf. Published 2018. Accessed.

[2] James A, Verheyden C. A retrospective study comparing patient outcomes of wise pattern-inferior pedicle and vertical pattern-medial pedicle reduction mammoplasty. Ann Plast Surg, 2011, 67(5): 481–483.

[3] Cruz-Korchin N, Korchin L. Vertical versus Wise pattern breast reduction: patient satisfaction, revision rates, and complications. Plast Reconstr Surg, 2003, 112(6): 1573–1578, discussion 1579–1581.

[4] Zoumaras J, Lawrence J. Inverted-T versus vertical scar breast reduction: one surgeon's 5-year experience with consecutive patients. Aesth Surg J, 2008, 28(5): 521–526, discussion 526–527.

[5] Cunningham BL, Gear AJ, Kerrigan CL, et al. Analysis of breast reduction complications derived from the BRAVO study. Plast Reconstr Surg, 2005, 115(6): 1597–1604.

[6] Hall-Findlay EJ, Shestak KC. Breast reduction. Plast Reconstr Surg, 2015, 136(4): 531e–544e.

[7] Hansen JE. Avoiding the unfavorable outcome with wise pattern breast reduction. Clin Plast Surg, 2016, 43(2): 349–358.

[8] Quan M, Fadl A, Small K, et al. Defining pseudoptosis (bottoming out) 3 years after short-scar medial pedicle breast reduction. Aesth Plast Surg, 2011, 35(3): 357–364.

[9] Brown RH, Izaddoost S, Bullocks JM. Preventing the "bottoming out" and "star-gazing" phenomena in inferior pedicle breast reduction with an acellular dermal matrix internal brassiere. Aesth Plast Surg, 2010, 34(6): 760–767.

[10] Courtiss EH, Goldwyn RM. Reduction mammaplasty by the inferior pedicle technique. An alternative to free nipple and areola grafting for severe macromastia or extreme ptosis. Plast Reconstr Surg, 1977, 59(4): 500–507.

[11] Hidalgo DA. Improving safety and aesthetic results in inverted T scar breast reduction. Plast Reconstr Surg, 1999, 103(3): 874-886, discussion 887–879.

[12] Matthews JL, Oddone-Paolucci E, Lawson DM, et al. Vertical scar breast reduction: does gathering the incision matter?Ann Plast Surg, 2016, 77(1): 25–31.

[13] Hall-Findlay EJ. Aesthetic breast surgery: Concepts & Techniques. New York: Thieme, 2011.

[14] Okoro SA, Barone C, Bohnenblust M, et al. Breast reduction trend among plastic surgeons: a national survey. Plast Reconstr Surg, 2008, 122(5): 1312–1320.

[15] Schlenz I, Rigel S, Schemper M, et al. Alteration of nipple and areola sensitivity by reduction mammaplasty: a prospective comparison of five techniques. Plast Reconstr Surg, 2005, 115(3): 743–751, discussion 752–744.

[16] Spear ME, Nanney LB, Phillips S, et al. The impact of reduction mammaplasty on breast sensation: an analysis of multiple surgical techniques. Ann Plast Surg, 2012, 68(2): 142–149.

[17] Hammond DC, Loffredo M. Breast reduction. Plast Reconstr Surg, 2012, 129(5): 829e–839e.

[18] White CP, Farhang Khoee H, Kattan AE, et al. Breast reduction scars: a prospective survey of patient preferences. Aesth Surg J, 2013, 33(6): 817–821.

[19] Shestak KC, Davidson EH. Assessing risk and avoiding complications in breast reduction. Clin Plast Surg, 2016, 43(2): 323–331.

[20] Gold MH, McGuire M, Mustoe TA, et al. Updated international clinical recommendations on scar management: part 2-algorithms for scar prevention and treatment. Dermatol Surg, 2014, 40(8): 825–831.

[21] Del Toro D, Dedhia R, Tollefson TT. Advances in scar management: prevention and management of hypertrophic scars and keloids. Curr Opin Otolaryngol Head Neck Surg, 2016, 24(4): 322–329.

[22] Garcia O Jr. Management of asymmetry after breast reduction. Clin Plast Surg, 2016, 43(2): 373–382.

[23] Mistry RM, MacLennan SE, Hall-Findlay EJ. Principles of breast re-reduction: a reappraisal. Plast Reconstr Surg, 2017, 139(6): 1313–1322.

[24] Losee JE, Caldwell EH, Serletti JM. Secondary reduction mammaplasty: is using a different pedicle safe? Plast Reconstr Surg, 2000, 106(5): 1004-1008, discussion 1009–1010.

[25] Ahmad J, McIsaac SM, Lista F. Does knowledge of the initial technique affect outcomes after repeated breast reduction? Plast Reconstr Surg, 2012, 129(1): 11–18.

[26] Hudson DA, Skoll PJ. Repeat reduction mammaplasty. Plast Reconstr Surg, 1999, 104(2): 401–408.

[27] Patel SP, Brown DL, Cederna PS. Repeated bilateral reduction mammaplasty: a 12-year experience. Plast Reconstr Surg, 2010, 126(5): 263e–264e.

[28] Swanson E. A retrospective photometric study of 82 published reports of mastopexy and breast reduction. Plast Reconstr Surg, 2011, 128(6): 1282–1301.

[29] Spear SL, Albino FP, Al-Attar A. Classification and management of the postoperative, high-riding nipple. Plast Reconstr Surg, 2013, 131(6): 1413–1421.

[30] Frenkiel BA, Pacifico MD, Ritz M, et al. A solution to the high-riding nipple-areola complex. Aesth Plast Surg, 2010, 34(4): 525–527.

[31] Mohmand H, Naasan A. Double U-plasty for correction of geometric malposition of the nipple-areola complex. Plast Reconstr Surg, 2002, 109(6): 2019–2022.

[32] Elsahy NI. Correction of abnormally high nipples after reduction mammaplasty. Aesth Plast Surg, 1990, 14(1): 21–26.

[33] Hammond DC. The SPAIR mammaplasty. Clin Plast Surg, 2002, 29(3): 411–421.

[34] Hammond DC. Short scar periareolar inferior pedicle reduction (SPAIR) mammaplasty. Plast Reconstr Surg, 1999, 103(3): 890–901, discussion 902.

[35] Hammond DC. Short periareolar inferior pedicle reduction mammoplasty//Spear SL, Willey SC, Robb GL, et al. Surgery of the breast: principles and art. Philadelphia: Lippincott Williams and Wilkins, 2011.

[36] Becker H. Subareolar mastopexy: update. Aesthet Surg J, 2003, 23(5):357-363. https://doi.org/10.1016/S1090-820X(03)00205-X. PMID: 19336100Similar articles

顺性别男性乳房手术的常见与罕见并发症管理

Loren S. Schechter, Alexander R. Facque

引 言

跨性别是指一个人的性别认同、角色或表达与文化规范或期望不同[1]，而性别焦虑是指一个人的性别认同与出生时指定的性别之间的差异导致的不适或痛苦[2]。变性人可能不会经历性别焦虑，也不会寻求医学或外科手术治疗。然而，对于那些寻求手术治疗的人，外科医生有责任在医院环境和医生办公室创造一个肯定的环境。对变性者和不同性别群体的流行率和发生率的人口估计差异很大。受到数据收集结构和方法的限制，我们可能低估了这类人群的真实数量。目前的研究数据显示，根据国家的不同和出版时间的差异，发病人数估计为2.8~23.6/10万人[3,4]，美国为4.3~22.9/10万人[5]。还有一种统计结果是，跨性别人群占总人数的0.6%[6]，大约为140万成年人[7]。这类人群最常要求的手术方式是皮下乳房切除术和隆乳术[8]。随着社会对跨性别者和性别多样化群体的认识和接受程度的提高，这类人群对外科手术的要求也在逐渐升高。

根据世界变性人健康专业协会（World Professional Association of Transgender Health, WPATH）护理标准（Standards of Care, SOC）

L. S. Schechter (✉) · A. R. Facque
The Center for Gender Confrmation Surgery, Louis A. Weiss Memorial Hospital, Chicago, IL, USA
e-mail: lss@univplastics.com

© Springer Nature Switzerland AG 2021
J. Y. S. Kim (ed.), *Managing Common and Uncommon Complications of Aesthetic Breast Surgery*,
https: //doi. org/10. 1007/978-3-030-57121-4_22

第7版，对乳房切除和男性乳房手术的建议标准为：具有持续性、有完整记录的性别焦虑症（附一封来自精神卫生专业人员的推荐信）；具有做出完全知情决定并同意治疗的能力；符合所在国家的成年年龄（无论是否允许对青少年进行相关手术）；如果患者存在严重的医疗或精神方面的问题，必须先进行合理的控制。需要注意的是，激素治疗并不是手术的先决条件[1]。

男性乳房手术的目标一般为通过减少乳房组织和多余的皮肤来美化胸壁轮廓，定位乳头乳晕复合体（NAC），消除乳房下皱襞（IMF），最大限度地减少胸壁瘢痕和手术引起的其他部位瘢痕[9]。基于这些目标，手术医生了解跨性别群体的要求多样性很重要，例如，乳头乳晕复合体重建可能不是所有患者都要求的。因此与患者讨论手术选择非常重要，如切口方式的选择和（或）乳头乳晕复合体的管理，以最大化患者的个人目标和管理其期望。

手术技术

选择不同的手术方式对减少并发症起着重要作用。切口也有多种选择，包括环乳晕技术、同心乳晕技术及"双切口"技术。乳头乳晕复合体可采用游离移植（FNG）或带蒂转位技术进行复位[9-12]。影响手术技术的因素包括乳房体积、皮肤过剩、皮肤弹性和乳房下垂程度，其中某些因素，如皮肤弹性和乳房下垂，可能会受到术前胸部捆绑的影响。

临床实践中最常用的两种切口为环乳晕（"有限"）切口和带有游离乳头移植物的双切口。有限切口适用于预期切除乳腺实质后皮肤回缩足够的个体，这些患者的年龄通常较小（可能有青春期抑郁病史），皮肤弹性好，腺体体积小或适中。有乳房条纹（或长时间进行胸部捆绑）的患者可能不适合采取有限切口。大多数患者会选择双切口游离乳头乳晕移植技术。虽然可以选择其他切口（如乳晕周围垂直或水平延伸切口），但是这些切口可以让胸部具有更女性化的外观。在术前讨论各种手术技术时，应该让患者参与讨论过程。此外，尽管使用带蒂乳头乳晕复合体转位技术可以保留乳头乳晕复合体的感觉，但患者可能无法接受因此产生的残存胸部体积。当然，也可以选择进行二次轮廓手术，但这应该纳入术前讨论内容。吸脂术是塑造胸壁轮廓和消除乳房下皱襞的有效辅助手段。

双切口技术的标记如图 22.1 所示。胸骨中线、乳房中部标记线和乳房下皱襞已被标出。乳房组织的边界以及位于腋窝前褶（交叉阴影线）的乳房组织和胸肌的外侧边界已经被勾勒出。外侧与中线等距，画两条垂直线，这些线代表切口的中间范围。图 22.2 展示了不同患者的手术前后照片。图 22.3 为通过环乳晕方式进行胸部男性化手术的患者。

发现和减小可以改变的风险因素是外科手术规划的重要组成部分。虽然没有提出要限制患者的体重指数（BMI），但肥胖患者进行二次手术或翻修手术的概率更高 [13]。对接受乳房缩小术的女性的研究数据显示，BMI 增加与术后并发症的增加相关 [13-15]。但是根据笔者的经验，乳房手术前患者成功减肥的可能性不大，这可能与运动引起的身体和（或）心理不适有关。因此，对于接受手术的肥胖个体，除了较高的二次手术可能性外，还应提醒他们注意残余皮肤、残余体积和"狗耳征"等问题。

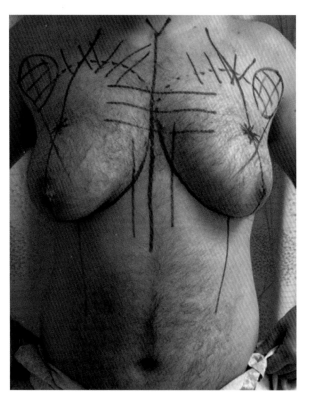

图 22.1　采用双切口技术行乳房切除术的术前标记。如文中所述，在患者站立位时进行标记。©Loren Schechter

众所周知，围手术期吸烟会增加术中和术后并发症的发生率 [16]。因此，医生需告知患者吸烟导致的术后并发症增加风险，并要求其在手术前 6 周戒烟。可通过手术前 1 周的尿可替宁测试（urine cotinine test）来验证患者是否吸烟。

■ 常见并发症

乳房手术后的并发症发生率约为 10% [11, 12]。血肿是最常报道的并发症之一，在环乳晕切口中发生率更高 [11, 12]。是否行手术干预取决于血肿的大小和引起的症状，小的血肿可以通过观察、局部压迫和抽吸来处理，但已经增大的血肿需要在手术室进行处理。非手术治疗的"稳定"血肿可能会增加伤口裂开、乳头缺失、轮廓不规则和（或）感染的机会。

双切口游离移植物技术的血清肿发生率约为 0.6% [12]。根据高年资医生的经验，使用封闭式抽吸引流管并将其固定在原位，持续引流连续 2d（术后约 1 周）的引流量小于 20mL。虽

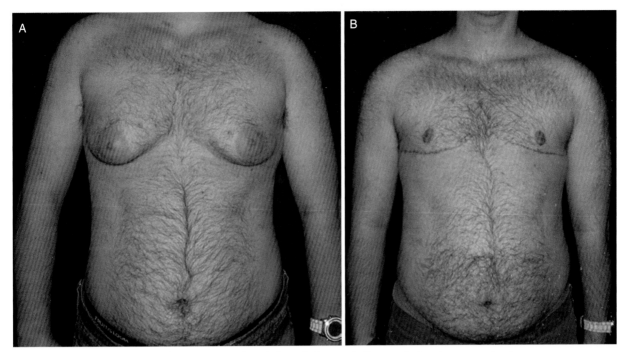

图 22.2 双切口游离乳头乳晕移植物的乳房切除术效果图。A. 术前。B. 术后。©Loren Schechter

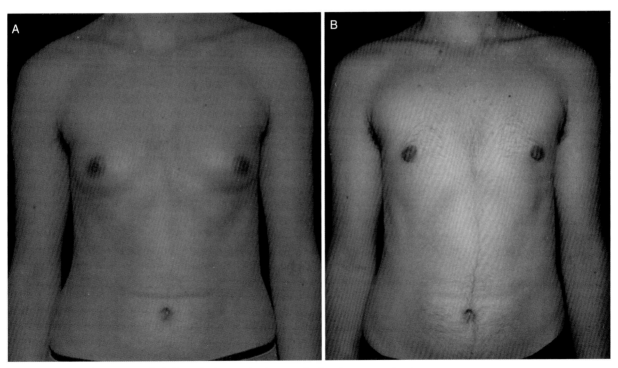

图 22.3 环乳晕切口的乳房手术效果图。A. 术前。 B. 术后。©Loren Schechter

然肿瘤性乳房切除术的相关文献不支持使用组织封闭剂预防血清肿形成[17, 18]，但根据我们的经验，可使用组织封闭剂预防血肿和血清肿。外科缝合可能有益，但是关于其效用存在相互矛盾的报道[19, 20]。高年资医生一般不使用缝合线，而是在术后使用弹性加压、封闭式负压引流和限制活动(限制上肢运动至肩部以下水平，不要托举 10~15lb 重的物体；1lb ≈ 0.45kg)来减少剪切力。

血清肿的标准处理措施为抽吸、局部加压和限制活动。复发性血清肿可能需要手术干预。伤口裂开和(或)延迟愈合并不常见，相比于乳房缩小术或肿瘤性乳房切除术更加少见。在乳房手术中，沿乳房囊袋提升皮瓣可保护供应皮瓣的表面血管，注意，所有肉眼可见的乳房组织均需要切除。通过严密的手术规划和细致的手术技巧，可以避免皮瓣过度紧张。乳房腺体切除后需要进行最终的皮肤切除和皮瓣修整。应将患者处于直立位，以评估皮肤张力。如果存在愈合延迟的区域，通常建议使用局部抗菌药物进行治疗，特殊情况可能需要手术干预。

虽然术后可能出现增生性瘢痕，但报道的发生率小于2%[12]。采用穿过胸部中线（胸骨上方）的切口时肥厚的发生概率更高。由于胸部轮廓和（或）多余的皮肤问题，有经验的医生通常会将切口延伸到中线。手术后指导患者对瘢痕进行按摩，避免阳光直射，并使用硅胶薄膜。游离乳头乳晕移植物后，局部可能出现色素减退，这在有色人种中更为常见，色素可能会随着时间的推移而恢复，持续性色素减退可以通过文身来处理（图22.4）。

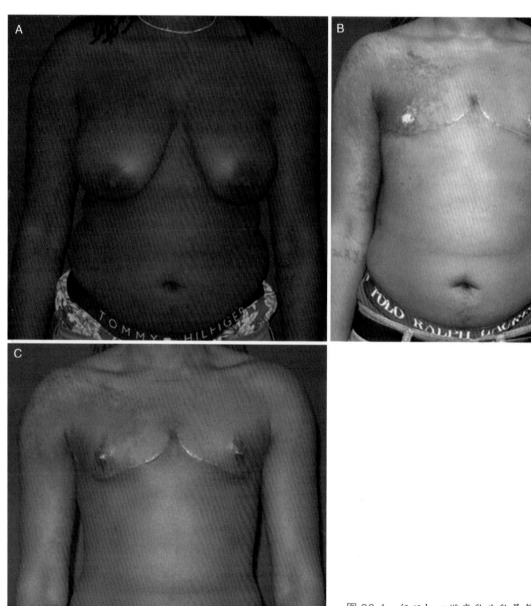

图22.4 行双切口游离乳头乳晕复合体植入物的乳房切除术。术后观察到乳头乳晕复合体色素减退。A. 手术前。B. 术后3个月。C. 术后6个月，未进行额外的治疗。©Loren Schechter

常见的手术修复主要与术后胸部轮廓不规则有关，包括皮肤过剩或胸部不对称（2015 年 Wolter 等报告的修复率为 5.5%）[12]。Claes 等报道大约有 1/3 的患者接受了额外的手术来改善美容效果[11]。所谓的"狗耳征"，是指切口开始或终止处的多余组织，可以在术后早期通过观察和按摩瘢痕来处理。如果切口瘢痕持续存在，可能需要手术矫正。当然，手术前管理患者的术后期望非常重要，需要让患者了解到，根据其身体情况，可能无法规避残留的腋下皮肤。虽然吸脂术可以最大限度地减少组织体积，但也可能会留下多余的皮肤。图 22.5 中展示了将切口进行横向延伸，目的是避免"狗耳征"的发生。

顽固的乳房下皱襞可能导致更女性化的胸壁外观。Hage 和 van Kesteren 的报告中对乳房手术中破坏乳房下皱襞及可能存在的纤维束进行了描述[9]。高年资医生更倾向于采用吸脂术来处理下胸壁和侧胸壁的不连续部分，我们也认为，吸脂术可能有助于外形从躯干到胸部的平滑过渡。

■ 罕见并发症

手术部位感染（surgical site infection, SSI）在乳房手术中并不常见。笔者的做法是使用覆盖皮肤菌群的抗生素进行治疗，直到拔除引流管，常用的是第一代头孢菌素或克林霉素。血肿会增加手术部位感染的可能。

其他可能的并发症包括乳头部分或全部坏死。根据报道，0.9% 的患者存在部分乳头乳晕复合体丢失，而 1.2% 的行皮下乳房切除术的患者（采用同心、带蒂和游离乳头移植）出现了

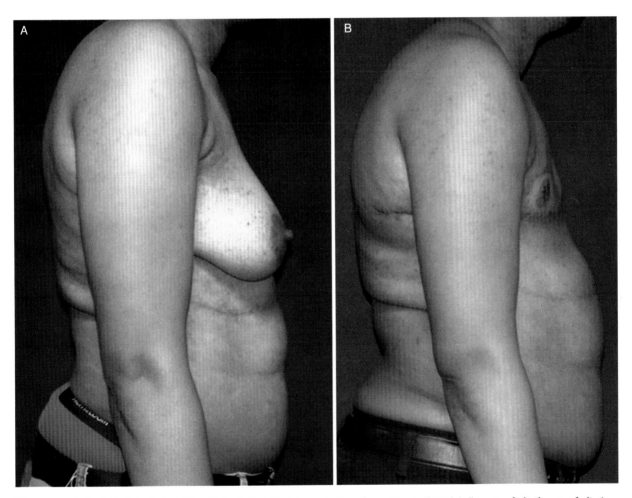

图 22.5　患者的侧胸部皮肤过剩。将乳房下皱襞的切口向后延伸，以防止"狗耳征"。A. 手术前。B. 手术后。
©Loren Schechter

全部乳头乳晕复合体丢失[12]。对于乳头乳晕复合体愈合延迟，临床上将其视为皮肤脱落，可导致皮肤色素沉着改变（可以使用术后文身进行改善）。对于术后局部乳头缺失，可局部使用抗生素软膏并对伤口进行护理治疗。如果患者出现乳头乳晕复合体完全丢失，或者无法忍受乳头凸起丢失，可以使用上述技术进行乳头二次重建[21,22]。据报道，胸外科手术中乳头乳晕复合体二次重建的病例不足 2%[12]。

乳头乳晕复合体的大小和位置是进行乳房手术时需要考虑的重要因素。有许多报道基于不同的解剖学标志描述了"理想"的男性乳头位置。Lindsay 的报道中描述，将乳头放置在第 5 肋骨水平线上，距胸骨中线 10~11cm，距胸大肌外侧缘 2.5cm[23]。Peck 的报道中描述，乳头乳晕复合体位于从髂前上棘延伸到锁骨下窝内侧角的一条线内[24]。1996 年，Beckenstein 等研究了 17~30 岁顺性别男性的乳头乳晕复合体的大小和位置。研究显示，乳头到锁骨中段的平均距离（MCL-N）为 18cm，胸骨切迹到乳头的距离（SN-N）为 20cm。MCL-N 的公式为 7.9+0.17×高度（英寸），而 SN-N 的距离公式为 11.1±0.13×高度（英寸）。乳晕直径为

25~30mm，平均直径为 28mm[25]。图 22.6 描述了双切口乳房切除术后游离乳头乳晕复合体移植物引起的外形改变。通过减小皮肤切口处的张力和以椭圆形的方式插入乳头乳晕复合体，垂直于皮肤切口上的张力线，可以减少乳头乳晕复合体变形。

2001 年，Beer 等研究了 100 名 20~36 岁的顺性别男性，使用胸围和胸骨长度对乳头位置进行三角测量，发现 75% 的男性的乳头位于第 4 肋间以上，研究人员无法将髂前上棘或脐部与乳头位置联系起来。他们建议不要使用与肢体相关的部位进行定位，如肱骨中部，因为肢体和躯干的长度因人而异[26]。男性的乳晕形态以椭圆形最常见（91%），圆形占 7%。2% 的病例存在乳晕形状不对称的情况，患者会各有一个圆形和一个椭圆形的乳头乳晕复合体。椭圆形乳头乳晕复合体呈倾斜方向，与胸大肌纤维垂直。椭圆形乳晕的平均直径为 27mm×20mm，圆形乳晕的平均直径为 23mm。

个体行皮下乳房切除术后仍有可能发生乳腺癌，手术后乳腺癌风险降低的程度以及雄激素的作用目前仍不清楚[27,28]。在绝经前和绝经后的顺性别女性中，雄激素作为乳腺癌风险的

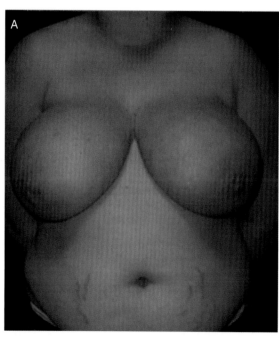
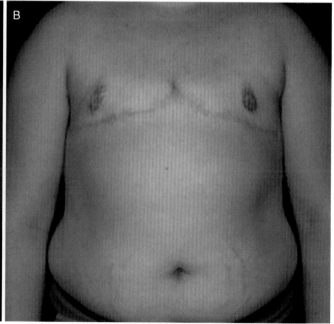

图 22.6　双切口游离乳头乳晕复合体植入物的乳房切除术的术前（A）和术后（B）患者照片。注意术后右侧乳头乳晕复合体变形。©Loren Schechter

作用尚不清楚。已有文献报道了高雄激素水平与乳腺癌风险的关系[27,29-32]。高雄激素水平有可能通过脱氢表雄酮的外周芳构化来增加血液循环中的雌激素水平。虽然长期和无拮抗的雌激素刺激在理论上可能会增加乳腺癌的风险，但对变性个体的研究表明，其患乳腺癌的风险与顺性别男性相当[33]。最后，我们推荐对初级护理保健者进行持续随访[11,27]。在撰写本文时，有关变性个体的乳房筛查指南在年龄、家族、个人病史及体格检查方面应遵循对顺性别女性的建议。

■ 总 结

对许多变性和跨性别的人来说，男性化乳房手术仍然是一个重要的、医学上必要的程序。外科医生应该与每位患者讨论他们的个人目标和期望。大多数接受胸部男性化手术的患者对手术后的满意度评价为"好"或"非常好"[12]。乳房手术的风险与非性别相关的乳房手术的风险相似或更低，且并发症不常见，通过详细的术前规划和细致的手术技术可以减少相应的并发症。

（陈铭　译，陈嘉健　审校）

参考文献

[1] Coleman E, Bockting W, Botzer M, et al. Standards of Care for the Health of transsexual, transgender, and gender-nonconforming people, version 7. Int J Trans, 2012, 13(4): 165–232. https: //doi. org/10. 1080/15532739. 2011. 700873.

[2] Fisk NM. Editorial: gender dysphoria syndrome—the conceptualization that liberalizes indications for total gender reorientation and implies a broadly based multi-dimensional rehabilitative regimen. West J Med. 1974, 120(5): 386–391.

[3] Vujovic S, Popovic S, Sbutega-Milosevic G, et al. Transsexualism in Serbia: a twenty-year follow-up study. J Sex Med, 2009, 6: 1018–1023.

[4] Tsoi WF. The prevalence of transsexualism in Singapore. Acta Psychiatr Scand, 1988, 78: 501–504.

[5] Blosnich JR, Brown GR, Shipherd JC, et al. Prevalence of gender identity disorder and suicide risk among transgender veterans utilizing Veterans Health Administration care. Am J Public Health, 2013, 103: e27–32.

[6] Flores AR, Herman JL, Gates GJ, et al. How many adults identify as transgender in the United States? Los Angeles: UCLA, Williams Institute, 2016.

[7] Deutsch MB. Making it count: improving estimates of the size of transgender and gender nonconforming populations. LGTB Health, 2016, 3(3): 181–185. https: //doi-org. eresources. mssm. edu/10. 1089/lgbt. 2016. 0013.

[8] Grant JM, et al. 2010. http: //transequality. org/PDFs/NTDSReportonHealth_final. pdf.

[9] Hage JJ, van Kesteren PJ. Chest-wall contouring in female-to-male transsexuals: basic considerations and review of the literature. Plast Reconstr Surg, 1995, 96(2): 386–391.

[10] Sutcliffe PA, Dixon S, Akehurst RL, et al. Evaluation of surgical procedures for sex reassignment: a systematic review. J Plast Reconstr Aesthet Surg, 2009, 62: 294–308.

[11] Claes KEY, D'Arpa S, Monstrey SJ. Chest surgery for transgender and gender nonconforming individuals. Clin Plastic Surg. 2018, 45: 369–380. https: //doi. org/10. 1016/j. cps. 2018. 03. 010.

[12] Wolter A, Diedrichson J, Scholz T, et al. Sexual reassignment surgery in female-to-male transsexuals: an algorithm for subcutaneous mastectomy. J Plast Reconstr Aesthet Surg, 2015, 68: 184–191. https: //doi. org/10. 1016/j. bjps. 2014. 10. 016.

[13] Chun YS, Schwartz MA, Gu X, et al. Body mass index as a predictor of postoperative complications in reduction mammaplasty. Plast Reconstr Surg, 2012, 129(2): 228e–233e. https: //doi. org/10. 1097/PRS. 0b013e31823ae949.

[14] Gust MJ, Smetona JT, Persing JS, et al. The impact of body mass index on reduction mammaplasty: a multicenter analysis of 2492 patients. Aesthet Surg J, 2013, 33(8): 1140–1147. https: //doi. org/10. 1177/1090820X13508131.

[15] Nelson JA, Fischer JP, Chung CU, et al. Obesity and early complications following reduction mammaplasty: an analysis of 4545 patients from the 2005–2011 NSQIP datasets. J Plast Surg Hand Surg, 2014, 48(5): 334–339. https: //doi. org/10. 3109/2000656X. 2014. 886582.

[16] Karamanos E, Wei B, Siddiqui A, et al. Tobacco use and body mass index as predictors of outcomes in patients undergoing breast reduction mammoplasty. Ann Plast Surg, 2015, 75(4): 383–387. https: //doi. org/10. 1097/SAP. 0000000000000192.

[17] Carless PA, Henry DA. Systematic review and meta-analysis of the use of fibrin sealant to prevent seroma formation after breast cancer surgery. Br J Surg, 2006, 93(7): 810–819.

[18] Sajid MS, Hutson KH, Rapisarda IF, et al. Fibrin glue instillation under skin flaps to prevent seroma-related morbidity following breast and axillary surgery. Cochrane Database Syst Rev, 2013, 5: CD009557. https: //doi. org/10. 1002/14651858. CD009557. pub2.

[19] Bercial ME, Sabino Neto M, Calil JA, et al. Suction drains, quilting sutures, and fibrin sealant in the

prevention of seroma formation in abdominoplasty: which is the best strategy? Aesthet Plast Surg, 2012, 36(2): 370–373. https: //doi. org/10. 1007/s00266-011-9807-8. Epub 2011 Aug 20.

[20] Quaba AA, Conlin S, Quaba O. The no-drain, no-quilt abdominoplasty: a single-surgeon series of 271 patients. Plast Reconstr Surg, 2015, 135(3): 751–760. https: //doi. org/10. 1097/PRS. 0000000000001031.

[21] Sisti A, Grimaldi L, Tassinari J. Nipple-areola complex reconstruction techniques: A literature review. Eur J Surg Oncol, 2016, 42(4): 441–465. https: //doi. org/10. 1016/j. ejso. 2016. 01. 003. Epub 2016 Jan 30.

[22] Gougoutas AJ, Said HK, Um G, et al. Nipple-areola complex reconstruction. Plast Reconstr Surg, 2018 Mar, 141(3): 404e–416e. https: //doi. org/10. 1097/ PRS. 0000000000004166.

[23] Lindsay WRN. Creation of a male chest in female transsexuals. Ann Plast Surg, 1979, 3: 39.

[24] Peck SR. Atlas of human anatomy for the artist. Oxford: OxfordUniversity Press, 1951.

[25] Beckenstein MS, Windle BH, Stroup RT Jr. Anatomical parameters for nipple position and areolar diameter in males. Ann Plast Surg, 1996, 36(1): 33–36.

[26] Beer GM, Budi S, Seifert B, Morgenthaler W, et al. Configuration and localization of the nipple-areola complex in men. Plast Reconstr Surg, 2001, 108(7): 1947–1952.

[27] Burcombe RJ, Makris A, Pittam M, et al. Breast cancer after bilateral subcutaneous mastectomy in a female-to-male trans-sexual. Breast, 2003, 12(4): 290–293.

[28] Symmers WS. Carcinoma of breast in trans-sexual individuals after surgical and hormonal interference with the primary and secondary sex characteristics. Br Med J, 1968, 5597: 83–85.

[29] Dorgan JF, Longcope C, Stephenson HE Jr, et al. Relation of prediagnostic serum estrogen and androgen levels to breast cancer risk. Cancer Epidemiol Biomark Prev, 1996, 5(7): 533–539.

[30] Berrino F, Muti P, Micheli A, et al. Serum sex hormone levels after menopause and subsequent breast cancer. J Natl Cancer Inst, 1996, 88(5): 291–296.

[31] Hankinson SE, et al. Plasma sex steroid hormone levels and risk of breast cancer in postmenopausal women. J Natl Cancer Inst, 1998, 90(17): 1292–1299.

[32] Secreto G, Toniolo P, Berrino F, et al. Increased androgenic activity and breast cancer risk in premenopausal women. Cancer Res, 1984, 44(12): 5902–5905.

[33] Gooren LJ, van Trotsenburg MA, Giltay EJ, et al. Breast cancer development in transsexual subjects receiving cross-sex hormone treatment. J Sex Med, 2013, 10(12):3129–3134.

第 23 章

避免乳房固定术和乳房增大固定术并发症的见解

Ali A. Qureshi, W. Grant Stevens

◼ 引 言

乳房固定术和乳房增大固定术是常见的乳房美容手术，其旨在创造一个青春靓丽的乳房。曾经这两种手术技术被认为难度极高，并且发生了许多并发症，但随着对患者和外科医生教育的开展，这些手术逐渐变得能够重复，安全性也更高[1]。

为了将乳房固定术和乳房增大固定术的并发症降至最低，外科医生必须了解乳腺组织动力学、乳房自然衰老进程以及乳房植入物的优点和局限性。在本章中，我们将描述如何在恢复乳房活力的同时尽量减少和避免常见的并发症，主要聚焦于资深作者 W.G.S. 描述的乳房增大固定术的一期手术，不涉及二期手术[2-4]。乳房增大固定术最常见的是采用一种底部呈 "T" 字形和双平面植入假体的垂直切口技术，这种技术的使用是根据患者的需要制订的。

乳房固定术通过对现存的皮肤和乳房组织进行操作来改变乳房的形状，并上提乳头乳晕复合体（NAC）的位置[1]。虽然乳房组织的重新排列能带来一种乳房、特别是内上象限更丰满的错觉，但乳房总体积并没有增加。所以，

乳房固定术可以治疗乳房下垂，但不能改变乳房体积。

乳房增大固定术利用植入物结构来增加乳房的体积，提供一个皮肤包裹和乳头乳晕复合体重新定位的支架[1]。这项手术极具挑战性，因为其在减少皮肤包被（skin envelope）的同时增加了乳房体积。在此，有两股相互抵抗的力量，植入物随着重力下降，而皮肤包膜又将乳房抬高。此外，植入物放置的平面可以影响乳头乳晕复合体的血液供应，因此需谨慎考虑乳头乳晕复合体的蒂保留[5]。由于存在这些互相抵抗的因素和考虑条件，乳房增大固定术在能够使患者获益的同时还具有挑战性，但是如果应用该手术前不考虑清楚，可能会导致发生严重的并发症。

并发症可能与组织、植入物或两者均相关（图 23.1）。根据资深作者 W.G.S. 的经验，单纯乳房固定术的修复率为 8.6%，而乳房增大固定术与组织相关的修复率达 5.4%，与植入物相关的修复率为 11.2%[2-4]。本文中我们描述了一些并发症和需要修复的原因，以及尽可能将并发症风险降至最低的方法和管理策略[6]。

◼ 组织相关并发症

◻ 乳头和乳头乳晕复合体的位置及标记

外科医生经常交替使用术语 "乳头" 和 "乳

A. A. Qureshi (✉)
Marina Plastic Surgery, Marina del Rey, CA, USA

W. G. Stevens
University of Southern California, Marina Plastic Surgery, Marina del Rey, CA, USA

© Springer Nature Switzerland AG 2021
J. Y. S. Kim (ed.), *Managing Common and Uncommon Complications of Aesthetic Breast Surgery*,
https://doi.org/10.1007/978-3-030-57121-4_23

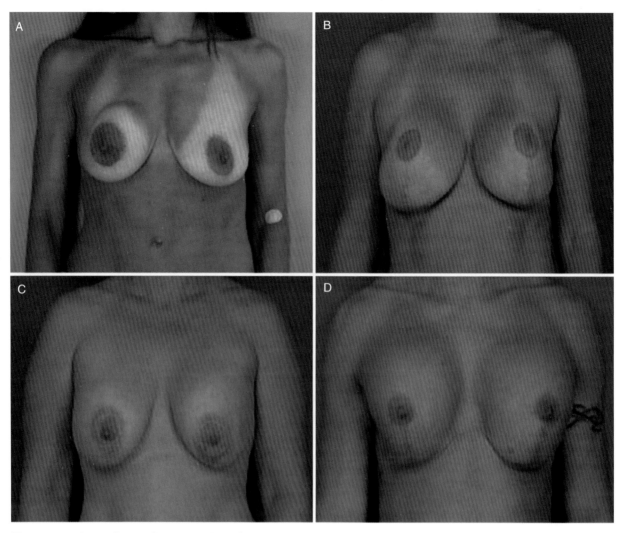

图23.1　乳房固定术和乳房增大固定术的并发症包括"组织相关"和（或）"植入物相关"，包括包膜挛缩（A）、下移脱出（B）、严重瘢痕和瀑布畸形（C），这些都会导致乳房大小和形状改变（D）

头乳晕复合体"，但希望乳头和（或）乳晕缩小的患者使用上述术语时可能存在不同的含义。在讨论乳房固定术或乳房增大固定术要修复什么时，区分乳头和乳晕复合体是很重要的。比如，有些患者可能希望缩小乳头而不缩小乳晕。

　　"组织相关"的并发症包括与乳头和乳头乳晕复合体相关的问题。由于手术本身的原因，术后乳头乳晕复合体往往变得更小，乳晕为38~42mm。我们的目标一直是创造一个完美、圆润的乳晕，使其位于乳房的最突点。如果乳头乳晕复合体位置太高，即使从乳头到乳房下皱襞（IMF）的距离没有被拉长，也可能出现假性乳房下垂的外观。而乳头乳晕复合体位置

太低则可能需要修复，使乳头乳晕复合体位置上提。乳头乳晕复合体的内侧和外侧移位很罕见，除非是在做标记时乳房的子午线划定得不够好。泪滴状乳头乳晕复合体不够有魅力，所以采用垂直切口进行乳房固定术后闭合垂直切缘时，乳晕6点钟的位置不应有张力，因为这会导致变形。

　　在考虑乳头和乳头乳晕复合体上缘的位置时，外科医生应当注意晒黑线。无论测量结果如何，与"理想状态"相比，乳头乳晕复合体超出晒黑线则意味着患者穿着比基尼时将暴露出乳头乳晕复合体，这样的手术结果无疑是失败的。因为在术中降低乳头乳晕复合体位置几

乎不可能完成，对新手外科医生来说，在标记乳头乳晕复合体位置之前画好晒黑线可能有所帮助，这是一条补充措施，避免因技术不够熟练造成潜在的毁灭性影响。

乳房固定术和乳房增大固定术的标准测量包括胸骨切迹到乳头的距离（S-N）、乳头到乳房下皱襞的距离（N-IMF）、乳头间距和基底宽度。然而，我们也测量胸骨切迹到乳房下皱襞（S-IMF）的距离，大多数外科医生并不常规测量这一项。S-N 和 S-IMF 的差值提示需上提的乳头距离。例如，一位 III 级乳房下垂的女性，其 S-N 距离为 30cm，S-IMF 距离为 23cm，则需要将乳头上提 7cm。面对乳房不对称下垂的情况，我们根据下垂较轻的乳房匹配乳头位置，确保两侧的 S-N 距离相同，这是因为乳房下垂较轻会成为限制因素，而乳头不应太高或高于晒黑线。

我们绝大多数的乳房固定术和乳房增大固定术都是采用垂直切口进行的（图 23.2）。虽然采用新月形或环乳晕切口的单纯乳房固定术也不少见，但这两种术式都无法将乳头上提超过 2cm[1]（图 23.3）。过多的上提和大大的同心圆切口往往会导致乳头乳晕复合体变形，使其产生不易消失的皱褶；还会使乳丘凹陷，使乳房外观看起来像是被压在玻璃上或是类似被切除的状态，而不是在乳头乳晕复合体下方具有自然坡度和圆形底部的美观的圆锥形乳房。

在乳房固定术中，乳头位于乳房下皱襞或其上方1cm 处。我们徒手标记了乳头乳晕复合体边界以确保乳头乳晕复合体上缘在标记的乳头位置上方不超过 2cm 处，并在晒黑线内侧。这是一种"清真寺（mosque）"设计。有时乳头乳晕复合体发生横向或中部移位，这种清真寺的设计方式可以使横向移位的乳头乳晕复合体居中或使中部移位的乳头乳晕复合体横向化，但是这种做法的作用也是有限的。

在乳房增大固定术中，乳头位于乳房下皱襞的水平，而不是更高。徒手画定乳头乳晕复合体边界，确保乳头乳晕复合体上缘在标记的乳头位置上方不超过 2cm 处，并在晒黑线内侧。垂直切缘长度的剩余部分与预期切除皮肤的宽度相当。由于放置植入物后往往会切除更多的

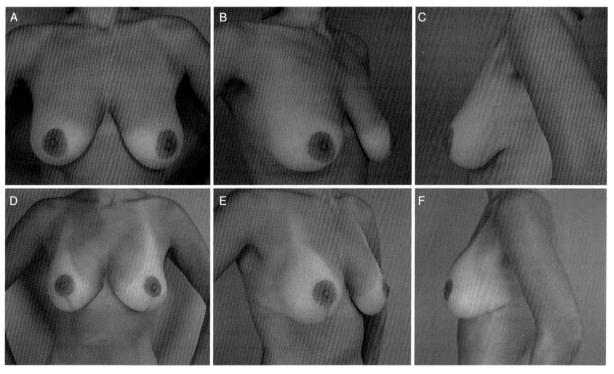

图 23.2 一位 34 岁的女性患者，有乳房轻微不对称伴腺体下垂，她期待乳房内上方更丰满。她接受了初级双平面入路的乳房增大固定术，右侧从垂直切口植入 200cc 硅胶假体，左侧从垂直切口植入 150cc 硅胶假体

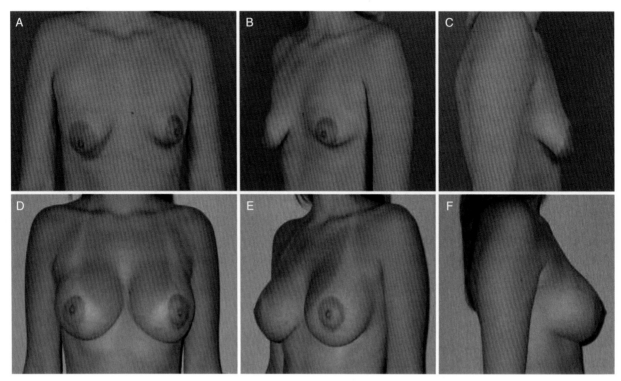

图 23.3　一位 27 岁的女性患者，有乳房不对称伴腺体下垂，行双侧初级乳房增大固定术，右侧垂直切口向筋膜下植入 354 cc 硅胶假体，左侧环乳晕切口植入 372 cc 硅胶假体

皮肤，所以标记切除的皮肤时最好保守一些。如果因为皮肤切除过多而无法关闭乳房，可能将外科医生置于艰难的境地，唯一的选择是减小植入物体积或分期手术。垂直切口根据乳房的整体大小制订，但其目标通常是使 N-IMF 距离在 7~9cm。狗耳征的切除通过水平切除新、旧乳房下皱襞之间的组织来减少垂直长度。

■ 扩张技术及避免乳头坏死

我们所有的初级和次级乳房增大固定术都是使用扩张技术完成的，前文已经对此进行过描述[2]。简而言之，我们注射了 250cc（250mL）生理盐水，其中含 1mg 肾上腺素和 30cc 2% 的利多卡因，注射部位在计划的切口范围和乳晕的皮内平面，用刀片进行解剖，可用电凝止血和进行胸下结构游离。

许多人可能担心向乳头乳晕复合体注射含肾上腺素的溶液将影响乳头乳晕复合体的存活，因为长期以来外科医生一直担忧往耳朵和手指注射肾上腺素会产生不良结果。根据我们的经验，没有发现注射肾上腺素导致的乳头坏死，

这是一个主要的"组织相关"并发症。相反，为乳头乳晕复合体保留足够的真皮蒂以维持其存活势在必行。在乳房固定术和乳房增大固定术中，为了避免乳头乳晕复合体变形，必须充分调动蒂，保存足够的真皮蒂以维持动脉流入和静脉流出。

我们主要使用上方和内上方的真皮蒂，它们的血供依赖于乳头乳晕复合体水平真皮下 1~2cm 的第 2 肋间穿支，有时可以是第 3 肋间穿支。由于乳头乳晕复合体可依赖中央蒂，因此无意中横断上述穿支可能不一定影响动脉流入，但一旦同时横断真皮会显著影响静脉流出并导致静脉充血。如果在植入前担心乳头乳晕复合体的血管受损，可以松散地关闭乳房和放置硝酸甘油糊剂来辅助处理这种可疑情况。充分的液体复苏也可以改善乳头乳晕复合体的灌注。根据我们的经验，在这种情况下，我们不必使用药物水蛭或抗凝剂。

资深作者 W.G.S. 没有碰到过完全的乳头和（或）乳头乳晕复合体坏死病例，但有时患者会发生部分乳头坏死或乳晕丢失。虽然人们

面对这种情况时可能倾向于采用积极的手术清创处理，但经验表明，保守治疗和耐心等待会获得更好的美容效果，包括对色素脱失的部分乳晕进行再染色。这通常需要外科医生和患者之间反复沟通，我们的经验是应继续保守治疗，期待自身愈合能力带来的良好结果。

■ 老化的乳晕和乳晕周围瘢痕的处理

曾经接受过环乳晕隆乳术或环乳晕乳房增大固定术的患者，通常会在乳房衰老或瘢痕扩大时提出行乳房增大固定术。这是一个"组织相关"并发症。对不愿接受环乳晕瘢痕或不需要缩小乳房的女性，可以使用上次的瘢痕。然而，先前乳房各层结构间不适当的闭合会导致较多的轮廓畸形。资深作者的经验是，可以通过从瘢痕或乳晕的上半部分进入乳房治疗乳房3点钟到9点钟方向旧的凹陷和旋转的环乳晕瘢痕。从瘢痕的下半部分进入乳房只会扩大畸形而不能矫正畸形。可以将下基底部的囊瓣切开并缝合到瘢痕的下半部，从而使瘢痕消失并改善凹陷。此外，随着脂肪移植的出现，这种凹陷的瘢痕可以通过肿胀条件下经皮松解脂肪移植技术（rigotomy技术）和脂肪移植来治疗。通常情况下，我们并不倾向于使用环乳晕乳房固定术来解决上述缺点。

也有人描述了使用永久缝线来处理环乳晕入路中的乳晕增宽[1]。根据我们的经验，这种方式无法承受时间的考验，最好将新乳晕周围的冗余直径向下带到垂直切口法乳房固定术的垂直切缘中。

■ 植入物相关并发症

■ 既往行乳房增大固定术患者的包膜挛缩

包膜挛缩的处理不在本章的讨论范围内，它不是乳房增大固定术独有的并发症，而是一个已知的与假体隆乳相关的后遗症和"植入物相关"并发症。对Ⅲ~Ⅳ级包膜挛缩的处理存在很大争议，包括开放的包膜切开术、部分或全部包膜切除术以及制造新的胸下囊袋。文献支持用新的乳房植入物替换旧的植入物，这种方式与较低的包膜挛缩发生率相关，而包膜的手术处理不能降低包膜挛缩发生率[7]。

如果出现Ⅳ级包膜挛缩伴随破裂，就有必要切除部分包膜或整个包膜。然而，对于Ⅲ~Ⅳ级包膜挛缩伴破裂的替代治疗方法是移除现有的植入物和更换新的植入物，并在适当的时机进行包膜切开术，最常用的是内上方包膜切开术和下方包膜切开术，并对最低点进行径向评分。囊膜的血供来自已建立的侧支循环，在移除和更换植入物的二次或三次乳房固定术中保留侧支血流很重要。此外，由于剥离较少，这些手术往往比包膜切除术出血少得多，血红素暴露于囊袋和失血可增加复发性包膜挛缩的风险，发生这种情况时我们一般不使用引流管（图23.4）。

我们所行的乳房增大固定术绝大多数都是通过双平面完成的。在进行二次乳房增大固定术时，我们很少将囊膜从腺体下或筋膜下改为肌肉下，原因有很多，比如这种囊膜变化会导致通过胸肌穿支进入乳腺实质的血液供应中断。

■ 组织和植入物相关并发症

■ 乳房下移脱出和假性乳房下垂

乳房下移脱出和假性乳房下垂可同时出现，原因可能是植入物重量较大或在初次手术时垂直切口的N-IMF距离太长。换句话说，这些并发症可能"与组织相关"或"与植入物相关"，或与两者均相关，对这种并发症的管理取决于诊断。

不伴随N-IMF距离延长的尾端假体移位的病例很罕见，而且这种情况很容易修复，通常涉及对乳房下皱襞和乳房下极进行一些操作，如采用成排的缝线缝合或使用组织支持材料，如补片和脱细胞真皮基质。虽然正确的修复技术不属于本章的讨论范围，但是读者在开始植入物手术之前就应该精通如何处理这类问题。当这是一个单纯的植入物移位问题时，即使患者愿意，也并不一定非得缩小植入物大小。目前，针对触底脱出，我们的修复方法是使用组织支持装置[8, 9]。

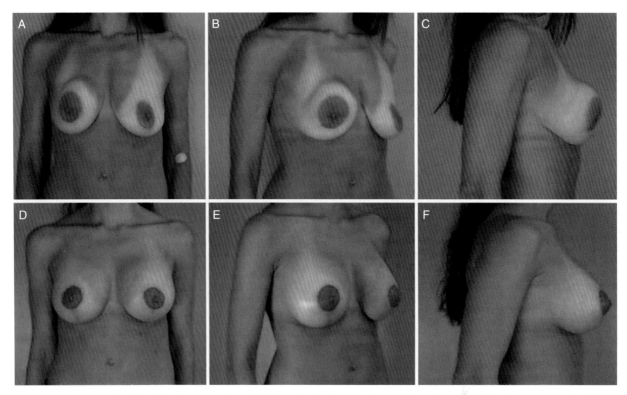

图 23.4　一位 36 岁的女性患者，既往行环乳晕切口乳房增大固定术，腺体下放置生理盐水植入物。患者发生右侧乳房Ⅳ级包膜挛缩，左侧乳房紧缩（与植入物相关）。她接受了二次乳房增大固定术，采用垂直切口技术和双平面囊袋，植入 350cc 光面硅胶假体

植入物的重量拉长乳房下极导致的假性乳房下垂更为常见。测量 S-N 距离和 S-IMF 距离，两者可能不存在差异，但需要上提乳头乳晕复合体。然而，N-IMF 距离通常比初次手术时初始的 7~9cm 长。在这种情况下，需要通过切除水平皮肤来缩短垂直长度。这可以通过水平方向上设计椭圆形切口或"微笑乳房固定术（smile mastopexy）"来完成。

我们更倾向于在皮肤深处进行治疗和闭合乳房，以尽可能更多地保留组织，不到必要时刻，不要暴露植入物和需处理的包囊。由于内部包囊未被破坏，即使 T 形切口裂开，也不会有植入物暴露的风险。

更常见的是，假性乳房下垂在水平方向上也会扩张，可以通过切除垂直椭圆形的皮肤以缩小乳房，就像是"重置时钟（reset the clock）"使乳房焕发青春，这种方法也可以用来简单修复随着时间的推移而扩大的垂直瘢痕。当垂直和水平椭圆形皮肤都被切除后，我们称这种乳房固定术为"有脚猫头鹰（owl with

feet）"乳房固定术。当仅进行垂直切口乳房固定术时，我们将其称为"猫头鹰（owl）"乳房固定术，我们发现，"有脚猫头鹰"乳房固定术将少量尾端水平的组织切除，益处更多，而且不必担忧尾部出现狗耳征（图 23.5）。

◼ 瀑布畸形

瀑布畸形可能发生在初次胸肌下或Ⅰ型双平面隆乳手术后。当将植入物置于腺体下或筋膜下平面时这个问题并不常见，而这两种情况中触底脱出和双泡征可能更常见。在这类畸形中，乳腺实质看上去似乎要从植入物上脱落，这是与组织和植入物都相关的并发症（图 23.6）。

可以采用二期乳房增大固定术处理植入物和组织。植入物可以随着胸大肌的进一步释放而下降，从而使胸肌的遮挡开放，植入物下降，并且乳腺实质直接与植入物下极接触。可采用垂直切口技术来缩小乳房，减小 N-IMF 距离，调节乳头位置和乳头乳晕复合体直径。

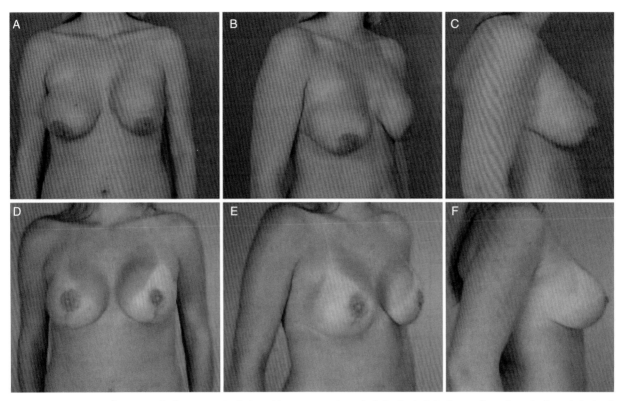

图 23.5 一位 23 岁的女性患者，既往行腺体下植入 325cc 生理盐水假体的隆乳术，2 年后出现乳房下垂和包膜挛缩（与组织和植入物均相关）。她接受了双侧垂直切口乳房增大固定术，在筋膜下平面植入更大的 378cc 毛面假体

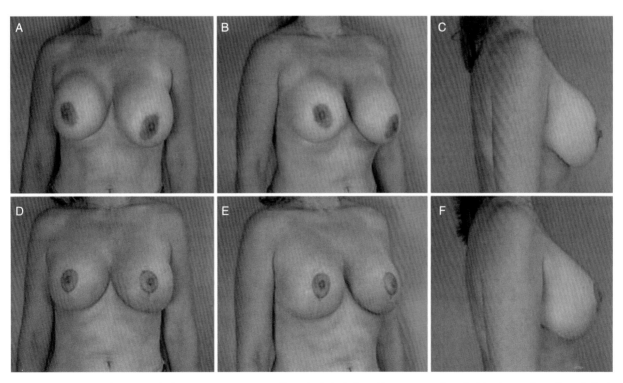

图 23.6 一位 42 岁的女性患者，行双平面、环乳晕入路隆乳手术，植入 375cc 圆形硅胶假体，5 年后出现瀑布畸形和包膜挛缩（与组织和植入物均相关）。她避免乳房侧包膜切开术和垂直切口的乳房增大固定术，植入 395cc 圆形硅胶假体

⬛ 处理存在的不对称

我们通常告诉患者"乳房是姐妹，不是双胞胎"，即使手术后她们也很可能只是"姐妹"，即乳头位置、乳头乳晕复合体直径、乳房形状、乳房体积和乳房下皱襞位置均可不对称。这些都是潜在的"与组织相关"和"与植入物相关"的并发症。

乳头位置和乳头乳晕复合体直径不对称可以通过缩小乳晕和术前标记乳头高度轻松解决。而乳房形状和大小不对称的修复更具挑战性，这也通常是患者求助于整形外科医生的原因。

当两个乳房的体积不同时，外科医生应该注意到这一点，并在术前向患者指出。有几种选择可以使乳房更加对称。在单独进行乳房固定术的情况下，缩小较大的乳房通常是使乳房大小匹配的最简单方式。

如果患者希望乳房大小相同或者更大，则应该考虑植入物手术。在这种情况下，较大的乳房可以放置较小的植入物，而较小的乳房可以放置较大的植入物。考虑到体积差异，这可能是处理体积不对称的唯一方法。需要注意的是，植入物的体积差异越大，植入物就越有可能因引力不同而以不同的速率老化。另一种选择是将较大的乳房稍微缩小，并在两侧放置相同大小的植入物。第三种选择，也是最难以实现的选择，是患者接受乳房不对称的现实并在两侧放置相同大小的植入物，并降低能够实现完全对称的期望。

一般来说，乳房下皱襞（IMF）不对称的患者在术后会比术前出现更多对称皱襞，但还是可能会存在一些不对称皱襞。实施乳房增大固定术时，除非是结节性乳房，否则我们很少放弃皱襞（图23.7）。通常情况下，两侧乳房下皱襞之间的距离差应在1~2cm以内，皱襞较高的一侧可以小心地略微降低以匹配对侧。降低乳房下皱襞会导致毁灭性的后果，包括下降的一侧出现严重的植入物移位和植入物下移脱出。当最终的 N-IMF 距离设置为 7cm 左右时，

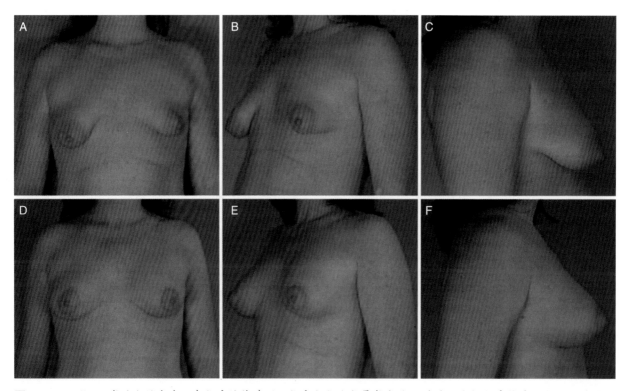

图23.7　一位29岁的女性患者，有乳房结节畸形，乳房和乳头乳晕复合体不对称，右侧乳房接受了初级双平面、垂直切口乳房增大固定术，植入了272cc硅胶假体，左侧乳房行双平面、环乳晕切口乳房增大固定术，植入了322cc硅胶假体

即使皱襞只下降 1~2cm，通常也需要切除一个水平椭圆形皮肤来抵消这种作用，这种"加减"效应可使皱襞恢复对称性。值得注意的是，外科医生在新的乳房上联合腹部皱襞执行这个操作时应特别谨慎。之后，腹部成形术和渐进式张力缝合产生的向下的拉力会影响对皱襞的处理。根据我们的经验，在新的乳房上，我们首先用植入物来做"清洁"的部分，也可以用可吸收缝线来固定乳房下皱襞，以保护乳房下皱襞的位置不受腹部皮瓣向下的拉力的影响。

总　结

乳房固定术和乳房增大固定术是两种具有挑战性的手术，是整形外科医生所操作的最令人满意的手术之一。这两种手术因会产生一些并发症而面临挑战，包括不对称、移位、严重瘢痕、包膜挛缩、持续下垂以及乳房组织与植入物不协调。本章详细介绍了作者在避免和治疗这些常见和罕见的并发症时的经验，包括"与植入物相关"和"与组织相关"的并发症。作者操作过数以千计的手术，他提出的实用技巧可以帮助外科医生改善手术结果和管理罕见的并发症。

（熊敏　译，陈嘉健　审校）

参考文献

[1] Qureshi AA, Myckatyn TM, Tenenbaum MT. Mastopexy and mastopexy-augmentation. Aesthet Surg J, 2018, 38(4): 374–384.

[2] Stevens WG, Freeman ME, Stoker DA, et al. One-stage mastopexy with breast augmentation: a review of 321 patients. Plast Reconstr Surg, 2007, 120(6): 1674–1679.

[3] Stevens WG, Macias LH, Spring M, et al. One-stage augmentation mastopexy: a review of 1192 simultaneous breast augmentation and mastopexy procedures in 615 consecutive patients. Aesthet Surg J, 2014, 34(5): 723–732.

[4] Stevens WG, Stoker DA, Freeman ME, et al. Is one-stage breast augmentation with mastopexy safe and effective? A review of 186 primary cases. Aesthet Surg J, 2006, 26(6): 674–681.

[5] Hall-Findlay EJ. Pedicles in vertical breast reduction and mastopexy. Clin Plast Surg, 2002, 29(3): 379–391.

[6] Khavanin N, Jordan SW, Rambachan A, et al. A systematic review of single-stage augmentation-mastopexy. Plast Reconstr Surg, 2014, 134(5): 922–931.

[7] Wan D, Rohrich RJ. Revisiting the management of capsular contracture in breast augmentation: a systematic review. Plast Reconstr Surg, 2016, 137(3): 826–841.

[8] Maxwell GP, Gabriel A. Acellular dermal matrix for reoperative breast augmentation. Plast Reconstr Surg, 2014, 134(5): 932–938.

[9] Adams WP Jr, Moses AC. Use of poly-4-hydroxy-butyrate mesh to optimize soft-tissue support in mastopexy: a single-site study. Plast Reconstr Surg, 2017, 139(1):67–75.

第
24
章

隆乳固定术中问题的避免和解决：乳房固定术切口和囊袋的选择对血供的影响

M. Bradley Calobrace, Chet Mays

◾ 引　言

　　乳房下垂是整形外科医生最常听到的抱怨之一，可以是发育性的，但更多的是减肥、激素变化、妊娠和衰老所导致。在评估患者的乳房下垂时，明确乳房的容量状态和软组织质量非常重要。不使用植入物的乳房固定术主要适用于以乳房下垂为主要困扰、没有增加乳房体积和改善乳房上极饱满程度需求的患者。而对于乳房体积小或意向填充乳房上极的患者通常需要联合植入物进行乳房固定术，才能达到理想的效果。

　　在某些临床情况下，分期行隆乳和乳房固定术可能是最安全的选择，可以获得更理想的结果 [1-3]。对于大多数乳房下垂患者来说，也可以选择同期乳房固定术，在保证安全的前提下，患者的满意度也较高 [4-7]。对于希望或需要植入物矫正的乳房下垂患者，需要在进行彻底评估后再确定手术方案。制订手术方案前需要进行乳房测量，评估乳房组织密度、皮肤质量、乳头乳晕复合体（NAC）、乳房下垂、胸壁特征、

M. B. Calobrace (✉)
Clinical Faculty, Division of Plastic Surgery, University of
Louisville, Louisville, KY, USA

Clinical Faculty, Division of Plastic Surgery, University of
Kentucky, Louisville, KY, USA

C. Mays
Clinical Faculty, Division of Plastic Surgery. University of
Louisville, Louisville, KY, USA
e-mail: drbrad@calobrace.com

© Springer Nature Switzerland AG 2021
J. Y. S. Kim (ed.), *Managing Common and Uncommon Complications of Aesthetic Breast Surgery*,
https://doi.org/10.1007/978-3-030-57121-4_24

乳房投影以及患者的预期。对于局限性乳房下垂患者，一次隆乳术就可以提供足够的年轻化效果。如果乳房下垂患者在隆乳术的同时需要进行乳房固定术，有多种手术方式可供选择，包括环乳晕或外侧切口，乳晕垂直加水平楔形或倒 T 型术式 [8-12]。

　　术前必须计划好假体囊袋，包括双平面肌下、筋膜下或腺体下囊袋。囊袋的选择会影响手术入路、皮瓣和乳头乳晕复合体的血供以及长期结局。同样地，多种植入物可供选择以优化最终效果。植入物的特性包括植入物材料、外壳质地、硅胶黏附性、凝胶与外壳的填充比、投影和形状等都会影响最终结果 [13,14]。

　　围手术期决策是隆乳固定术成功的关键。本章我们将重点讨论合适的患者选择，乳房固定术入路的确定，蒂的选择，皮肤切口，囊袋的确定，以及植入物的选择，从而为优化隆乳固定术患者的治疗结局奠定决策基础。

◾ 术前评估

　　术前评估应从乳房检查开始，包括基底宽度、胸骨切迹至乳头位置、软组织厚度（夹压试验）、乳房间距离、乳房下皱褶（IMF）至乳头距离、乳房高度、乳晕宽度以及任何异常的肿块（图 24.1）。

　　重要的是，还应评估乳房下垂的程度。根据乳头乳晕复合体与乳房下皱襞的关系，多采

用 Regnault 分级系统描述乳房下垂程度[15]。虽然这个系统提供了一些有关乳房下垂程度的信息，但仅根据这种分级方法并不能完全描述真实的乳房下垂程度。表 24.1 展示了更完整的乳房下垂评估方法。

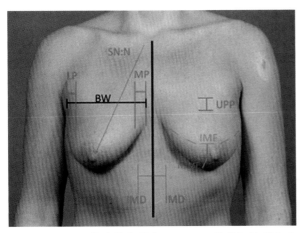

图 24.1　BW：乳房基底宽度；SN-N：胸骨切迹到乳头的距离；IMD：乳房间距离；N-IMF：自然状态下及最大拉伸状态下乳头至下褶襞距离。软组织覆盖率：上极夹（upper pole pinch，UPP），内侧夹（medial pinch，MP），侧夹（lateral pinch，LP）

表 24.1　乳房下垂评估标准

· NAC 到 IMF 的距离（Regnault 下垂分级）

　　Ⅰ级：乳头位于 IMF 水平，高于乳房最低轮廓线

　　Ⅱ级：乳头位于 IMF 水平以下，高于乳房最低轮廓线

　　Ⅲ级：乳头位于 IMF 水平以下，达到乳房最低轮廓线水平

· 悬垂在皱褶上的乳房组织量

· NAC 在乳丘上的位置

· 垂直超额量和水平超额量

· 乳房在胸壁上的投影：低、中、高

· 乳腺实质和皮肤的质量和数量

NAC：乳头乳晕复合体；IMF：乳房下皱襞

根据 Regnault 分级，不同程度乳房下垂患者的乳房成分可能完全不同，包括乳房组织和皮肤的质量、乳房组织现有量和存在垂直过剩的乳房（图 24.2）。明确垂直过剩的量将有助于确定应该完成的乳房固定术类型（表

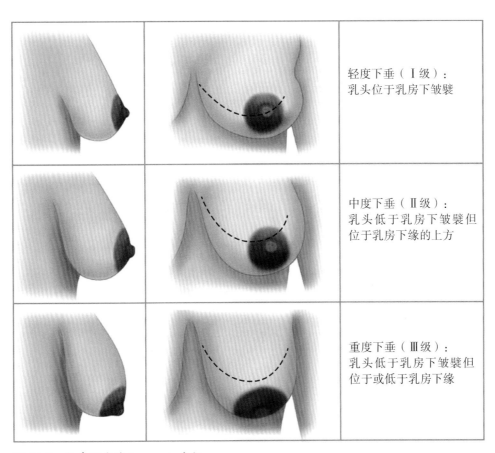

| | 轻度下垂（Ⅰ级）：乳头位于乳房下皱襞 |
| 中度下垂（Ⅱ级）：乳头低于乳房下皱襞但位于乳房下缘的上方 |
| 重度下垂（Ⅲ级）：乳头低于乳房下皱襞但位于或低于乳房下缘 |

图 24.2　乳房下垂的 Regnault 分级

24.2），还可以帮助确定合适的患者分期。为了避免出现不满意的结果，在垂直超出 8~10cm 或更大时我们更可能选择分期手术[5]。

此外还要评估皮肤的厚度和弹性，皮下脂肪的数量和分布，胸部肌肉的组成和坚固性，Cooper 韧带的完整性，下层肌肉的性质和位置，以及下层胸壁的形状和倾斜度。乳房构成的所有这些方面都会影响乳房的形状，尤其会影响隆乳固定术的结果。

血液供应对乳房固定术和囊袋选择决策的影响

对血管解剖的了解和评估是安全实施乳房手术的关键，这在进行隆乳固定术时尤为重要[16]。乳房有丰富的血液供应，包括乳内动脉穿支，胸外侧动脉，胸肩峰动脉，前外侧和前内侧肋间穿支。乳头乳晕复合体和乳房皮瓣的血供受到多种因素的影响，包括植入物的选择、囊袋的选择、乳房固定术的实施以及皮肤破坏的程度。

下侧蒂和中央蒂由乳内动脉（internal mammary artery，IMA）的第 4 支供血，从乳房内侧深部穿过，经第 5 肋上方的 Wuringer 隔（Wuringer septum）进入乳房经线内侧（breast meridian approximately）、乳房下皱襞上方 1~

2cm。在一些患者中，可能有额外的乳内动脉和侧胸穿支穿过隔膜。下侧蒂也有额外的血供，由沿乳房下皱襞的肋间穿支供血。在隆乳固定术中，植入物囊袋的形成包括离断通过 Wuringer 隔的乳内动脉的第 4 穿支和任何穿支，因此，中央蒂和下侧蒂的很大一部分血供可能已经被牺牲。

为了确保最可靠的乳头乳晕复合体和皮瓣血供，使用了上方蒂，偶尔还使用超内侧蒂。上方蒂由乳内动脉的第 2 穿支供血，从第 2 肋间深面、上乳房内侧浅面穿出，进入乳头乳晕复合体略偏中线内侧、约 1cm 深处。内侧蒂由乳内动脉的第 2 或第 3 分支供应，该分支从第 3 肋间穿出，走行于乳腺实质浅面至乳头乳晕复合体内侧。在上极这些血管的浅表位置允许植入物植入和进行乳房固定，而不会干扰血液供应。需要注意的是，这些血管起源于囊袋内侧的胸骨边缘，在进行胸内侧肌肉分割时可能会被牺牲（图 24.3）。

表 24.2　垂直过剩（vertical excess，VE）的判定

垂直过剩
VE = 新乳头到实际的 IMF − 新乳头到新的 IMF
VE ＞（8~10）cm 考虑分期提升乳房固定术
IMF：乳房下皱襞

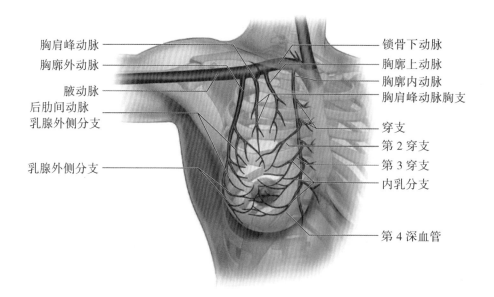

左侧标注（从上到下）：
胸肩峰动脉
胸廓外动脉
腋动脉
后肋间动脉
乳腺外侧分支
乳腺外侧分支

右侧标注（从上到下）：
锁骨下动脉
胸廓上动脉
胸廓内动脉
胸肩峰动脉胸支
穿支
第 2 穿支
第 3 穿支
内乳分支
第 4 深血管

图 24.3　乳房的血供

此外，植入物和囊袋的选择会影响其覆盖乳房组织的血液供应。胸下囊袋主要保留肌皮穿支（除非进行广泛的双平面手术），与腺体下或筋膜下囊袋相比，它不太可能影响血供。同样地，在任何囊袋中放置较大的植入物，尤其是腺体下或筋膜下囊袋，都会对乳房固定术的闭合造成不适当的张力，这可能会加剧对乳头乳晕复合体或其覆盖皮瓣的血供的影响。

■ 患者的期望

了解患者期望的手术结果及对患者的教育通常是确保患者满意和获得成功结局的最重要因素。需要行隆乳固定术的患者更有可能因体重减轻或产后体形改变导致乳房改变，并经历组织松弛、皱纹、乳头和乳房下垂，以及乳腺实质体积和（或）坚韧性丧失。因此，面对这些具有挑战性的病例时，就更应该强调对患者期望的管理。

患者往往不会意识到不对称、乳房显著萎缩和胸壁的差异对最终结局的影响。因此，在评估过程中确定患者想要什么样的"外观"很重要，特别是在乳头位置和上极体积方面。与单纯隆乳相比，需要告知患者并使其充分理解实现其所期待的乳房外观存在局限性。在最近开展的一项比较隆乳患者和隆乳固定术患者的生活质量的研究中，只进行隆乳术的患者在美学结局和许多心理社会方面的生活质量满意度明显更高。相比之下，行隆乳固定术的患者在对形状、瘢痕、对称性和乳头乳晕复合体方面表示出不满意[17]。

考虑到目前技术上存在的局限性，可以根据患者的期望结果量身定做手术设计方案。想要外观更自然的患者可能会从胸肌下植入、内聚力较差的植入物或解剖型装置中获益更多，而想要乳房上极更大、更饱满、更圆润的患者可能需要更具有内聚力和更高轮廓的植入物，并且需要将植入物放置在肌肉上方。毋庸置疑，在隆乳术中可以实现的目标存在局限性，但围手术期为满足患者的期望而设计的手术方法和决策更有可能使患者获得最佳的结果。

鉴于大多数患者应用隆乳术和隆乳固定术

所获得的效果不同[17]，必须特别注意处理患者的意外情况。需要让患者了解隆乳固定术的独特挑战，即超过 20% 的患者可能需要后期修复才能达到理想的结果[5]。除了这些潜在的、需要修复的美学并发症外，还应告知患者其他的"常见"并发症，如瘢痕位置、不良瘢痕、乳头敏感性改变和不对称等，以及因蒂受损、包膜挛缩或感染等问题引起的罕见并发症。

■ 手术决策

■ 手术方式的选择

■ 隆乳术不伴乳房固定术

乳房干瘪的患者常形容自己的乳房"下垂"，就诊时常常会给人一种需要提升乳房的印象。如果患者有假性下垂或 I 级下垂，并且拉长的乳头到皱褶的距离不超过（9.5~10）cm，单纯隆乳术就可能会提供满意的矫正效果，达到患者的要求[18]。根据临床设置，乳头乳晕复合体的位置可能略低于理想位置，上极可能不如预期饱满，这取决于植入物的类型、大小和选择的囊袋。在交界性病例中，腺体下或筋膜下囊袋可促进乳房的扩张和提升，在这些患者中，乳房的体积和覆盖的皮肤包膜最终必须是协调的。如果患者想要的乳房尺寸小于完美填满皮肤包膜的大小，或者想要的乳头乳晕复合体位置高于单纯隆乳所能达到的位置，就需要联合乳房固定术。因此，手术方式可以由每个患者的期望结果决定，即使术前乳房外观相似的患者，手术方式可能也会有所不同。

■ 乳房固定术不伴隆乳术

单纯乳房固定术的理想病例是对乳房体积相对满意的患者，主要诉求是矫正乳房下垂和改善乳房形状。这些患者有足够的乳房体积和需要行乳房固定术的乳房下垂问题，并有与这些手术相关的瘢痕。患者更需要一个自然的上极，而更加饱满的上极和明显的乳沟不是这些患者的诉求。乳房投影高或有致密的乳腺的患者适合选择单纯乳房固定术。

■ 隆乳固定术

如果患者想要更大、更显著的上极体积和乳沟，最好采用乳房增大固定术，具有以上需求但同时进行隆乳和乳房固定术被认为不合适或不安全的患者除外（表24.3），对于这部分患者，可以先进行乳房固定术，然后在术后至少6个月到1年后再进行隆乳术。

表24.3　分期隆乳手术的相对适应证

·肥胖：BMI > 30kg/m²
·具有大而下垂的乳房：需要减少体积
·具有显著的乳房下垂：乳头乳晕复合体提高 > (5-6) cm
·垂直过剩（VE） > (8~10) cm
·患者有不切实际的期望：了解再手术率 > 20%
·拒绝戒烟的患者

■ 乳房固定术的选择

当确定患者适合行同期隆乳固定术时，乳房固定术的流程就是基于术前评估。对乳房下垂程度的评估（表24.1）可以指导外科医生评估乳头乳晕复合体提升、皮肤包膜缩小和乳腺实质切除的必要性。

■ 环乳晕切口

交界性下垂、Ⅰ级下垂或假性下垂（最大伸展10cm下的N-IMF）、低乳头乳晕复合体（如乳房狭窄畸形）或结节状乳房畸形的患者可从环乳晕切口乳房固定术中获益。这种方法可以适度抬高乳头乳晕复合体（< 2cm），并可以缩小乳晕直径。皱褶上的乳房悬垂应该是最小的，水平松弛也是有限的。应该有选择性地使用环乳晕切口乳房固定术，因为它会造成乳房变宽和扁平，这种技术对于结节状乳房畸形可能有益，但不太适用于干瘪、扁平的乳房。

■ 垂直型乳房上提术

中度下垂、Ⅰ级或Ⅱ级下垂，要求乳头乳晕复合体抬高小于4cm，乳房悬垂程度适中的

患者，可以用垂直环切乳房固定术治疗，同时切除或不切除少量沿皱褶的皮肤。这些患者往往有更多的水平松弛，需要收窄乳房，但垂直部分仅有适度的缩小。

■ 垂直环切加倒T型皮肤切除

对于重度下垂、Ⅱ级或Ⅲ级乳房下垂且有明显垂直过剩和乳房悬垂超过皱褶的患者，实现理想预期更合适的方法是垂直环切和倒T形皮肤切除。垂直过度和松弛越大，水平楔形越大，沿乳房下皱襞的切口越长。

在规划乳房固定术的类型时，区分乳房固定术的带蒂设计和皮肤切除设计很重要[19]。在隆乳固定术中，下垂乳房的设计总是以上方蒂或有时以超内侧蒂为蒂血供的环外周垂直入路，二者唯一的不同在于皮肤是否需要沿着皱褶切除。因此，即使是较为松弛的下垂乳房，需要采用倒T形皮肤切除时，其实质和蒂部的设计仍然是一种带上方蒂的环外垂直入路。如果这些患者的乳房有过多的下垂实质，那么切除下极实质是这种方法长期成功的关键，可以减少术后下垂复发的概率[20]。

■ 乳房下极固定术

偶然情况下，特别是在继发病例中，虽然乳头乳晕复合体的位置令人满意，但是会出现大量的下极伸展畸形、腺体下垂或假性下垂。这些患者可能受益于简单的乳房下皱褶切除术（微笑乳房固定术）或纵横联合切除术（船型固定术），而不移动乳头乳晕复合体[21]。这样既可以解决垂直和水平的松弛，又不会危及乳头乳晕复合体的血供，也不会在乳晕周围留下不必要的瘢痕。

■ 植入物选择

在隆乳固定术中，植入物的选择对患者的预后有重要影响。当隆乳的同时需要行乳房固定术，而用于乳房固定术的软组织包膜更松弛、拉伸、变薄且有皱纹，对其下方植入物的影响耐受性较差时，植入物的选择就会产生更大的影响。

植入物的外形和大小

已证明基于组织的规划在隆乳固定术中非常有用，类似于其在单纯隆乳术中的应用[18]。乳房的基底宽度为选择合适的植入物大小提供了参考。在计算植入物宽度时，关键是确定天然乳房本身对乳房最终宽度的贡献程度。最佳植入物宽度是通过确定期望的最终乳房宽度（通常是腋前线到胸中线 1cm）减去使用内侧和外侧皱褶的天然乳房的软组织贡献来计算的（图 24.4）。

适宜的植入物宽度（OIW）＝乳房基底宽度 −（1/2 内侧褶 +1/2 外侧皱褶）

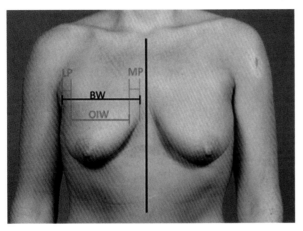

图 24.4　OIW：适宜的植入物宽度；BW：乳房基底宽度；MP：内侧皱褶；LP：外侧皱褶

对于乳房下垂、皮肤较薄和乳房组织少的患者，植入物选择与单纯隆乳术是相同的。对于体积更大、更重的乳房，与单纯隆乳术相比，这一计算可能会导致植入物较小。如果患者期望在有限的基底宽度下达到所需的容积时，选择凸度较大的植入物可能更加适合。但是，必须考虑计划中乳房固定术的皮肤包膜松弛问题。凸度大的植入物对皮肤的影响必须与患者对更大容量的需求相平衡[22]。这种植入物会立即出现在皮瓣上，随着时间的推移有可能出现拉伸畸形。对于需要隆乳和乳房固定术的乳房较重的患者，通常选择外形较低、宽度或高度较大的植入物，以增加上极体积，同时将对上覆乳房的影响降至最低。过大的植入物不仅会产生长期的影响，而且在较大的植入物周围闭合乳

房、固定皮瓣时产生的过度张力也会影响乳头乳晕复合体和上覆乳房皮瓣的血液循环，导致缺血和坏死。这类植入物的囊袋选择也会影响循环。考虑到这类植入物对上覆乳房的拉伸和其重量，作者更喜欢硅胶植入物而不是生理盐水植入物，因为生理盐水会导致更大的下极伸展、可触及性、可见性和更高的改型率。

光面与毛面植入物对比

不仅硅胶植入物的大小和外形会影响结果，某些硅胶植入物的外壳也会影响结果。硅胶植入物有光面和毛面两种选择。在美国多数人选择光面植入物，而在其他国家，毛面植入物占主导地位。光面植入物的优点包括自然的移动性和极低的皱褶或可触及性风险。通常倾向于将植入物固定在乳房囊袋的底部，并继续自然地与覆盖在上面的乳房组织一起下垂。当进行隆乳术时，光面植入物可以向上移位，解除闭合时的张力，随着时间的推移，会自然地下降到新提起的皮肤包膜中。由于皮肤包膜松弛，当覆盖的乳房包膜不稳定时，外科医生通常认为光面植入物的移动性是一种优势。

毛面植入物在乳房囊袋中更加稳定。虽然有人提出植入物的黏附性对于稳定性是必要的，但是似乎仅通过外壳质地产生的摩擦就能提供显著的稳定性[23]。在整容手术中，即使是最具攻击性的毛面植入物也很少真正发生粘连，而且主要依靠摩擦来保持其稳定性。重要的是要了解每种网织面以及这些植入物可能对结果产生的影响。植入物的纹理化可分为 4 个梯度，最具侵袭性的毛面植入物为 4 级，如聚氨酯泡沫塑料（表 24.4）；3 级见于失盐处理（如 Biocell 植入体）或碳酸铵处理（Sientra）；2 级采用植入体压印工艺（Siltex of Mentor）；1 级采用纳米网织面（如 Motiva）和光滑面植入物[24]（图 24.5）。

作者认为，毛面植入物可以显著提高许多隆乳固定术患者的预后质量。随着时间的推移，稳定性转化为较少的下极拉伸变形。毛面植入物不仅允许放置圆形植入物，还允许使用具有解剖形状的植入物。与光面植入物相比，当放

置在腺体下或筋膜下时，凸形植入物的包膜挛缩率较低[25, 26]。

选择光面和毛面植入物时面临的挑战主要是试图确定适合每个患者的最佳植入物，同时还能将并发症降至最低。根据作者的经验，毛面植入物可以在原本不稳定的乳房包膜中提供极好的稳定性，是胸壁倾斜患者的理想选择，因为毛面植入物稳定性高，可最大限度地减少移位，特别是植入体向腋窝的侧滑。毛面植入物是组织坚固、软组织覆盖良好的患者的理想选择。当皮肤包膜非常松弛时，就像减肥患者一样，要将皮肤包膜充分稳定在毛面植入物上可能是一种挑战。当毛面植入物被放置在非常松弛的皮肤包膜下时，瀑布畸形的风险会增加，因此必须权衡稳定性的好处和这种可能性（图 24.6）。

与光滑的硅胶植入物相比，毛面植入物更容易出现皱褶。当皮肤包膜很薄、术后有可能出现皱褶时，光面植入物可能是更好的选择。充填适宜的、较新的、更有内聚力的植入物显著减少了所看到的皱褶。因此，毛面和光面植入物之间与波纹征相关的区别可能更多的是理论上的而不是实际的。

表 24.4　不同的毛面植入物工艺

分级	方法	品牌
4	聚氨酯泡沫塑料涂料	Bristol-Meyers Squibb（1991 年退出美国市场）
3	脱盐加工	Biocell of Allergan
3	碳酸铵加工	Sientra
2	压印工艺	Siltex of Mentor
1	纳米网织面	Motiva

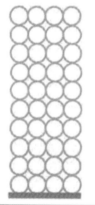

工艺	聚氨酯泡沫	盐分损失（Biocell/Eurosilicon）	硫化	盐分损失（Nagotex）	印记	滑面 / 纳米
表面区域	高	中	中	低	低	最小
粗糙度	高	中	低	低	低	最小
表面类别	4	3	3	2	2	1

图 24.5　与制造方法、表面积和表面粗糙度相关的植入物表面类别

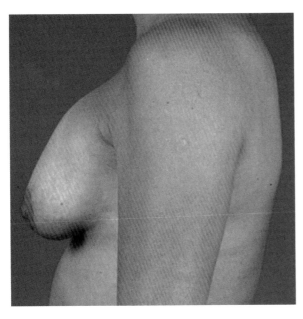

图 24.6 乳房瀑布畸形

然而，关于毛面植入物的讨论是基于它们的安全性和广泛使用，这明显受到了对乳房假体相关间变性大细胞淋巴瘤（BIA-ALCL）担忧的影响，具体讨论见本书其他部分。此外，其他问题，包括双重包膜和晚期血清肿，也必须用减少毛面植入物使用的新证据进行评估[27-29]。因此，在任何临床情况下，在讨论毛面植入物的优点时，必须提到这些不良并发症的可能性，并将其列入手术同意书中。

生物可吸收支架

我们一直试图创造一个有表面纹理的环境来代替毛面植入物。可考虑的一种方式是使用光滑的植入物同时辅以手术支架来支撑软组织，是将聚 4- 羟基丁酸酯（P4HB）或聚二氧六环酮（PDS）的生物可吸收支架与光滑的植入物一起使用，当它们与周围软组织结合时可提供或模拟毛面植入物的稳定性。

解剖型植入物

解剖型植入物对于某些类型的患者具有优势，可能适用于隆乳固定术。当然，所有形状的植入物都具有表面纹理，所以在考虑解剖型假体时，毛面假体的相应优缺点都是适用的。

有多种形状的假体可供选择，所有假体制造商都会提供匹配不同形状的乳房和胸壁的系列假体以供选择。解剖型假体通常会形成一个更自然的倾斜上极，更多的体积分布下极有一个最大投影的下点。然而，由于凝胶的黏附性增加，与其他植入物相比，上极体积更加稳定。一种高度大于宽度的有形状的假体可以为胸部较低的长胸廓患者提供良好的体积分布，而不会过度增大乳房。具有高乳房投影或非常宽的基底宽度的患者可以受益于宽度大于高度的解剖型植入物，从而在不过度增大乳房和（或）乳房上极的情况下改善乳沟。

当对乳房狭窄或乳房结节畸形患者实施隆乳固定术时，解剖型假体就特别适用。这些隆乳术通常与乳晕周围乳房固定术联合进行，以优化效果。解剖型植入物提供了比圆形植入物更低的最大投影点，从而允许随着隆起物的增大改善扩张和乳头定位。凝胶的凝聚力增加和植入物的纹理结构提供了稳定性，该稳定性倾向于改善下极的膨胀，并允许植入物对乳房进行塑形，而不是使植入物在紧密乳房组织挤压下变形。

其他植入物的特性

硅胶植入物在过去几年中不断发展，为外科医生提供了更多的选择。植入物的性能是多元素的，且依赖于许多特征。植入物的设计、外壳、凝胶性、凝胶与壳层的填充率以及凝胶与外壳的相互作用都会影响植入物在体内的最终性能[13,14]。基于植入物内凝胶的凝聚力，硅胶植入物现在可以作为第 4 代和第 5 代植入物使用。所有解剖型假体都是第 5 代装置。圆形植入物既可以作为第 4 代植入物，如 Allergan Natrelle 或 Mentor MemoryGel 植入物，也可以作为第 5 代植入物，如 Sientra HSC 和 HSC+ 或 Allergan 触感柔软和具有黏聚性的植入物。凝聚力越大，凝胶在体内越稳定[14]，这会影响上极的外观，包括解剖型假体的倾斜外观或圆形假体的圆形外观。第 4 代凝胶对植入物形状的稳定性较差，导致上极体更加自然，甚至无法随着时间的推移保持上极体的体积。

硅胶植入物的另一个特点是增加了凝胶与外壳的体积比，优化了植入物的填充。除了可以潜在地减少任何特定植入物的皱褶量外，还可以在上极形成更稳定的体积。所有制造商都已开发并提供具有最佳填充率的植入物。对于皮肤更松弛、更薄的隆乳患者，具有最佳填充率的植入物提供了一个更可预测的结果，同时较少发生上极缺失和植入物皱褶。

■ 囊袋的选择

囊袋的选择往往是在行隆乳固定术时最容易被忽视的因素，但又可能对最终结果产生最大的影响，可选择肌肉下、筋膜下和腺体下囊袋（图 24.7~ 图 24.9），双平面肌下囊袋是目前最常用的假体囊袋。

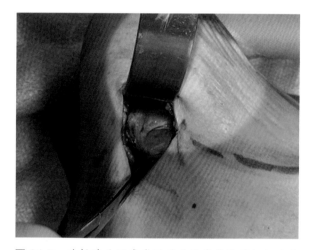

图 24.7　选择腺体下囊袋时需要注意将乳腺组织从胸大肌上抬起

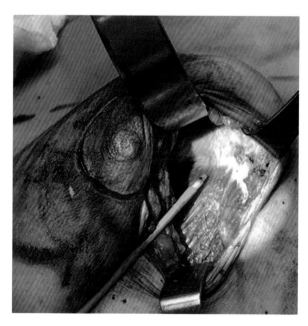

图 24.8　筋膜下囊袋的构建，注意胸大肌下方筋膜的抬离

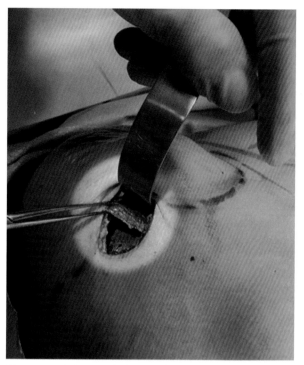

图 24.9　胸大肌下囊袋的构建，注意肋缘胸大肌外侧缘的抬高

如果乳房上方挤捏厚度小于 2cm，则最好使用双平面肌下囊袋，以避免上极假体的可见性和皱褶（图 24.10）。双平面囊袋可以使假体上极覆盖在肌肉下，并且其下极可以在腺体下实现更大的扩张[27]。有趣的是，越紧或越松的下极，所需的双平面水平就越大。狭窄的下极乳房需要更大的双平面，2 或 3 水平，以最大限度地扩张紧张的下极（图 24.11，图 24.12）。

下极的肌肉会限制在这个紧凑的组织包膜中可能的扩张量。双平面囊袋具有的附加实质暴露允许使用实质扩张技术，如放射状划痕。非常松弛的乳房也需要更大的扩张度来矫正。虽然有人可能会认为这是非必要的，因为乳房固定术可以收紧覆盖在植入物上的组织，但即使在乳房固定术之后，非常松弛的乳房也经常会从扩张的下极和植入物下面脱落，导致瀑布畸形。为了获得长期成功的隆乳固定术效果，植入物要具有对覆盖的乳房组织有一定影响的能力是一个重要但经常被误解的概念。最松弛和最薄的乳房皮肤包膜，如体重减少的患者，需要进行植入物提升和下极扩张，以避免随着时间的推移出现瀑布畸形。

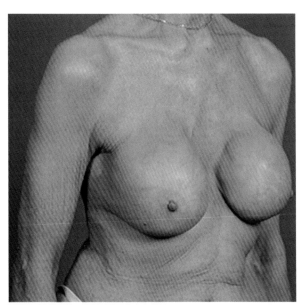

图 24.10　上极可见性和皱褶

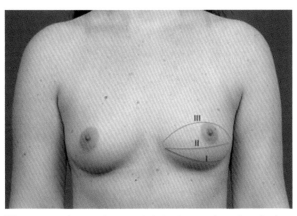

图24.11　基于乳房组织释放水平显示的双平面水平。双平面 1 是将胸肌从下肋骨附着处游离，所有肌下隆起物均可见；双平面 2 是将乳房组织从胸肌游离到乳头乳晕复合体的正下方；双平面 3 是将乳房组织游离到乳头乳晕复合体上方

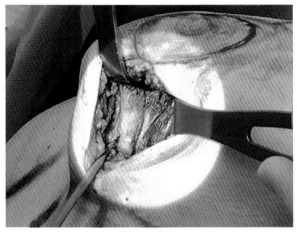

图24.12　创建一个双平面，将乳房组织从胸大肌的下切缘游离出来

如果乳房上方挤捏厚度 ≥ 2cm，可以选择筋膜下囊袋。作者认为，腺体下囊袋适合用于上极挤捏厚度 ≥ 3cm 者。除了基本指南外，还有许多其他因素有助于囊袋的选择，包括软组织覆盖厚度和组织质量。此外，不同的植入物选择会影响将其放置在肌肉上方的适宜性。有证据表明，当使用腺体下或筋膜下囊袋时，与滑面植入物相比，使用毛面植入物发生包膜挛缩的概率较低[26]。同样地，在没有肌肉支持的情况下，植入物的大小也会影响延展畸形的发展[30]。与胸大肌下植入物相比，放置在肌肉上方的植入物的上极覆盖率较小。因此，当在肌肉上方放置植入物时，具有更大的黏聚性、最佳充填度的毛面假体是更为理想的选择，它可以更好地限制下极随时间延展并维持上极的体积。

■ 总　结

在为隆乳术患者决定合适的手术方式时，患者对乳房的整体要求非常重要。隆乳固定术常见和不常见的并发症都可以通过详细的手术计划和对患者期望的管理来减少。乳房下垂、体积减小或者容量减少（小乳房）的治疗通常需要两个关键步骤：乳房固定术和隆乳术。虽然大多数患者适用同期隆乳手术，但也有一些患者可能需要分期手术。当单纯乳房固定术后乳房的形状和轮廓已经得到改善，但上极体积仍然不足时，增加一个植入物就可以充分填补有缺陷的上极。植入物的类型、囊袋位置和乳房固定术方式是由一系列患者因素决定的，需要对这些因素进行充分考虑。对于这样一种具有挑战性且以较高的改型率著称的手术，了解哪些患者适用分期乳房固定术，哪些患者适用同期乳房固定术，是降低改型率、获得良好结果的关键。本章详细阐述了我们所使用的技术，并提出了在获得更好的结果的同时降低并发症的关键要素。

■ 手术成功的关键

• 对下垂的乳房进行分析。

• 确定患者对乳房美学外观的要求。

• 确定采用单次隆乳术还是分期隆乳术。

• 确定乳房固定术技术和蒂的选择，最常见的是上侧蒂或超内侧蒂。

• 避免使用大型植入物，以阻止对软组织包膜的压力。

• 当存在胸壁倾斜时，考虑使用毛面假体。

• 如果乳房上方挤捏厚度小于2cm，可采用胸大肌下囊袋。

• 体重大量减少或皮肤过度松弛的患者避免选择毛面假体，以防止涟漪或瀑布畸形。

■ 病例分析

■ 病例1

一位24岁的女性患者，有Ⅲ级乳房下垂（图24.13）。采用双侧乳晕周围隆乳固定术，肌肉下植入滑面、圆形、中等轮廓生理盐水植入物，从350cc充填至390cc。

■ 病例2

一位21岁的女性患者，有Ⅲ级乳房下垂（图24.14）。采用双侧倒T形乳房固定术，左侧采

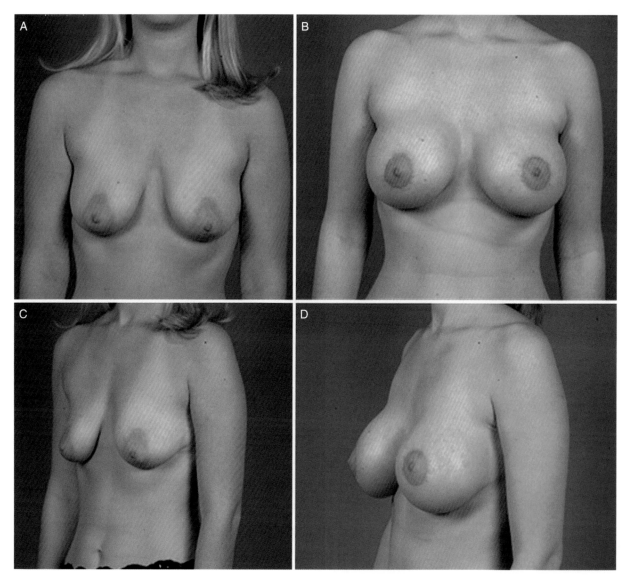

图24.13　一位24岁的女性患者，有Ⅲ级乳房下垂（图24.13）。采用双侧乳晕周围隆乳固定术，肌肉下植入滑面、圆形、中等轮廓生理盐水植入物，从350cc充填至390cc

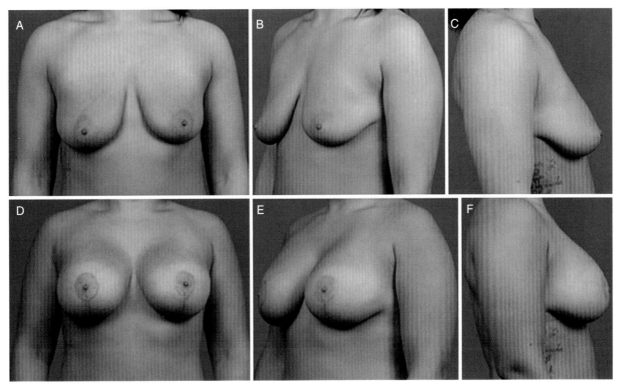

图 24.14　一位 21 岁的女性患者，有Ⅲ级乳房下垂。采用双侧倒 T 形乳房固定术，左侧采用胸肌下 350cc 高轮廓毛面、圆形硅胶植入物，右侧采用 330cc 毛面、圆形、高轮廓硅胶植入物进行隆乳

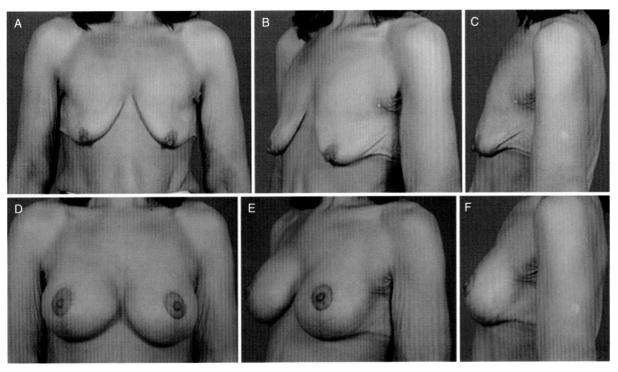

图 24.15　一位 42 岁的女性患者，在大量减肥（MWL）后出现Ⅲ级乳房下垂。行双侧全 Wise 乳房固定术，胸肌下使用圆形、滑面、高于中等轮廓的 400cc 硅胶植入物进行隆乳

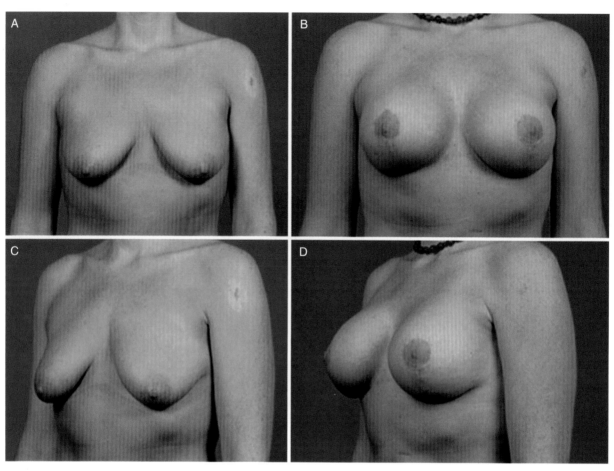

图 24.16　一位 30 岁的女性患者，有Ⅲ级乳房下垂，行双侧环乳晕垂直、短的、纵向切口乳房固定术联合 305cc 毛面、圆形、中等轮廓硅胶植入物隆乳术

用胸肌下 350cc 高轮廓毛面、圆形硅胶植入物，右侧采用 330cc 毛面、圆形、高轮廓硅胶植入物进行隆乳。

病例 3

一位 42 岁的女性患者，在大量减肥（MWL）后出现Ⅲ级乳房下垂（图 24.15）。行双侧全 Wise 乳房固定术，胸肌下使用圆形、滑面、高于中等轮廓的 400cc 硅胶植入物进行隆乳。

病例 4

一位 30 岁的女性患者，有Ⅲ级乳房下垂（图 24.16），行双侧环乳晕垂直、短的、纵向切口乳房固定术联合 305cc 毛面、圆形、中等轮廓

硅胶植入物隆乳术。

（郑舒月　译，陈嘉健　审校）

参考文献

[1] Hoffman S. Some thoughts on augmentation/mastopexy and medical malpractice. Plast Reconstr Surg, 2004, 113: 1892–1893.

[2] Nahai F, Fisher J, Maxwell GP, et al. Augmentation mastopexy: to stage or not. Aesthet Surg J, 2007, 27: 297–305.

[3] Spears SL. Augmentation mastopexy: "surgeon beware". Plast Reconstr Surg, 2003, 112: 905–906.

[4] Stevens WG, Macias LH, Spring M, et al. One-stage augmentation mastopexy: a review of 1192 simultaneous augmentation and mastopexy procedures in 615 consecutive cases. Aesthet Surg J, 2014, 34: 723–732.

[5] Calobrace MB, Herdt DR, Cothron KJ. Simultaneous

augmentation/mastopexy: a retrospective 5-year review of 332 consecutive cases. Plast Reconstr Surg, 2013, 131: 145–156.

[6] Tessone A, Millet E, Weissman O, et al. Evading a surgical pitfall: Mastopexy-augmentation made simple. Aesthet Plast Surg, 2011, 35: 1073–1078.

[7] Persoff MM. Mastopexy with expansion-augmentation. Aesthet Surg J, 2003, 23: 34–39.

[8] Binelli L. A new periareolar mammoplasty: the "round block" technique. Aesthet Plast Surg, 1990, 14: 93–100.

[9] Lejour M. Vertical mammoplasty for breast reduction and mastopexy//Spear SL. Surgery of the breast: principles and art. Philadelphia: Lippincott-Raven, 1998: 73.

[10] Hall-Findlay EJ. Pedicles in vertical breast reduction and mastopexy. Clin Plast Surg, 2002, 29: 379–391.

[11] Wise RJ. Treatment of breast hypertrophy. Clin Plast Surg, 1976, 3: 289–300.

[12] Marchac D, Olarte G. Reduction mammoplasty and correction of ptosis with a short inframammary scar. Plast Reconstr Surg, 1982, 69: 45–55.

[13] Tebbetts JB. Form stability of the style 410 implant: definitions, conjectures, and the rest of the story. Plast Reconstr Surg, 2011, 128: 825–826.

[14] Calobrace MB, Capizzi PJ. The biology and evolution of cohesive gel and shaped silicone implants. Plast Reconstr Surg, 2014, 134(1S): 6S–11S.

[15] Regnault P. Breast ptosis. Definition and treatment. Clin Plast Surg, 1976, 3: 193–203.

[16] Hall-Findlay EJ. Thieme Medical Publishers Inc. Applied anatomy: key concepts for modern breast surgery//Hall-Findlay EJ. Aesthetic breast surgery: concepts and techniques. Thieme Medical Publishers Inc, 2011.

[17] Kalaaji A, Dreyer S, Brinkmann J, et al. Quality of life after breast enlargement with implants versus augmentation mastopexy: a comparative study. Aesthet Surg J, 2018, 38(12): 1304–1315, advanced access.

[18] Lee MR, Unger JG, Adams WP. The tissue-based triad: a process approach to augmentation Mastopexy. Plast Reconstr Surg, 2014, 134: 215–225.

[19] Hall-Findlay EJ. Discussion: inferiorly based parenchymal flap mammaplasty: a safe, reliable, and versatile technique for breast reduction and mastopexy.

Plast Reconstr Surg, 2012, 130: 126e–127e.

[20] Regnault P, Daniel RK, Tirkanits B. The minus-plus mastopexy. Clin Plast Surg. 1988, 15: 595–600.

[21] Spring MA, Macias LH, Nadeau M, et al. Secondary augmentation-mastopexy: indications, preferred practices, and the treatment of complications. Aesthet Surg J, 2014, 34(7): 1018–1040.

[22] Tebbetts JB, Teitelbaum S. High- and extra-high-projection breast implants: potential consequences for patients. Plast Reconstr Surg, 2010, 126(6): 2150–2159.

[23] Derby BM, Codner MA. Textured silicone implant use in primary augmentation: core data update and review. Plast Reconstr Surg, 2015, 135: 113–125.

[24] Jones P, Mempin M, Hu H, et al. The functional influence of breast implant outer shell morphology on bacterial attachment and growth. Plast Reconstr Surg, 2018, 142(4): 837–849.

[25] Namnoun JD, Largent J, Kaplan HM, et al. Primary breast augmentation clinical trial outcomes stratified by surgical incision, anatomical placement and implant device type. J Plast Reconstr Aesthet Surg, 2013, 66: 1165–1172.

[26] Calobrace MB, Stevens WG, Capizzi PJ, et al. Risk factor analysis for capsular contracture: a 10-year Sientra study using round, smooth, and textured implants for breast augmentation. Plast Reconstr Surg, 2018, 141(4S): 20S–28S.

[27] Hall-Findlay EJ. Breast implant complication review: double capsules and late seromas. Plast Reconstr Surg, 2011, 127: 56–66.

[28] Spear SL, Rottman SJ, Glicksman C, et al. Late seromas after breast implants: theory and practice. Plast Reconstr Surg, 2012, 130(2): 423–435.

[29] Loch-Wilkinson AL, Beath KJ, Knight RJW, et al. Breast implant-associated anaplastic large cell lymphoma in Australia and NewZealand: high surface-area textured implants are associated with increased risk. Plast Reconstr Surg, 2017, 140(4): 645–654.

[30] Tebbetts JB. A system for breast implant selection based on patient tissue characteristics and implant-soft tissue dynamics. Plast Reconstr Surg, 2002, 109(4):1396–1409, discussion 1410–1415.

乳房提升术中瘢痕最小化的方法

Hilton Becker, Jeena M. Easow

手术视频

引　言

　　乳房下垂是女性追求乳房美容手术的最常见原因。2017 年，乳房提升术是美国女性第三常见的美容手术[1]。这些患者最常见的顾虑是由手术造成的瘢痕，因此患者往往宁愿接受较少的乳房提升，因为可以获得更小的手术瘢痕。在过去的一个世纪中，乳房提升术的术式从双环法到垂直双蒂法不断改进，使手术瘢痕不断减小。然而，这些导致较长瘢痕的经典术式因提升效果好和可预期的手术结果等原因，外科医生仍非常热衷于选择，如倒 T 型切口乳房缩小手术[2]。Benelli 和 Goes 提出了通过环乳晕切口达到乳腺腺体整形的必要性[3-5]，这类乳房提升术式的适应证更加广泛，对巨大的下垂乳房可以用较小的切口进行提升；其缺点是设计个体化乳房外形和凸度对初学者来说具有极大的学习难度。尽管在缩小手术切口方面目前我们已经取得了很大的进步，但是在许多中度乳房

下垂患者中仍出现了瘢痕复发扩大、乳晕扁平等我们不希望发生的后遗症。

患者的选择

　　患者往往会选择更小瘢痕的术式，然而，仔细挑选患者才是获得期望结局的关键[6]。选择最小瘢痕的术式不一定会获得最好的结局。患者因素包括皮肤松弛度、乳腺腺体体积、乳头乳晕复合体需要提升的程度、既往手术史、瘢痕和总体预期[7]。外科医生因素包括经验和技术水平。理想的患者需要拥有正常乳腺腺体体积和少量到中等程度的多余皮肤。对于腺体质量小的乳房下垂患者应考虑隆乳提升术。对于巨大乳腺的乳房下垂患者应考虑乳房缩小术。

手术方式

乳晕切口乳房提升术

　　笔者偏好于采用乳晕切口乳房提升术（图 25.1，图 25.2，视频 25.1）[8]。患者以站立姿势接受标记。通过捏肤测试评估要切除的皮肤量，并在现有乳晕周围勾勒出该处皮肤的轮廓，需要保留大部分乳晕（如果不是全部乳晕）。乳晕部分抬高时会收缩，因此最好将乳晕皮肤聚在一起而不是在张力下进行缝合。显著高于乳晕的乳晕周围皮肤需要通过去除表皮来去除，并将乳晕较其他表面区域抬高

H. Becker (✉)
Boca Raton Regional Hospital, Hilton Becker MD,
Clinic of Plastic Surgery, Boca Raton, FL, USA
e-mail: Hilton@beckermd.com

J. M. Easow (✉)
University of Miami/Jackson Memorial Hospital, Division of
Plastic, Aesthetic and Reconstructive Surgery, Miami, FL, USA

DeWitt Daughtry Family Department of Surgery, University
of Miami, Leonard M. Miller School of Medicine, Miami,
FL, USA

© Springer Nature Switzerland AG 2021
J. Y. S. Kim (ed.), *Managing Common and Uncommon Complications of Aesthetic Breast Surgery*,
https://doi.org/10. 1007/978-3-030-57121-4_25

20%~50%。然后沿乳晕周围弧形切开真皮并部分破坏真皮。如果要进行植入物隆乳，则通过该切口形成荷包以置入，进入胸前间隙进行内部折叠或放置补片也可以通过该切口进行。真皮可以用双极电凝灼烧以增加收缩力和韧性。几种不可吸收缝线都可选择用于乳晕下的荷

包缝合。沿着真皮皮瓣边缘用 3-0 Nurolon 缝线（Ethicon, Inc.,Somerville, NJ）进行荷包缝合，并固定好以创建出重建所需的乳头尺寸。在进行荷包缝合时，术者的手指放在乳晕的中心，以避免乳晕血液供应不足。荷包缝合的第一针所需张力最大，随后 2~3 针的缝合张力较

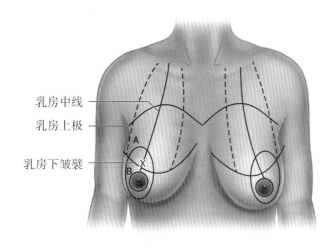

乳房中线
乳房上极
乳房下皱襞

图 25.1 双乳下垂患者的术前标记。患者以平卧位进行标记。对乳房中线、乳房轮廓、乳房下皱襞和乳房上极进行标记。标记乳头乳晕复合体（B），乳房下皱襞被转移至乳丘处（X）；乳头乳晕复合体（A）的新高度由此点确定。在乳房轮廓的内侧和外侧用虚线标记以描述缝合线的位置，以便在锁骨水平恢复乳腺腺体

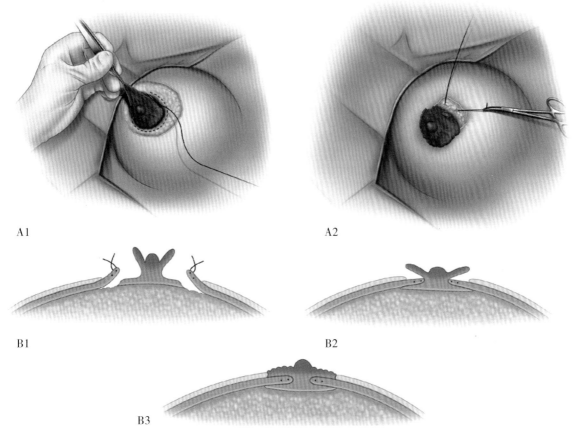

A1   A2

B1   B2

B3

图 25.2 A1.破坏乳晕部分，第 1 针荷包缝合；A2.第 2 针荷包缝合。B.该步骤的横截面示意图：B1.抬高乳晕，将真皮皮瓣推至乳晕下方，或者将真皮皮瓣进行折叠；B2.放置两条荷包缝合线，张力由真皮皮瓣承担；B3.乳晕皮瓣后无张力缝合

小。这些无张力缝合使得缝线完整地固定在组织内。表皮则用 5-0 Monocryl 缝线（Ethicon, Inc., Somerville, NJ）进行表皮下无张力缝合（图 25.3）。

为了进一步提升乳房，可以采用内部悬挂的方式，圆形切开真皮并将整个前皮瓣深部暴露。对乳腺腺体用缝线折叠并固定在锁骨下方的胸筋膜上（图 25.4，图 25.5）。腺体可以双极电凝烧灼促进其收缩。下部的腺体皮瓣可以切除后将剩余部分重叠。乳腺植入物可以根据需要置入胸大肌后或胸大肌筋膜后，以获得更好的丰满度。在植入物下方可以添加补片以获得额外的支撑。术后乳房需要穿着胸衣使其固定在高位以促进受损皮瓣的愈合。

■ 讨　论

乳房提升术这项手术技术总体上已经达到了患者的高满意度和低并发症发生率[9]。倒 T 型切口乳房缩小术是中度和重度乳房下垂患者最常用的术式，其主要缺点是切口导致的大瘢痕。双环法最适合轻度到中度乳房下垂患者，其主要优点是皮肤切口隐蔽，和其他技术相比，其缺点是有限的乳头提升和乳房凸度。传统乳晕周围乳晕提升术的主要缺点是乳晕边缘张力过大或因缝合失败导致乳晕扩大，有形成增生性瘢痕的风险。瘢痕扩大与切口两侧的张力有关。单一的不可吸收缝线在防止牵拉方面是无效的，因为它容易切割组织直到缝线不再具有张力为止。另一种减少乳晕周围切口皮肤边缘

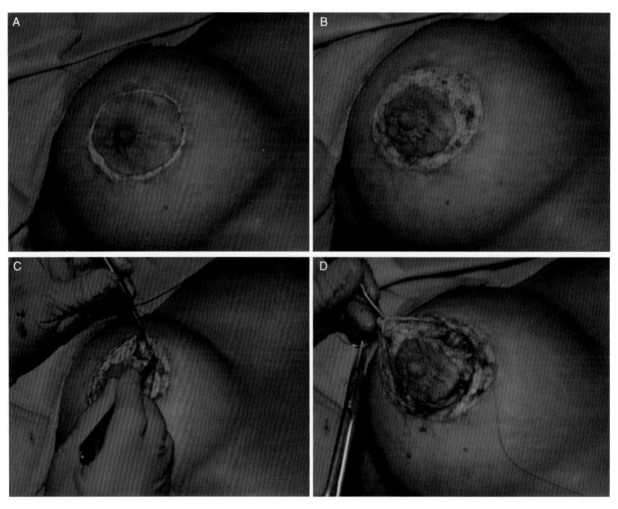

图 25.3　乳晕下乳房提升术的术中照片。A. 乳晕周围切口，保留整个乳头乳晕复合体。B. 多余的皮肤边缘去表皮化。C. 切开真皮边缘。D. 闭合真皮层。E. 真皮深部第 1 针荷包缝合。F. 真皮深部第 2 针荷包缝合。G. 真皮边缘到乳头乳晕复合体。H. 最终闭合皮肤

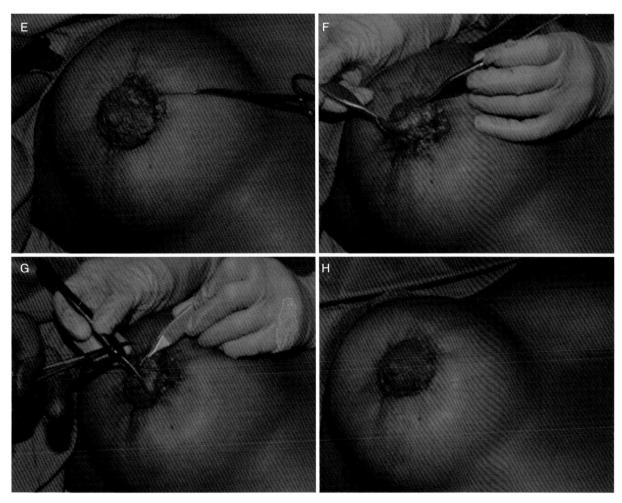

图 25.3（续）

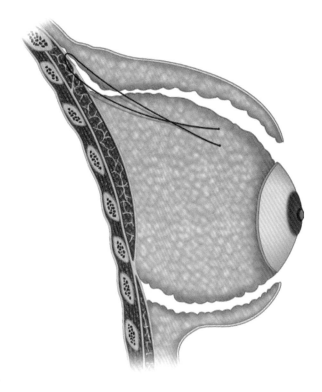

图 25.4　抬高上、下皮瓣，将上极腺体组织悬吊于胸肌

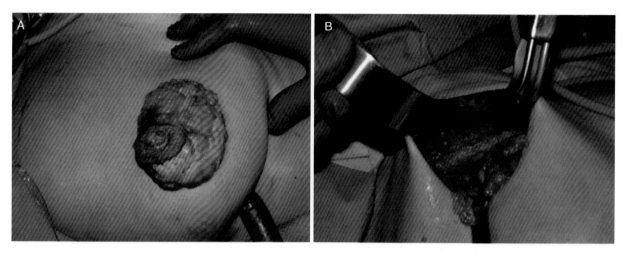

图 25.5　乳晕下乳房提升术的术中照片。A. 通过乳晕周围切口将皮瓣提升至锁骨水平。B. 提升乳丘，拉起乳腺表面皮瓣，烧灼乳腺软组织帮助腺体向上提升，从上乳丘到锁骨水平的胸前筋膜放置 3 根悬吊用缝线

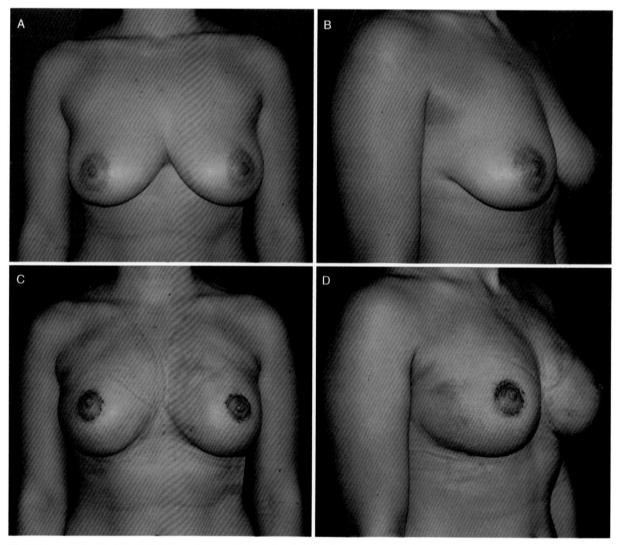

图 25.6　A、B. 患者的术前照片。C、D. 患者术后 1 周的照片。E、F. 患者术后 4 周的照片

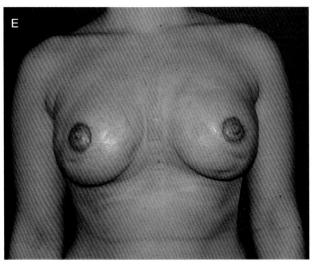
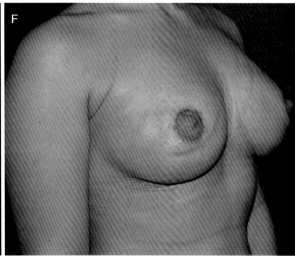

图 25.6（续）

张力的方法是将乳晕部分提升为肌肉皮瓣，并用一些不可吸收缝线折叠真皮基底，从而消除乳晕皮肤的张力。这项技术的结果令人满意，且并发症少，包括更少的乳晕牵拉和乳头乳晕凸度的改善（图 25.6）[8]。采用这项技术矫正乳房下垂的程度虽然不如垂直双蒂法和悬吊乳房提升术明显，但是对于理想的中度乳房下垂和无明显多余皮肤的患者，这项技术是获得较小瘢痕的完美方案。

■ 总　结

乳晕周围瘢痕是乳房提升术或乳房缩小术后患者不满意的主要原因，本章作者描述了一项新的技术，在保持合适乳头美学的前提下可以尽量减小这些瘢痕。

（张礼翼　译，陈嘉健　审校）

参考文献

[1] ASAPS. 2017 National statistics data. https: //www. surgery. org/sites/default/files/ASAPS-Stats2017. pdf.

[2] Rohrich RJ, Gosman AA, Brown SA, et al. Mastopexy preferences: a survey of board-certified plastic surgeons. Plast Reconstr Surg, 2006, 118(7): 1631–1638.

[3] Benelli L. A new periareolar mammaplasty: the "round block" technique. Aesthet Plast Surg, 1990, 14(2): 93–100.

[4] Benelli L. Periareolar Benelli mastopexy and reduction: the "round block"// Spear SL. Surgery of the breast: principles andart. 2nd. Philadelphia: Lippincott Williams & Wilkins, 2006: 977–991.

[5] Goes JC. Periareolar mammaplasty: double skin technique with application of polyglactin or mixed mesh. Plast Reconstr Surg, 1996, 97(5): 959–968.

[6] Rohrich RJ, Thornton JF, Jakubietz RG, et al. The limited scar mastopexy: current concepts and approaches to correct breast ptosis. Plast Reconstr Surg, 2004, 114(6): 1622–1630.

[7] Higdon KK, Grotting JC. Mastopexy// Neligan P. Plastic surgery. London: Elsevier Saunders, 2013: 119.

[8] Becker H. Subareolar mastopexy: update. Aesthetic Surg J, 2003, 23: 357–363.

[9] di Summa PG, Oranges CM, Watfa W, et al. Systematic review of outcomes and complications in nonimplant based mastopexy surgery. J Plast Reconstr Aesthet Surg, 2019, 72(2):243–272.